颊针疗法

U0391162

王永洲 / 著

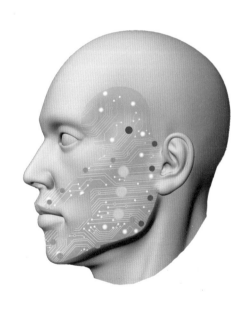

人民卫生出版社

图书在版编目（CIP）数据

颊针疗法/王永洲著. —北京：人民卫生出版社，2017
ISBN 978-7-117-24426-8

Ⅰ.①颊⋯ Ⅱ.①王⋯ Ⅲ.①颊-针灸疗法 Ⅳ.①R245

中国版本图书馆 CIP 数据核字（2017）第 090750 号

人卫智网	www.ipmph.com	医学教育、学术、考试、健康，
		购书智慧智能综合服务平台
人卫官网	www.pmph.com	人卫官方资讯发布平台

颊 针 疗 法

著　　者：王永洲
出版发行：人民卫生出版社（中继线 010-59780011）
地　　址：北京市朝阳区潘家园南里 19 号
邮　　编：100021
E - mail：pmph @ pmph. com
购书热线：010-59787592　010-59787584　010-65264830
印　　刷：北京顶佳世纪印刷有限公司
经　　销：新华书店
开　　本：710×1000　1/16　**印张**：20
字　　数：348 千字
版　　次：2017 年 6 月第 1 版　2024 年 12 月第 1 版第 10 次印刷
标准书号：ISBN 978-7-117-24426-8/R・24427
定　　价：129.00 元

打击盗版举报电话：010-59787491　**E-mail**：WQ @ pmph. com
（凡属印装质量问题请与本社市场营销中心联系退换）

❍ 著者简介

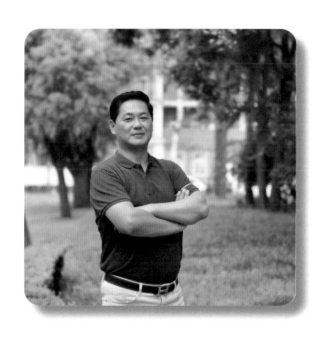

    王永洲，祖籍江苏淮安，1964 年出生于兰州，主任中医师，1985 年毕业于甘肃中医药大学，针灸启蒙于著名手法大师郑魁山教授，工作后又受教于"陇上神针"张涛清与矩阵针灸创始人金安德主任医师，曾经就职于甘肃省中医院、甘肃皇甫谧针灸研究所、甘肃省中医药研究院。1992 年和 1996 年两次参加中国卫生部援外医疗，在马达加斯加工作四年。他于 1991年开始研究"颊针疗法"，分别在 1999 年、2004 年两次立项并通过甘肃省科委科研鉴定，填补了该领域研究的国际空白，颊

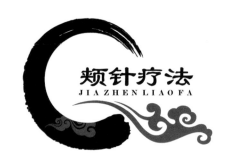

针论文正式发表于 2000 年《中国针灸》增刊，并获得 2007 年甘肃省皇甫谧中医药科技成果二等奖。2001 年留学移民法国，先后取得巴黎第五大学"应激反应的心理和社会学研究"及巴黎第六大学"慢性疼痛的心理学及病理心理学研究""心身整合医学"文凭，并将心身医学融入颊针疗法。2003 年在巴黎成立"和气堂"针灸诊所，2005 年起在巴黎十三大及六大医学院兼职针灸教学，培养法国医生。兼任全欧洲中医药专家联合会针灸委员会主任委员，世界中医药联合会理事，世中联自然疗法及骨伤研究会常务理事，云南中医学院客座教授，北京中医药大学首批特聘临床专家。同时他也是薄智云先生与刘合群先生的入室弟子，受益于师承教育，充分汲取薄氏腹针与合群针术的学术精髓，有三十多年的针灸医、教、研、海外工作经验。

薄智云序

　　针灸是历史最为悠久、使用最广泛的自然疗法之一，人们把它归属于外治法。针灸与许多外用药物的治疗方法不同，是一种无需任何药物介入，只是通过针刺与艾灸，便可激活人体自身潜能进行自我修复的方法。作为一种传统的有着两千多年历史沉淀的学科，它的发展是一个经过长期缓慢的过程才逐渐完善的，可以称之为经典学科，因此，想要有所突破颇为艰难。

　　近代针灸学科的发展重要标志就是法国医学博士保罗·诺吉尔发明的耳针疗法，他对新针灸疗法规律的发现有非常重要的示范作用，对近代针灸学科的推动功不可没。从严格意义来说，中国文化在近代史上，由于受到西方文明的强烈冲击，趋于保守。1959 年 12 月号《上海医药杂志》翻译介绍了法国的"耳针疗法"后，掀起了一段时间的耳针热，至今在中国仍有不少耳穴研究的追随者。20 世纪 70 年代，在毛泽东主席的倡导下催生了"一根针，一把草"的中医热，由于临床医学的需要，多种微针疗法先后发明，出现了头针、眼针、舌针、手针等许多新的针灸疗法。腹针疗法的研究也是属于同一时期，但由于自己所处的地理环境闭塞，本人经过了二十年的研究，方于 1992 年宣布腹针的发明。因此，对于针灸新疗法所经历的艰难，唯有亲历者方能品味到其中的苦痛与研究完成后给自己带来的欣慰。王永洲教授是非常执着的学者，通过二十多年长期的努力与坚持才终于有了比较成熟的颅针体系的问世。我从他学习腹针疗法的过程中可以看出，他思路清晰、悟性很高，同时又能按照各种疗法的要求做到学习时一丝不苟，这些都是一个研究者不可或缺的精神。时隔二十五年后，他作为我的得意

薄智云序

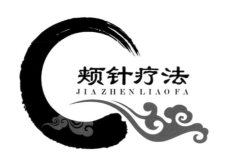

弟子，让我再次分享到了他历经艰辛取得成功之后所带来的喜悦。

我本人出生于中医家庭，深知其传承不易而创新更难。传承需要在继承的前提下，根据医学的进步不断地进行知识的补充与完善，使一种中医的流派能够顺应时代的需要，与时俱进地发展。作为中医中的中草药部分，可以用家传或祖传秘方的方式予以保密，使中医药学科在知识产权保护的前提下得以延续。而针灸作为实用技术，很难得到知识产权的保护，传承颇为艰难，针灸流派传承在全国范围之内做的好的为数不多。其实，还有更深层次的原因：针灸具有立竿见影的效果，大多作为治疗的首选，所以，医患两方对针灸的期望值都比较高，没有能力在短期内取得很好的临床疗效，大家便会避之远去使患者流失。因此，迫使针灸必须尽快地取得更好的临床疗效，所以大家都极尽所能地在医学的新领域去寻找，推动了针灸与时俱进地发展。现代针灸的发展，大致可以分为两个途径：一种是传统针灸在继承前辈经验的基础上，根据临床需要进行挖掘整理提高，即针灸流派的传承。其次，是寻找新的治疗常见疾病更佳治疗方法。笔者认为："新的针灸疗法是传统针灸的补充与替代"。如果原有方法有很好的疗效，能够满足临床的需要，研究新的方法便毫无意义。疾病谱不断变化，倒逼着针灸疗法的不断进步。而新方法的研究，也是一种发展的途径，只是需要长期不懈努力，也许不是一代人所能完成。

认识永洲是在 2007 年。第一次法国巴黎举办的腹针疗法学习班，作为邀请方，欧洲中医药专家联合会的朱勉生教授、

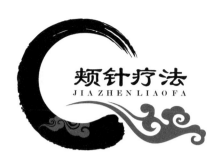

颊针疗法
JIA ZHEN LIAO FA

王永洲教授和刘炳凯博士为我接风。他们用心良苦，把我安排在令人敬仰的周恩来总理旅居法国期间曾经居住的房间，这一精致的善意让我有了非常温馨的归属感，心中百感交集。周总理的人品与才华是我们一代人心中的一座丰碑，后人难以企及。我是从巴黎开始了法国的腹针之旅，从自己内心深处来说是一次对法国人民的真心回馈。腹针培训班在大家的密切配合下，在巴黎大学城的墨西哥楼顺利进行。对于西方医生的训练，腹针多年的标准化教育让自己已经轻车熟路，顺利地完成了示范性教学任务。剩余的几天时间，我分别在朱勉生教授与王永洲教授的诊所各会诊两天患者。腹针疗法是靠自己的双手扎出了令西医难以置信的庞大空间，在疑难病的领域开拓出了一片高地。他们对腹诊赞许有加，我也从他们那里了解到欧洲忧郁症的发病率排在疾病的首位。记得在永州诊所会诊的患者中，有两位是重度的忧郁症患者，而在朱勉生教授的诊所，也同样有两位忧郁症患者，虽然都取得了较好的效果，但法国忧郁症的高发引起了我的警觉，同时也通过和他们交谈深入地了解为什么忧郁症在欧洲高发的问题。返回中国后在广东省中医院腹针研究所对研究方向进行了调整，对忧郁症有意识地进行专项研究，推动了各专科领域腹针的临床探索。

也是在那时，第一次有机会和永洲单独接触，他当时的诊所在香榭丽舍大街，从诊所的楼上下来，不远处就是世界著名的凯旋门景点。漫步在巴黎街头，我所示范的腹诊引起永洲的许多感慨。他讲："薄老，虽然也可能一辈子达不到您的水平，但是通过几天的亲眼目睹，我对针灸又有了新的认识。知道它

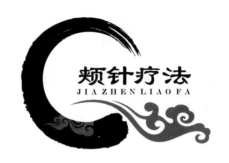

并不像过去所知道的那样力量单薄，不但对常见病立竿见影，而且能够解决许多疑难病，给自己带来了进一步研究和探索的信心！"他的态度是非常诚恳的，因此，我认定他是一位可塑之才，萌生了了解他的兴趣。为了推动腹针的海外传播，于2009年在北京举行了腹针海外弟子拜师会，永洲和其他两位美国的弟子成为了我的入室弟子，我们之间有了更多的接触机会。每年到欧洲讲学，永洲都会关掉自己的诊所一周陪我到欧洲不同的国家一起游学，罗马、阿姆斯特丹、巴塞罗那、塞维利亚、里斯本都留下我们的足迹和相知相惜的师徒之谊。

我在欧洲讲学已经十多年，对于西方文明有了一定的了解。希望进一步研究罗马文明的延长线，进行实地考察了解近千年来尤其文艺复兴后给西方文明带来的影响；希望从中获得一些借鉴，进行文化对照的研究。永洲也在法国生活了十多年，我们便在历史的文明形态变化过程中，一路上不断地从古迹、历史、文化、艺术中获得灵感，使自己对于西方文明有了更深刻的反思，我提出了"文明有差异无差距"的主张。同时使我们对针灸发展的信心越来越足。游学是我们师徒俩难忘而美好的经历，在不断中西文化对比的学习中有所进步。他对腹针疗法的理论也有了越来越深入的了解和深刻的反思，后来每次腹诊会议都有他的主题发言，同时这对他颊针的研究也有一定的借鉴和帮助。正是中西两种文化的熏陶和主动汲取，给腹针和颊针提供了充足的营养，当然，学术的开放心态对一个研究者也是最重要的素质之一。几十年来我从事师承教育积累了一些经验，认识到：真正的针灸师承教育需要因材施教，这是一个非常

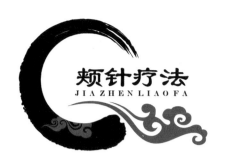

辛苦的过程。每个弟子的知识结构不同，需要根据大家的需求提供力所能及的帮助，彼此了解和熟悉的过程会非常漫长。"先行而后知"，"行易知难"，针灸学科的特点决定了每个医生在从事针灸临床的过程中都会有神奇的发现，也可能给大家带来意外惊喜，但真正整理出一种疗法却需要付出极大的精力才能发现和总结其中的规律。治疗的方法有易有难，但从临床应用到学术思想指导，严密构建一套新的、完整的学术体系确实不易。

"一百里路九十半，最后十里更艰难"。如果没有经历过类似的探索，人们很难理解其中的苦涩。每一个穴位的研究都是经历长期临床反复推敲才能最后确定的，每个穴位都是以成千上万病例的总结为基石，腹针如此，颊针也不例外。而作为一种疗法绝不仅仅是穴位的研究，而是穴位背后潜在规律的发现，而现代针灸方法发现的基础早已不仅仅是中医学，而是需要从浩瀚的东西方医学中寻找与之相关的知识与脉络，建立起一个原有的中医理论与时代学术体系能够解释和兼容的相对独立系统。这些不仅仅需要从文化，而且从哲学的角度去思考，因此，是一个庞大的工程。中医临床有太多的经验与教训，它正在一个不断发现、不断试错与不断纠正的路上行驶。我每次召集召开"中医哲学沙龙"，永洲都尽可能地放下手边的工作赶回中国，从中医界、哲学界和文化界的大家们身上汲取营养以弥补自身的不足，这使颊针的理论能够在指导临床的过程中逐步完善。新疗法的研究必须有这样的胸怀与胆识才可能取得成功。

近十余年来，我能感觉到王永洲教授不断学习与不断探索

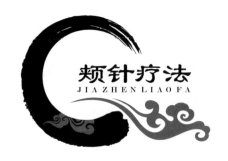

的进步，他的研究也从中医延伸到西医，乃至心理学领域。在不断地前行中，他的颊针系统越来越成熟，最后发展成为一种安全、无痛、见效快速，并能得到可重复性验证的针灸新疗法。永洲之所以能够完成他的颊针疗法与他多年的坚持及深度思考分不开，也是国外特殊氛围方能玉成，在海外做中医没有任何体制保障，疗效是唯一的通行证，所以立足临床，关注疗效是他能够取得成功的关键。在不断教学互长的过程中，颊针疗法越来越成熟。它不仅经历了法国巴黎第十三大学与巴黎第六大学法国西医师们的拷问与怀疑，同时也通过多次回国举办颊针学习班，经过了国内中医界同仁们临床的检验与肯定。

祝贺王永洲教授颊针疗法的研究成功，为他取得的成绩我感到由衷的骄傲与自豪！

腹针疗法创始人　薄智云

2017 年 2 月于北京

✪ 刘合群序

　　当今医学书籍已充斥市井，写一本真正意义上的新书实属不易，对于读者来说也格外需要。所谓新书，一定要有创见性，书中主要理论、观点，都应该有一些原创性见解，这样，对于读者来说才是负责任的。我认为《颊针疗法》即是这样的一本新书，作者王永洲经过二十多年的打磨，浸透了临床科研的艰辛，以科学性、严谨性，特别是十分有价值的宝贵经验集聚而成的《颊针疗法》这部著作，将要与读者见面了，这乃是医学界的一件幸事，不仅给中医学宝库增添了新的一页，也为治疗人类疾病又开辟了一条新的途径。

　　2008 年，我与王永洲教授相识，是在世界卫生组织举办的"传统医学大会"和世界针灸"卫星"研讨会上。记得当时我做了《人体新发现——对疾病新认知》的演讲，席间进行了"合群周身应力手诊法与合群针术"的临床演示，现场引起了轰动效应。参会者都是来自各个国家的针灸医学专家，但由于"用针灸工具进行手术"这一新技术，其施治思想、理念与操作，完全是一种非传统式的全新治疗方法，因此，吸引了与会专家的眼球，新华社记者也为此曾以《一位新派中医的新医观》为题进行过报道。

　　在观摩的专家中，有来自法国巴黎的王永洲教授，人群中他一言不发，却整整观察了两天。回到法国，他打来电话，以十分诚恳的态度，表示要正式拜我为师，决心向我学习"针术"。我问他为什么？他说："是针术立竿见影的疗效震撼了我，令我心悦诚服，而疗效正是医学的核心，也是医学研究的价值和全部意义。"他的一席话，一下子缩短了我们之间的距

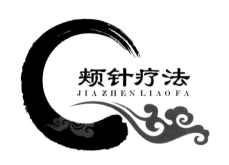

离，我欣然接受了他的拜师请求。永洲在与我认识之前已留法多年，在法国已是巴黎达芬奇医学院的针灸主讲，出国前，曾在甘肃省中医药研究院从事针灸科研工作。我的名下已有许多弟子，但永洲在同我建立师徒之缘之前，已是学有成就的专家，我为什么愿意毫无保留地传授给他针术，是因为我在他身上看到了一位医者与科学工作者在求学与治学上的谦逊，以及开拓进取、不断探索、永无止境的思想境界与追求。

《颊针疗法》即将出版，永洲请我为其作序，一是表明了他对为师的敬重；二是他认为，我所提出的"存在即力，联系即网，有力就有网"的"力网理论"和"周身物理应力手诊法"以及"合群针术"，都已渗透到他的医学理念与研究中。这种多视角、交叉融合的研究，已与他的颊针浑然一体。一个小小的面颊，却能够治疗全身其他部位的许多疾病，完全是作者在实践中的新发现，超出了以往人们的认知。而令人动容的是，对于这一发现，作者竟坚持长达二十五年的临床探索，又经过理论上系统的总结，最终创立了集中医、西医、心理精华于一体的"颊针疗法"。其实，"颊针"的功能客观上应该与生俱来，只是以往我们没有留意，或者没有从这个视角去观察；若按照系统的观点，以及"力网"的认知，人体内部有大大小小的系统，但它们之间都是相互联系的，不难看出，"颊针"蕴含着科学的原理。

根据"力网理论"：人体内部无论心脏搏动、肺的伸张、胃肠的蠕动，流体物质的循环，都离不开力的作用，这种作用产生的联系，构成了力网，因此，人体也是力网所在。西方的

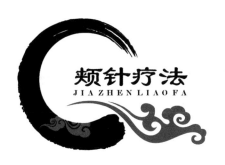

医学和心理学，在观察心与躯体时，二者往往是分开的，就像西方医学观察人体头颈疾病时，却想不到肚腹一样。其实，心理和躯体是互相联系的，心可以扰动身，身也同样会影响到心，我所主张的"心力"也是构成"人体力网"的一个重要层面。在《颊针疗法》一书中，作者十分注重这方面研究，通过大量临床观察，反复印证，不仅找到了心理因素与疾病的各种联系，还找到了通过"颊针"进行化解的方法。也许人们会说"情志致病"中医早有说法，但永洲的研究，却又前进了一步，他从心身医学一个更深的层面去认识和理解疾病产生的源头、治疗与预后，而且是应用他所开创的"颊针"技术，为解决许多疾病以及很多疑难疾病找到了一条具体而又行之有效的新方法，并且把典型病例用原生态的方法图文并茂地记录下来，这也是本书的一大亮点之一，相信读者通过阅读本书会从中受到有益的启示。

人类已经进入到 21 世纪，但令人遗憾的是，当今医学还面临着许多的困扰，在困惑面前，无论中医和西医都面临着新的发展和突破。然而，要解决这些困惑首先要观念"破界"，而且，思维上也要开拓。所谓开拓，就西医而言，不仅不能完全局限于"生物化学"或微观的认知，而且，也不能完全局限于"量化指标"看问题，否则，"量化"也会走向"僵化"；那么，看似很科学的研究，也会使我们在无形中步入新的困境。就中医而论，中医也不能完全局限于"阴阳"的研究，在阴阳研究的基础上，也要融入现代科学的理念，从而打开人体观察新视窗。

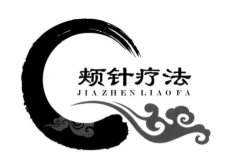

颊针疗法
JIA ZHEN LIAO FA

　　总之，传统中医在新的时代面前，也应该迈出新步伐。我认为，中医要发展也要借助创新的推动力，中医不仅要讲继承，也要讲创新；若只讲继承，不讲创新，再好的医学也会失去它的生命力！然而，目前在中医领域，创新的氛围还远远不够，还存在着故步自封的思想意识，这都是中医发展的屏障。藉此，我呼吁，不仅"中医人"要讲创新，中医的领导者，也应该大力提倡创新。正如，"创新不泥古，继承不离根"，王永洲教授就是这样一位有实力的中年医者。出国前，他曾在甘肃省中医药研究院工作多年，后来又全身心地致力于临床，属于科研型的临床医生。"颊针"的研究中，他始终贯穿着真实世界的研究方法：以患者为中心，研究地点以及干预条件，完全进入临床的真实环境。研究中，医者和患者所进行的交流，涉及躯体、机能、心理因素等多个层面，从研究方案设计，以及实施过程，乃至结果的评估，直到患者的随访，全程都在真实的医疗活动中完成，并历时了二十五年的不断探索和积累。他的研究结论，可以直接推广到临床的实践中。他在国内外举办的颊针学习班就是以实操为主，教室就像是诊室，教给学员的都是最直接的一手经验，学员们回去后都能学以致用，这就是真实世界研究的优越性。

　　创造性是人类最有价值的活动，不同领域各有其特点。在技术领域，新方法取代旧方法，新技术更新旧技术；而科学领域则表现为：发现新规律，提出新原理。"颊针"就是新技术的拓展和新规律的发现，是对传统针灸理论与实践的融会贯通和创造性转化，是适应当代、立足现实的创新性发展。如今

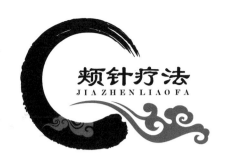

《颊针疗法》一书即将出版，这也是大家期待已久的。在此，我祝愿永洲和他的"颊针"疗法研究不断深入，再结新的成果，为人类造福。愿《颊针疗法》一书，成为患者和医者的良师益友！

合群针术创始人　刘合群
2017 年 4 月 1 日于北京

刘合群序

○ 自　序

从开始研究颊针到今天，时间不知不觉过去了二十五年，可以说我生命中最好的年华是与颊针共度的，一路走来，酸、甜、苦、辣中三个自己留下，只想把甜的果实和有缘的朋友们一起分享。中国有个词叫"功夫"，是指所有过硬的技能都是靠时间打磨出来的，许多科学家都是孤独地在一个小领域做了十几年，最后才有一小部分人修成正果。科研需要耐得住寂寞，因为一个问题的解决可能需要不止一个思维点的激发，而是好多套解决方案的提出，一个一个地运用和排查，短暂的研究可能只是解决了其中一个点，但是拿不出全部问题的最终解决方案，对于人体这样的超复杂系统，尤其需要更多的耐心和坚持，颊针的研究只能算个阶段性成果。

我 1980 年上学时，中医学院招收的都是理科生，这个传统一直延续至今，我们的教育背景更习惯接受以还原论为主体的现代科学知识，它对认识世界的方式是分解各种各样的事物细节，通过不断研究分析和掌握事物的各个部分，期望得到世界的完整图景和自然秩序。在大学期间，开始接受西医解剖、生理学习时，认为细胞构成组织，再构成器官，形成功能独立的九大系统。各个器官都可以分解测量，结构清楚，功能确定，思路清晰，言之有物，理所应当是科学真理。而学习中医的藏象理论，一开始很难被接受，"肺主治节""心主神明""肝为罢极之本""肾主封藏""凡十一脏取决于胆"之类，完全不知所云，渐渐因困惑不解而疏远甚至排斥。抛开阴阳、五行抽象的哲学思辨不说，藏象、经络这些具体的人体结构功能概念也是云山雾绕，似是而非，于是产生中医原始落后的直接感受，

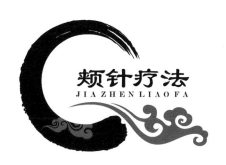

许多最基础的理论，往往是临床实践几十年还没有真正把握。出现这些状况的根源就在于我们中学奠定的知识结构根本与中国传统思维模式南辕北辙，风马牛不相及，这种思想对接完全不匹配。导致的后果就是我在大学期间的中医学习可以说如同梦游。死记硬背、囫囵吞枣的《内经》《伤寒》等经典理论到后来的临床也不知道怎么用。周围有不少学中医的人因志不同道不合而毅然投奔西医。我的生理学几乎都是和乔同学在一墙之隔的医学院蹭课学来的，张经济教授是医学院著名的四大才子之一，课讲得非常精彩，许多内容至今都留下深刻记忆。西医的结构知识是中医的知识短板，即便后来到了法国我在医学院又继续了临床解剖学的学习，把我在国内搞小针刀的解剖疑惑逐一化解，我迷恋上了各种版本的解剖图谱，精美的插图是科学，更是艺术，它帮助我建立了形象化的人体立体结构，这对我后来的颊针研究和临床疾病的诊断治疗都是非常有用的。

今天的中医没有西医的基础常识将会是一种缺失，因此，现在的中医教育不是要不要学习西医的问题，而是如何有区别地对待中西医的思维模式。中西医学所产生的文化、哲学背景不同，认识世界的范式不同，看到的结果也不同是理所应当。如果学中医的掉入"以西解中"的陷阱，用还原论思维生硬地去理解具有系统思想的中医，那将是万般纠结，难得要领。如果想要很好地理解中医的藏象、经络等概念，离开了中国文化的背景知识和思维模式是找不到门径的。有些做了好多年的中医依然是一个不了解中医实质的门外汉，归根结底是没有理解中国文化思维模式的特性。我们在大学里就要建立起中医思维

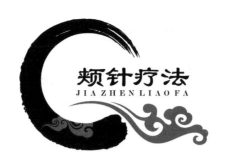

模式，搞清楚中西医在学习方法上有着本质上的差异，避免让学中医的人误入歧途。培根曾经说过："知识就是力量"。如今知识依然还是力量，但比知识更重要的是良好的思维和认知方法，今天的知识生产已经海量，求知不难，难在如何有效地分辨和选择真正正确有用的知识？中西方哲学与方法论则有助于解决知识的爆炸性增长和"碎片化"之间的矛盾。

中西方的世界观及方法论有很大不同，传统的中国学术文化心理和思维方法是由经学的思维模式孕育出来的，其最大特点是各个学科之间无明显的界限。把在西方学术体系里有着严格分野的不同学科放在一起来研究，会给人一种仰天覆地、穿古越今、包罗万象的感觉。象思维是一把打开中国传统学术大门的钥匙，恰恰是这种博大的包容性所建立的世界观，为人们提供了整体把握事物的基本前提。中医学习是一个悟道和证道的过程。西方思维带给我们的是严谨的逻辑和清晰的条理，32岁当选法兰西科学院院士的 J. H. 彭加勒曾经说过："直觉是发明的工具，逻辑是证明的工具"。西方注重公共知识和技术细节，线性的思考将复杂事物抽丝剥茧分解成局部问题，使其所运用的研究方法简单而直接，以便于相互沟通和理解，他们注重求知过程中严谨的逻辑，敢于自我否定的精神，使知识的更新迅速，时代感更强，是值得我们学习和借鉴的地方。中西方的两种不同思维方式应该可以互鉴互补而成为一种理想的学习研究模式，势必在学术界成为一种趋势。

"科学革命"的实质，在托马斯·库恩看来就是"范式转换"，他在《科学革命的结构》指出："范式（paradigm）就是

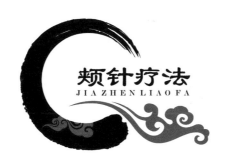

一种公认的模型或模式。"科学的发展是不连续的，科学的发展就是一个范式取代另一个范式，库恩的范式是一种对本体论、认识论和方法论的基本信念，是科学家群体所共同接受的一组假说、理论、标准和方法的总和。他提出的范式转换就是思维方式及认识方法的根本改变。一个新范式的建立和逐渐成熟是需要时间和极大的耐心，正因为新范式的内容有对旧范式的否定，产生排斥和对抗也就在所难免。常常被指责和批判，也许是创立一个新的范式必须要付出的代价。诺贝尔物理学奖获得者马克斯·普朗克在他的《科学自传》中回顾自己的生涯时，略带悲观地谈到："一个新的科学真理的胜利并不是靠使它的反对者信服和领悟，还不如说是因为它的反对者终于都死了，而熟悉这个新科学真理的新一代成长起来了。"在探索未知世界的科学领域，只有经验丰富者和经验缺乏者之分，过于绝对的权威意识导致的不只是荒诞，还有可能是学科的悲剧，中外皆是如此。

生物全息理论在中医学，特别是针灸领域已经悄悄地引发一场革命，它在用贴近时代的语言简单清晰地表达了其原理，对中医实践有广泛的指导意义，不仅激发了一大批新型针灸方法的涌现，给传统针灸注入新的活力；而且还给已经运用了千百年的传统方法如脉诊、舌诊、腹诊、眼诊等一个现代解释。颊针在中国是以全息为起点，我又通过在非洲马达加斯加两次援外医疗中大量病例经验的积累基本成形。我个人完全是误打误撞、懵懵懂懂地进入全息这个领域，到今天已经可以实实在在而又简单快捷地治疗一些疾病，由衷地感谢张颖清先生所创

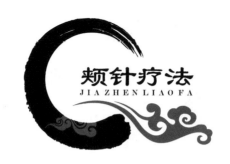

立的生物全息理论。将解剖知识引入全息层面是可行的，我多年来给西医讲第一个层面几乎畅通无阻就是证明，和中医讲反而有困难，解剖知识深度明显不够。一些针灸学者现在开始自觉研究结构细节，这是个进步。解剖学现在已是公共知识平台，形而下是所有各个门类医学的基础，没有形态学就不可能有功能学，我几乎是完整地将解剖学纳入颊针全息体系，为今后的发展打下坚实的形态基础，他山之石可以攻玉，这是优势借鉴。

颊针三焦层面的基础是中医气化功能学，不明白大三焦学说与藏象学说平行的人是理解不了的，毫不奇怪，毕竟"大三焦"理论提出不久，如果还停留在小三焦"水道之官"的理解，一定会觉得用三焦解释全身气机显得不伦不类。我最初在学习三焦的概念的时候，觉得这个理论是那么的混乱不堪，后来长时间地不停思考，加上临床的实践体会，才觉得这是一个了不起的思维整合方法。中医的整体观念不在于讲得有理，而在于用得巧妙，后来颊针走出疗效瓶颈，可以进入脏腑的整体调节，得益于对中医三焦理论的重新学习与再思考、再提炼。理论的短板会直接影响到临床的疗效，如果没有系统的理论精进，就不会出现临床水平的境界性提升。我坚持以三焦层面来解释人的功能整体性，因为西医的生理学将十个系统的分离研究产生的弊端是还原论的必然局限，我们还是应当坚持有机整体论，通过大三焦理论的学习和研究帮我接近了这个目标。

目前，西方医学已经在自觉地构建自己的身心整合医学，2005年我在巴黎五大读了"应激的生物及社会心理学"文凭，三年前又读了Stora教授在巴黎六大主持的"身心整合医学"

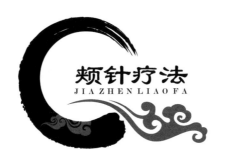

文凭，我应该说是收获较大的，因为我学会了适用于西方人的解释系统，把它在我的临床上运用，许多复杂的病人，像那种从头到脚都有问题的人，只需用心理疾病躯体化，或者心理压力外向释放，就一语中的，省去口舌。效果远远好于中医术语"阴阳失调，气血不通"的解释，毕竟二者文化背景完全不同，难免费解。用身心一体化思维处理患者的诸多症状会一举多得，而不是见招拆招，逐一地去解除症状，我之所以收获很大，是因为我是中医，身心医学实际上许多内容就是中医内涵的现代化，我们会有一种"似曾相识燕归来"的愉悦感觉，所以中医接受"生物-心理-社会医学模式"毫不费力。颊针无论是全息层面，还是三焦、心身层面都以整体论为出发点，但也不乏分析和拆解的功夫，有许多知识细节就是直接从现代医学和心理学中汲取、嫁接，为我所用，中西医学术在立足于临床具有可行性的前提下，可以尝试去结合汇通。

物理学家海森堡讲过一句发人深思的话："我们所观察到的自然并不是自然本身，而是用我们提问方法所揭示的自然。"是由观察者决定了从什么角度观察他的研究对象，而这种安排在某种程度上决定了被观察物体的最终结果。近十年来我常常在思考，如果我们的研究方法和程序有了改进，那么被观察对象的结论也会改变。探索生命的思路由对生命细微结构考量加上哲学、心理和社会学考量，走向身心整合后的统一才有希望摆脱眼前身心分离的医学困境。由分到合，从分析科学走向复杂科学，中国整体思维有优势。西方分析科学从希腊到意大利，一直到 20 世纪到终点了。现在世界走向复杂科学，也就是中国

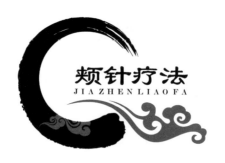

人讲的整体论的时代，走向"合"是大势所趋。在"合"的方面，中国人的整体思维有与生俱来的优势。

一个世纪以来，中医被人们攻击的就是能治一些病，但说不出道理，梁启超说："中医尽能愈病，总无人能以其愈病之理由喻人。"胡适说："西医，能说清楚他得的什么病，虽然治不好，但是西医是科学的。中医，能治好他的病，就是（因为）说不清楚得的什么病，所以，中医不科学。"其中鲁迅在《呐喊》序言中的"中医不过是一种有意的或无意的骗子"一句最为著名。几千年因袭相传的中医怎么可能是只会看病、不懂说理的一群盲目的实践者？用库恩的观点来解释：两种医学所依据的解释范式截然不同，说白了就是指责中医讲不出符合西方思维和逻辑的理。这如同指责鸡的不可原谅的错误在于没有讲鸭语，带有明显的话语霸权。其实，无论怎么争执，疗效都是医学的灵魂，也是医学存在的真正价值所在。中医无论以什么样的手段和方式发展创新都不要偏离提高疗效，更好地满足人类对健康的最大需求这个根本宗旨。生命现象是系统的、动态的复杂现象，当前的生命科学走在由定性向定量、由宏观向微观发展的单一历程，过分相信和期待量化目标的实现。而生命问题的解决不仅仅是发展到定量就能迎刃而解的，只用数学计量和微观分析往往会陷入量的描述和简单的线性思维，堕入机械论和还原论的窠臼，这是始料不及的一把双刃剑，因为它忽视了复杂系统的千丝万缕的有机内在联系。人为地简单化、分割化产生的定性定量所构建的生物医学模式基本上依然是当前主流，其弊端显而易见。中医可以学习和借鉴一些西医的长处，为

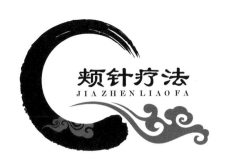

我所用，同时也要扬其长而避其短，接轨大可不必，中医必须循自己的规，守自己的道。中西医是不同文明背景下所结出的不同的果实，都是人类的文化瑰宝，但是和而不同，不同则能相济。同时，也要辩证地看待"疗效就是硬道理"这句话，疗效是正确的目标和方向，但绝不能以实践代替说理。中医研究者多接受一些专业以外的东西还是有必要的，中医学是围绕人的生态背景与环境来研究人的生存、健康、疾病与治疗，而不是仅仅关注人的症状与病变的微观局部及形态病理，二者的差异源于不同的视角。既然中医在说理方面吃了亏，而且吃了大亏，那么一定要做足功课，"知己知彼，百战不殆"，认认真真地补上西方科学哲学、生命哲学这一课，不仅会讲自己的理，也要会讲西方的理，讲医学的理和哲学、科学的理，通过扩大自己的视域，通过卧薪尝胆式地潜心学习，终归要补上自己的知识短板，我坚信我们这一代人会做得到。

最后还需感谢一些曾经帮助和影响过我的人。首先感谢我的妻子和儿女，是他们的理解与默默的支持，让我没有后顾之忧地在颊针世界里沉浸了许多年。感谢我的父母和岳父母，父母恩泽大如天地，我知道他们每天锻炼身体，注意养生就是不想让我分心。感谢曾经在甘肃和我一起做颊针研究的同事朋友：方晓丽、王海东、李啸红、赵俊喜、曲宝萍等，你们和家乡是我最美好的回忆。感谢我的学生谢婉璇，书里的大部分插图都出自这位有中医情怀的艺术设计师之手。感谢法国朱勉生教授、英国马伯英教授、意大利何嘉琅教授三位海外中医的杰出领军人物，谢谢你们的点拨和启发，也被你们对中医事业的挚爱与

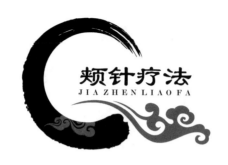

建树所激励。最后，我还要感谢的是我的师父，腹针发明人薄智云先生，他用了四十多年耕耘了腹针，留给世人一个医学上的"中国原创"，他以使命般的坚定教会了我做学问的精微细致和中西兼容。我还要感谢我另一位师父刘合群先生，他创造的"合群针术"和"周身诊法"，让我领悟了针灸的大气磅礴和浑然一体。师传在中医传承中有不可替代的作用，遇到了他们，我才真正地相信：立竿见影的针灸不再是传说与偶然，针灸能够治疗疑难大病也不再是梦幻与愿景。是他们的一路扶持，让我看到从未有过的风景，师父是学术上的再生父母，他们的指点迷津，延伸了我的学术维度，节约了我的学术生命，他们的学术精神已经深深植入颊针的灵魂。感谢所有曾经给予颊针和我帮助与支持的朋友们，因为你们才有了颊针的今天，我将继续不断完善，也衷心地希望有更多的同道及有缘人能够一起加盟，共同做好颊针的普及推广、临床专科深化研究，颊针相关产品合作开发，国际间推广交流等，让颊针能为世界上更多的人提供服务与帮助，颊针欢迎您！

王永洲

2017 年 2 月 13 日于巴黎

🌀 目 录

上篇 理 论 篇

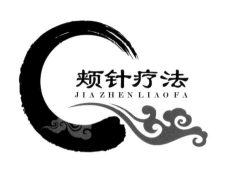

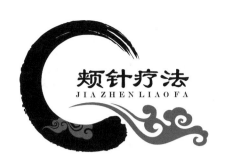

目

录

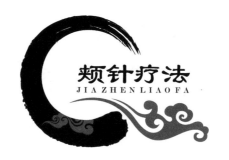

颊针疗法
JIAZHENLIAOFA

下篇 实 践 篇

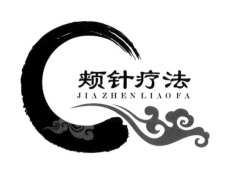

目

录

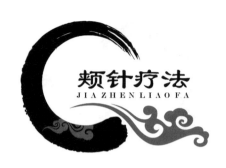

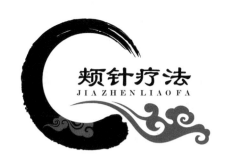

颊针疗法
JIA ZHEN LIAO FA

目

录

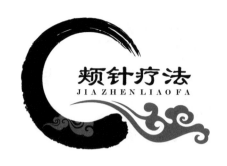

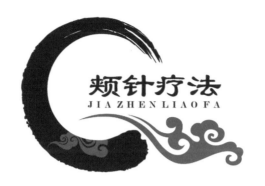

颊针疗法
JIA ZHEN LIAO FA

上篇 | 理论篇

第一章

颊针疗法概论

一、颊针发现

颊针的发现纯属偶然，1991年7月间，我治疗一位四十多岁的男性坐骨神经痛的患者，前面已经治疗过几次，这次因患者就诊时牙痛剧烈，进门时右手抱着脸痛苦不堪，就先用毫针针刺了患侧的颊车穴及对侧合谷穴，提插捻转，当他牙痛减轻后，我准备再治疗他的坐骨神经痛时，他却说腿痛也有好转，在地上来回走动只有隐隐的疼痛，并且强调这次比之前几次的治疗都要有效，叮嘱下回还给他用这个穴。这个完全意外的结果引发了我极大的兴趣，后来我有意识地用颊车穴又陆陆续续治疗了三名腰腿痛患者，都不同程度地取得了效果，而这个结果是传统针灸理论无法解释的。当时的心情既喜出望外，又百思不得其解，带着满满的困惑开始了颊针探索之旅。起初也只是以为在临床发现了一个治疗腰腿痛的面部特效穴，后来在实践中有些效果不太明显的病人，上下扩大施针的范围，效果也随之越来越确定。1992年有机会去马达加斯加援外医疗，实践的机会大大增加，除了使用传统针灸方法外，常常也会有意识地耕耘一下面颊这块割舍不下的"自留地"，治疗的范围也不断拓宽。说来也是缘分，我在读大学期间就有幸接触了张颖清先生的生物全息理论，当初也许仅仅是对新思想的猎奇，完全是因为生物全息思想的简单明了和通俗易懂，给我留下了深刻的记忆，并对后来的实践产生了潜移默化的影响。时代的思潮在每一个人身上都会留下印记，颊针的思想受张颖清生物全息理论的影响，也算冥冥中的必然。

颊针研究的初期是偶然遇到的特殊临床现象，这些现象不能被已知的理论解释，在好奇心驱使下我不停地去尝试，1992 年起两次援非医疗在马达加斯加工作的先后四年，为我提供了大量临床验证的机会。主要以四肢和脊柱的疼痛患者为对象，筛选出既可有效降低疼痛又能经得起重复的全息部位，确定每一个穴位都是经过成千上万次有效验证，最终找到了相对固定的敏感穴点，帮助我完成了第一阶段的穴位厘定。一种疗法的建立，往往是根据经验事实提出来的，而理论的本质就是解释，是对零乱的经验材料做出的系统化解释，在此期间生物全息无疑给了我理论上的引导，如同茫茫大海上的航船有了罗盘的指引，大大减少了实践的盲目性。后来在我的颊针实践中，对其理论也有所突破。例如，张颖清先生对全息胚的规定是要有明显的解剖界限，即机体的一个相对完整而独立的部分，才构成一个全息胚，如手、足、鼻、眼等。而人的面颊部不具备一个独立全息元的基本界限，这个问题曾经困扰了我许多年，直到后来遇到腹针才敢肯定自己是对的。因为腹针所发现的，更是一个在腹部表面完全没有边际的全息胚，薄智云教授发现的神龟也没有任何解剖标志可以界定。虽然颊针公布（2000 年）之前我并不认识薄老，但看了腹针的研究成果使我有了自信，如同黑夜中摸索前行的人遇到了同路人，我才敢相信实践对初始遵循的生物全息理论的突破是极有可能的，哪怕这是让你非常佩服而且确信无疑的理论。

颊针研究最为困难的时期是确定内脏对应点，开始好多年都理不出头绪。最早期是遵循当时最为成熟的耳针系统，按照解剖器官对应的全息点进行临床验证。无论怎么排列，可重复性都不理想。中间又用了将近两年时间，借鉴了中医脉诊的"左侧心肝肾，右侧肺脾命"作为脏腑研究的思路，开始渐入佳境，效果和稳定性都有所提高。而直到研究了中医三焦理论的历代各种论述后，从中受到启发，更加深刻地认识到中医的脏腑研究应当以整体方法为切入点，五脏就是一气，三焦贵在合一，而不再按西方生理解剖的系统和器官思路去各自为政地分散研究，回归中医的象思维才走出了死胡同。最后决定用三焦来囊括脏腑，体现生命整体，以三焦气化提纲挈领，颊针雏形才初步形成。自1999 年始，颊针疗法研究主要围绕着穴位厘定及痛症效果验证。首先由我曾经所工作的甘肃省中医药研究院申报为甘肃省科委科研项目，2000 年通过鉴定，填补了该领域研究的国际空白。颊针疗法的首篇文章在 2000 年《中国针灸》副刊载出，标志着颊针疗法的正式问世。2004 年又和甘肃中医学院方晓丽、李啸红教授合作，再次由她们申报甘肃省科委科研项目，对颊针穴位的解剖结构分层进行研究，并于 2007 年获甘肃省皇甫谧中医药科研成果二等奖。此后，方晓丽教授又指导她的研究生在颊针机制上做了进一步的探索，文章陆续发表在国内期刊。

库恩（图 1-1-1）在他的《科学革命的结构》一书中谈到："公认的反常现象，其特征是无法被现有范式同化。只有这类现象才会促成新理论的发明。"颊针是我在临床中对一些偶然发现的好奇和关注，用传统中医的经络腧穴理论无法给予合乎常理的解释，曾经游历在众多的理论中苦思冥想终不得其解。实践的历练和沉淀对学术研究至关重要，许多的疑难问题都是在反复实践和不断追问中得以解答，而这个持续追问至今已有 25 年了。其实，除了颊针研究以外，全身许多部位的全息系统我几乎都有所涉猎，尽可能地加以尝试复制，从别人的研究中学习到对自己有用的东西，也在人体的空白区作了许许多多的尝试，发现了人体的美妙绝伦，更加坚信颊针研究绝不是孤立的人体现象。正因为每一个人都有认识和思维的局限性、个体行为和实践的局限性、个体能力和把握自然规律的局限性非人力可以掌控，因此，除了潜心研究、大量实践、小心求证之外，别无他途，我始终以苏格拉底的"我知道自己的无知"作为座右铭。

2003 年的前后我看到一本书《现代物理学与东方神秘主义》，其中"新物理学"一章对我触动很大。书中说：按照东方神秘主义的观点，关于实在的神秘主义经验是动摇一个人世界观的重大事件。铃木大拙把这称为"人类意识范围内最引人注目的事件……推翻了常规经验的任何形式。"他把这种特点说成是漏了底的桶。本世纪初的物理学家也有同样的感觉，他们世界观的基础被原子事实的新经验动摇

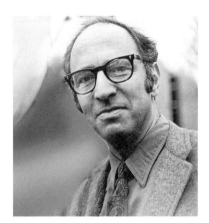

▲ 图 1-1-1　美国科学史家与科学哲学家托马斯·库恩

了。海森堡这样写道："只有当一个人意识到物理学的基地开始移动时，才能理解现代物理学最新发展的强烈影响；这种运动引起的感觉是，这块基地将同

科学分离。"爱因斯坦最初接触原子物理学的实在时，也体验到同样的冲击。他在自传中写道："当我竭尽全力想使物理学的基础与这种知识相适应时，我完全失败了。仿佛这块基地同更深的基础分离了，似乎哪儿也找不到一个可靠的基础可以把它建立起来。"现代物理的新发现必然会深刻地改变人们关于空间、时间、物质、因果的概念，因为这些概念对于我们体验世界的方式来讲是带有根本性的。因此，迫使物理学家们感到一种冲击也是不足为奇的。这些变化产生了一种截然不同的世界观，它仍然通过最新的科学研究在形成的过程中。看来东方神秘主义者与西方物理学家有类似的经验。这种经验导致他们以一种全新的观点去观察世界。玻尔说过："近年来我们经验的大大扩展显示了我们简单的机械观概念的不足之处，其结果是动摇了观察的习惯解释所依赖的基础。"当我们坚定地膜拜科学时，却不知西方顶尖的科学家已经强烈地意识到科学大厦思想的基础已经"动摇""分离"，并且"找不到一个可靠的基础可以把它建立起来"。该书在"空间时间"一章又写道："现代物理学肯定了东方神秘主义最引人注目的基本思想之一，这就是我们用来描述自然的所有概念都是有限的，它们并不是实在的性质，虽然我们倾向于相信这一点。而实际上它们只是我们头脑的创造。它们是一张地图的一部分而不是实际领土的一部分。当我们推广自己经验的领域时，我们理性思维的局限性就变得明显了，我们只好修改或者甚至放弃我们的某些概念。"这本书曾经让我陷入长长的思考。当西方科学家们认识到自己理性思维的局限，而准备作出改变甚至放弃令其骄傲的传统时，我的大脑完全不明白是什么样的知识让他们幡然醒悟，我对他们尊称为"东方神秘主义"的智慧和认识是那样的苍白，我离我自己的传统竟然是那么遥远，对中医的中国属性从根本上茫然不知，老是妄想从他山获取可以雕琢美玉之石，怎么才能真正地明心见性、拨云见日？曾经在很长一段时间，像石头压在我的心里，非常苦闷。

"医者意也"是每一个学习中医的人都熟知的名句，孙思邈在《千金翼方》序中这样说："若夫医道之为言，实惟意也。固以神存心手之际，意析毫芒之里。当其情之所得，口不能言；数之所在，言不能谕。然则三部九候，乃经络之枢机。气少神余，亦针刺之钧轴。况乎良医则贵察声色，神工则深究萌芽。心考锱铢，安假悬衡之验，敏同机骇，曾无挂发之淹。非天下之至精，其孰能与于此。"中医理论中的许多内容不仅仅来自精细的实践，更离不开独特的思维方式。因此，把中医看成是经验医学者只能说其并不真正了解中医的内涵。中医能够治病，甚至可以治疗一些西医学治不了的疑难杂病，不仅仅是临床经验丰富，也一定包含思维方法高明。恰恰是这种整体象思维模式使我们有可能进入事物的本源，在千丝万缕的互联中掌握事物与事物之间的内在相关性，可以说在处理复杂性事务方面中医堪称楷模，因为多数学科对复杂性这个问题还只是停留在理论摸索的层面。我们再看一看《后汉书·方术列传》载郭玉之言："医之为言意也，腠理至微，随气用巧，针石之间，毫芒即乖，神存于心手之际，可得解而不可得言也。"意思是：医生使用针石治疗病人，全神属意于心手之间，就是将思维贯穿于实践之中，针术至巧，失之毫厘，则谬之千里，其中深意可会而难表，这说明中医学并不是一种简单的重复性技艺。通常，中国古人在经典解释方法上更加依靠"体认""悟道"，甚至"顿悟"，豁然贯通，偏重结果的获得，把内心的灵动与个人体验参与其中，所谓"以心会心"和"惟圣知圣"。因此中国自古以来没有形成西方式严谨的理论体系范式，其学术研究的真谛从来就不在于体系的建立，而更在乎问题的解决。这种研究方法有利有弊，在为我们留下浩大的想象空间的同时也让后人无所适从。我宁愿把它看成是美丽的缺憾，而不看成是纯粹的落后。在中国文化里，语言的基本功能虽然是传情达意，《淮南子·泰族训》云："夫言者，所以通己于人也。"但中国人更加注重目的，具有根深蒂固的"经以载道"的观念，只把语言系统当作捕捉思想的工具，往往得鱼忘筌，得意忘言，常常会忽视认知的形式过程。为了突破语言的局限，这个"忘"与其说是忘记，不如说是有意忘记，是一种超越、扬弃。禅宗历史上更是不立文字，直指心性，以心传心。"青青翠竹尽是法身，郁郁黄花无非般若"，这便是"无言"表达的境界。"医者意也"不是神秘莫测的奇思异想，它要通过长期深入的临床实践，将实践中获得的经验材料经过中医特殊的思维方式进行加工。在科技和工具不发达的年代，从医者个人的思维水平本身就是一个高度智能化的工具，一切只能内求内证。佛家参禅悟道，道家致虚守静，儒家格物致知都是一些特殊的认知方式，重要的不是知识积累而是大彻大悟，这就是"为学"和"为道"的不同。

西方永远是中国的一面镜子，反之也然。当代法国学者弗朗索瓦·于连（Francois Jullien）写了一篇专论《为什么我们西方人研究哲学不能绕过中国？》，指出："我们选择出发，也就是选择离开以创造远景思维的空间。人们这样穿越中国也是为了更好地阅读希腊：尽管有认识上的断层，但由于遗传，我们与希腊思想有某种与生俱来的熟悉，所以为了解它，也为了发现它，我们不得不割断这种熟悉，构成一种外在的观点。"只有从"远景思维的空间"出发，从"他者的外在的观点"出发，才会构成对自己的新的认识。2001 年起，巴黎的游学生涯让我有机会进入了医学心理和心身医学的领域，在精神与躯体的交汇中充分领悟了生命的本质和疾病的复杂形成过程，从构成人的多个层面来综合、整体地看待人类健康和疾病问题。我从压力应激（stress）研究入手，除了医学最重视的生物（细菌、病毒）应激之外，人的一生会遇到各种各样的压力，包括生活、家庭压力及学校、工作压力，气候、地理、污染等环境压力，经济、文化、宗教等社会压力，这些压力最终引起的躯体障碍，称为心身疾病，中医则认为是和个人体质类型相关，由于喜、怒、忧、思、悲、恐、惊过激或不足引起的情志病。颊针汲取了中西医各自的长处，西医对人体结构解剖细节知识与中医对人体整体气化和身心一体的优势相互整合。我在法国又经过了长达16年的潜心临床验证及适应证的不断扩充，以全息-三焦-身心三个层面对疾病类型进行延展，最终使颊针疗法基本成形。距今颊针研究已持续二十五年，颊针疗法的研究仍在继续，穴位的标准化工作已基本建立，最佳刺激部位也不断细化，内脏器官病例大量积累，治疗范围也从四肢躯干病变向内脏疾病及心身性疾病延伸。颊针以与解剖对应的全息胚作为肢体脊柱靶点和以三焦五脏为核心的气化系统为脏腑靶点，将身心合一的理念融汇于治疗当中，尝试将中西医两大医学体系初步整合、互相参照，把西医诊断的疾病病理靶点和中医辨证的个体体质靶点及心身医学视角下的心理靶点有机结合，标本同治，同病异治，异病同治。不仅在常见病、多发病上作了大量的积累，也为顽固性、疑难性疾病疗效的提高和突破积极寻找出路。

爱因斯坦说过："提出一个问题往往比解决一个问题更重要，因为解决问题也许仅仅是一个数学上或实验上的技能而已。而提出新的问题，新的可能性，从新的角度去看旧的问题，都需要有创造性的想象力，而且标志着科学的真正进步。"首先，当人们在过去已经形成的旧思维里深陷而对新问题百思不解的时候，突破旧知识的束缚异常艰难，原有知识自限的阻力往往超出想象。其次，医学问题的复杂性源自人体自身的复杂性，非线性实体构成的动态生命所呈现的因果关系从来不是非黑即白的线性因果，医学的复杂规律往往取决于集合事件发生的概率。研究生命现象之所以困难就在于充满着复杂性和随机性，一些对此有领悟的科学家认为：自然科学表现的是强规律，而人体科学是弱规律，医学面临的问题往往比一般科学更复杂。虽然我不喜欢胡适先生的反中医行径，但很欣赏他的一句话："大胆怀疑，小心求证"。科学精神的培养，就是求实惟真。在甘肃皇甫谧针灸研究所及甘肃省中医药研究院16年的工作经历让我在源自西方的科研方法上受益匪浅，从文献检索到开题设计、实验造型、指标筛选、临床研究、数据分析、结果统计处理，都从零开始学起，通过边工作、边积累、边训练，逐步建立了系统地科研思维训练。记得做针灸治疗菌痢研究时，连实验用的狗都是自己亲自喂养、调教，这样在疾病造模、针灸治疗和采血时狗能安安静静。如果狗一挣扎许多敏感指标就会大幅度升高，结果根本无法统计。有些经历给人的教训是深刻的，往往细节的处理决定最终实验研究的成败。科研训练除了培养人的精细与严谨，更重要的还能开拓人的思路，不断激发人的潜能。科研选题往往都瞄准高、精、尖、难的项目，常常在穷途末路时被逼得恨不得上天入地，生出三头六臂。记得做过敏性哮喘实验时，蛋白雾化喷射，原来设计的喷雾器雾化，由于雾化颗粒太大，无法吸入终末支气管。当时的科研经费都是几千块钱，只够基本耗材，尝试各种办法都达不到要求，实验几乎中断，当时满脑子都是怎么解决雾化问题？后来偶然从库房发现一个吸痰泵，捣鼓了几天，后来发现反向使用吸痰器，喷出的雾化颗粒完全达到实验要求，真是"山重水复疑无路，柳暗花明又一村"。终于解决了蛋白雾化问题，豚鼠哮喘疾病模型造型成功。虽然后来我经过思考从实验研究转做临床，但是当年的科研训练使我终身受益，对一个失败或成功案例的总结和思考往往举一可以反三，从方方面面汲取营养，科学方法的训练可以使人事半功倍。我个人学术生涯从科研向临床的转型与对西方科学方法研究中医的最终可行性的质疑有关，但对于一个中医接受必要的科学精神培养和科学基础训练我是举双手赞成，我自己本身也是一个受益者。二十多年来，心无旁骛地一直致力于颞针探寻，在世界各地不同肤色的人种身上反复进行验证。随着实践和思考的深入，越来越觉得一个微针新系统的构建和完善，穷其一生也许未必如愿以偿，所研究和总结的人体规律需要在临床上有可重复性，不能只停留在理论推理或凭借想象力来完成，既要有实践的丰富内容，也要让理论与之相匹配，二者缺一不可。

2001 年我移居法国，除了日常诊务，花了大量精力用在颞针的进一步深化研究上，特别是扎扎实实地做临床可重复性研究。记得有一次和薄老聊天说到大数据的问题，薄老说："我们每一个穴位的确立都不是拍脑袋瓜想出来的，都是一针一针这么几十年才扎出来的，什么是大数据，这就是中医人的大数据。"我又潜心用了十几年时间来做进一步的颞针疗法完善，没有什么诀窍，就是一针一针地在临床做穴位的可重复性实验，直到 2009 年世针联在法国斯特拉斯堡开会，大会上介绍了颞针疗法，认识了南京中医药大学王启才教授。他当时任中国针灸学会临床专业分会秘书长，他问道："小王你的颞针有没有办过学习班?"我说:"没有。""那为什么不给大家讲讲?"我说:"第一次颊针学习班如果办到国外我心里不舒服。"他说:"那就来我们南京办。"于是2010年第一次颊针学习班是与中国针灸学会临床分会合作,由王启才教授主持在南京中医药大学开班,有五十多名学员,颊针疗法从此开始了推广之路。自2010年以来,先后在中国、法国、美国、英国、俄罗斯、德国多次举办了颊针疗法学习班进行国际学术交流推广,并在中国南京、甘肃、福建、北京、天津中医药大学做过颊针专题讲座。感谢王启才教授、方晓丽教授、李灿东教授、徐安龙教授、郭义教授的引荐,让我这个海外中医有机会与国内针灸教育最高学府的同仁共同交流。颊针是在大家的关怀下成长的,许多不同时期一起工作的同事、朋友、领导都给予了颊针和我个人很多的帮助、指点和工作上方便,还有讲座和学习班中朋友们的信任和及时的问题反馈。对于每一个临床医生来讲,患者是最好的老师,颊针是亚洲、非洲、欧洲国际化的研究成果,各色人种的病人以他们的信赖与忠实不断玉成了颊针的发展,特别是我的师父薄智云先生和刘合群先生,他们各自超凡的学术对颊针产生了直接影响。在此我向你们深深地鞠一躬,感谢你们的恩德和扶持。

针灸在当代的发展与时俱进,一是针灸走向国际化首先遇到的是人性化的要求,安全性高、无痛苦成为对所有医疗方法最基本的要求,针灸也不能例外。二是随着人们对化学药品毒副作用防范意识增强,大众对各种绿色疗法抱有越来越多的期待。而众多的自然疗法之间的相互竞争对脱颖而出的针灸也提出更高的要求,那就是:疗效确切肯定,治疗周期缩短。三是半个多世纪以来针灸界对科学性的自觉寻求和现代科技对针灸学的全面渗透,要求针灸技术以标准化为基础,逐步向精准化过渡,尽可能地实现治疗疾病谱的全科化,这些也都将成为颊针疗法的目标与追求。21世纪的人类疾病正在从以急性的、器质性的疾病为重点转变为以慢性的、情感性和身心性为基础的疾病。正是由于人类的疾病越发走向精神和情感与躯体交织的层面,疾病带来的无序也变得更为内在、更为复杂。法国是一个医学发达的国家,而且是全民享受医保。对一个来自中国的中医,生存空间非常有限,我常常觉得自己就像孤独的堂吉诃德,一个最前沿的战士,牢牢坚守在自己打拼出来的阵地上。疗效是赢得病人信赖的唯一理由,提高疗效、扩大病种和安全无痛是中医在国外生存的不二法宝。技术充满着探索的活力,在自我组合进化中完善。技术常常先于理论而独行,知其然而不知其所以然是常态。好的针灸师还应当具有"工匠精神",技术具有赖以生存和彰显价值的双重作用,新技术的催生是临床强烈需求的产物。技术又是一种规范，只有实现了标准化的技术，才可能复制、推广与传播。我的颊针探索之路，始终潜心临床，不断拓展个人的学科视野，还在不同阶段对医学中的一些理论问题从医学模式入手进行了反思。通过中医、西医、心理三个领域的知识整合，对生命和疾病认识的日益提高，不断扩大颊针适应范围，从四肢脊柱向内脏及心身疾病逐渐渗透，颊针疗法在临床的沃土中渐渐走向成熟。我衷心希望今后能有更多的人了解和运用颊针疗法，发掘古今，融汇中西，共同完善，造福人类。

二、颊针原理

颊针在针灸归类上属于微针系统，王雪苔教授曾经在《微针系统诊疗法的回顾与展望》一文中对微针作了如下定义："微针系统诊疗法是以身体的特定局部同全体各部分存在着投影式关联为理论依据，在此特定局部进行检查或施治，用以诊断或治疗全身各部位病症的方法。这类诊疗方法形成之初，大多与针刺有密切关系，所以将其施术的特定局部统称作微针系统。"

（一）气街理论

颊针为什么选择头的面颊部来作为研究对象，它为什么可以治疗全身疾病？这要从气街的理论讲起。《灵枢·卫气》指出"胸气有街，腹气有街，头气有街，胫气有街"，说明了头、胸、腹、胫四个地方分别为经脉之气聚集循行的重要部位，气街具有上下分部、前后相连、贯通经络，紧邻脏腑的特点。《灵枢·动输》指出："四街者，气之径路也。"气街是经气聚集运行的共同通路，气街如同经络系统的强化循环系统，整合诸经，加强人体经气的运行。《灵枢·卫气》进一步解释："故气在头者，止之于脑。"（图1-2-1）头为脑府，脑为髓海，头气有街则是头面部经气与脑之间相互联系的通道。气街理论从经气运行的规律，为临床配穴分部治疗提供了理论依据。经脉气血流经头部的，汇聚至于脑，这样就把脑髓与经络系统的气血密切联系起来。《灵枢·邪气脏腑病形》认为："十二经脉，三百六十五络，其血气皆上于面而走空窍。"这也是颊针能够起到全身治疗作用的重要理论依据之一。头部气街调节作用已经显示出了强大的功能，至今已经在头部发现至少5种以上的微针系统，如：方氏、汤氏、焦氏、林氏、朱氏。全身经络都缩影到面部、五官区域，同样也派生出许多微针系统，如面针、耳针、眼针、舌针、口针、鼻针等。生命的精彩纷呈真是令人叹为观止（图 1-2-2）。

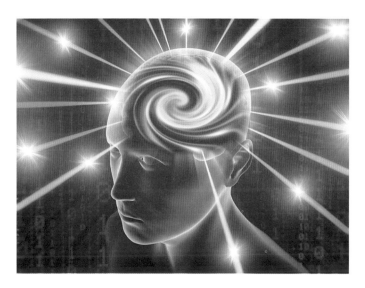

▲ 图 1-2-1 《灵枢·卫气》："故气在头者，止之于脑。"

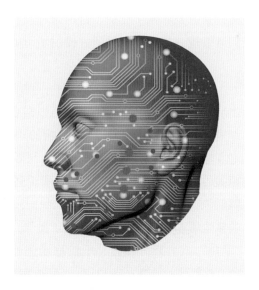

▲ 图 1-2-2 多个微针系统精密地分布于人的头面部，逐渐被人类发现并运用

（二）经络理论

从经络理论来看，面颊部主要为手足阳明经和手足少阳经所经过和覆盖，阳明多气多血，少阳为枢机调节。《太素·五脏痿》："阳明胃脉，胃主水谷，流出血气，以资五脏六腑，如海之资，故阳明称海。"阳明胃肠为气血生化之源，充养全身。《素问·热论》："阳明者，十二经脉之长也，其血气盛。"阳明为多气多血之经，能为人体提供充足的能量。所以通过调节面颊部穴位，气血可以传达至全身，并有一定的持续力。手足少阳经也从面颊部经过，少阳为枢，如同门户之枢机，气在半表半里，可出可入，调节气机出入升降，疏通表里内外，为调节人体之关键。《素问·六节藏象论》中"凡十一藏取决于胆"，三焦为人体元气之通道，胆主枢之启动运转，三焦畅达路径，二者有启运阳气、络合脏腑、沟通表里、调平情志、决断应变之功能。任督二脉及多条经筋也对颊针系统产生影响。

（三）神经理论

颊针区域分布着三叉神经和面神经两条脑神经，一个主要控制感觉，一个主要管理运动。所以面部的感觉及运动非常敏感和细微，同时有两条完整的颅神经重叠支配，这在微针系统是非常罕见的，这两条神经构成颊针解剖学及生理学基础，这也为我们继续进一步深化颊针研究提供了可能性。

（四）全息理论

颊针系统能够产生局部和全身的治疗作用，它是根据全息思维及临床可重复性研究将其规律总结和提炼出来，对颊针产生影响的理论可以追溯到《黄帝内经》。《灵枢·五色》就有关于面诊的详细记载，与颊针中的下肢有部分重叠。面颊与内脏的相关性在《素问·刺热》中有所论述："颊下逆颧为大瘕；下牙车为腹满；颧后为胁痛；颊上者膈上也。"我们发现面颊部存在一个全息系统，当然也包括整个脏腑系统，为了临床便于操作，我将相应部位命名为"上焦""中焦""下焦"穴。颊分左右，虽然都涵盖着人体全息，但左右功能并不完全对称一致。《素问·刺热》还说道："肝热病者，左颊先赤""肺热病者，右颊先赤"。左肝右肺，影响人体的气旋呈左升右降，左右为阴阳之道路，顺应日月东升西降的自然规律，天人之道相互吻合。颊针的四肢与躯干穴基本上符合全息原理，许多局部疾病可以和相关穴进行治疗，但全息层面对脏腑及身心引起的问题则无法单独解决，需借助三焦穴的概念为基础，通过多种方式的组合来完成。

（五）大三焦理论

三焦在中医学里具有特殊性，它通过元气的运行而整合了五脏六腑的功能，《难经·六十六难》说："三焦者，原气之别使也，主通行三气，经历五脏六腑。"我们把这个整体意义和格局的三焦称为大三焦，以区别于"决渎之官"的三焦，与之相匹配的三焦理论也应当不隶属于藏象理论之下，《中藏经》概括为："三焦者，人之三元之气也，号曰中清之府，总领五脏六腑、营卫、经络、内外、左右、上下之气也。三焦通，则内外左右上下皆通也，其于周身灌体，和内调外，营左养右，导上宣下，莫大于此也。"三焦气化过程是一个多因素参与的过程，以通行元气为主轴，一气周流，木升金降，水火相济，中土斡旋，调控五脏六腑，四肢百骸，五官九窍，五志七情。气化的整体运动体现了中医对生命本质的深刻理解和准确把握，三焦就是人体气化运动的执行者和推动者。大三焦系统是平行于藏象系统的独立系统，其学术地位和价值应当重新发掘和提升。颊针以此为依据设定了提纲挈领的三焦穴，用于治疗和干预人体脏腑的各种常见疾病及部分疑难病，并作为一个重要研究思路，还派生出多种治疗方法。

（六）心身理论

心身疾病的共病模型为心身医学疾病提供了新的解释，它认为人格结构和多种常见的心身疾病相互关联，有助于解释为什么常见的心身障碍临床表现出特异性的共生共存模式。躯体化是一种生物-心理-社会三方面的同步演化，经由这一过程，用躯体症状来表达和解释个人和人际间的种种问题。换言之，患者出现的是躯体症状，表达的则是社会、心理方面的问题，而情绪是最常见的心理反应，被压抑的情绪通过人体的转换机制，最终形成躯体症状的应答。按照此模型，内化性障碍可以理解为一种向内表达负面情绪，与自身形成心理冲突的倾向，表现为抑郁、躯体化、焦虑等心身障碍的综合征。颊针疗法始终以"心身合一"为原则来理解完整的生命，五脏系统同时又称为"五神藏"，它以气为自然纽带，连接和统一了人的形和神之间的关系，在调理气机升降出入的过程中，对五脏为核心的躯体及情志为代表的精神进行同步干预，同时在脑科学研究的基础上使生理功能与心理状态达到有机调节、同步优化，从养生预防到治疗调理，始终强调和贯彻心身同治，这是颊针疗法始终遵循的原则。

第二章 🅒

颊部医学基础

一、颊部与解剖

（一）与颊针相关的面部骨骼（图 2-1-1、图 2-1-2）

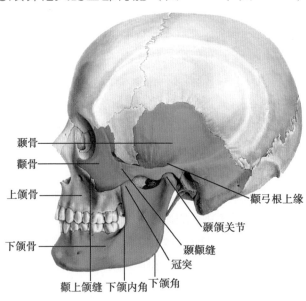

颞骨

颧骨

上颌骨

下颌骨

颧弓根上缘

颞颌关节

颞颧缝

冠突

颧上颌缝　下颌内角　下颌角

▲ 图 2-1-1　颊针相关的面部骨骼与骨性特征（侧面观）

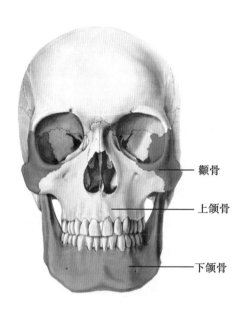

颧骨

上颌骨

下颌骨

▲ 图 2-1-2　颊针相关的面部骨骼与
骨性特征（正面观）

1. 上颌骨

上颌骨居颜面中部，左右各一，互相连接构成中面部的支架。上颌骨有体部和四个邻近骨相连的骨突，如额突与额骨相连，颧突与颧骨相连，腭突在上腭中缝部左右对连，牙槽突即牙齿所在部位的骨质。上颌骨的上面参与构成眼眶的下壁，下面参与构成口腔顶部，其内侧面参与构成鼻腔的外侧壁，其后下部分呈粗糙之圆形隆起称为上颌结节，上牙槽后神经、血管由此进入上颌骨内。上颌骨的前面有眶下孔（距眶下缘中点下方约 5 ~ 7mm），眶下神经、血管即从此孔穿出。上颌骨的下面即硬腭部，在上颌中切牙的腭侧约 5mm 处有切牙孔，鼻腭神经、血管即从此孔通过。

2. 下颌骨

下颌骨分为体部及升支部，两侧体部在正中联合。下颌升支部上方有两个骨性突起，在后方者称为髁状突，在前方者称为喙突（肌突），两者之间的凹缘称为乙状切迹。升支部后缘与下颌骨下缘相交处称为下颌角，升支部内侧面中部有一个孔称下颌孔，此孔在下颌骨内向下向前延伸的管道，称下颌管。下颌管在第一、第二前磨牙牙根之间向外穿出一孔，称颏孔。下牙槽神经、血管从下颌孔进入下颌管向前走行，在颏孔处分出颏神经及血管。

3. 颧骨

颧骨是人体头颅骨的一部分，指位于眼眶外下方，为面部之间最宽阔部分之骨骼。骨呈菱形状。向后延伸与颞骨颧突结合共同组成颧弓，对人体面部侧方起到保护作用，同时也是面部轮廓线的重要组成部分。从正面45°斜位观察面部时，该骨位于面部轮廓线上最突出的部位。

4. 颞骨

颞骨共两块，左右各一，位于颅骨两侧，上有称为内耳门的开口。

颊针穴位的标准化需以骨性标志为定位基础，如：下颌角、下颌内角、颞颧缝、颧上颌缝、冠突、颧弓等对颊针取穴有重要意义。

（二）与颊针相关的面部皮肤

面部皮肤薄而柔软，富于弹性，含有较多的皮脂腺、汗腺和毛囊。面部的浅筋膜薄由疏松结缔组织构成，其中颊部脂肪较多，睑部皮下脂肪少而疏。浅筋膜中的弹性纤维及肌纤维与皮肤真皮层相连，形成皮肤的自然皮纹。浅筋膜中有神经、血管和腮腺管等穿行，血管丰富，故创伤后愈合快，但容易造成出血。面部的静脉与颅内静脉有交通，故面部感染时有可能会向颅内蔓延。

（三）与颊针相关的主要面部肌肉

面肌属于皮肌，薄而纤细，起自面颅诸骨或筋膜，止于皮肤，一部分使面部呈现各种表情，又称表情肌。另外一部分较为粗大，能够联合完成咀嚼功能，被称为咀嚼肌。

1. 颞肌（图2-1-3）

起自颞窝，肌束如扇形向下会聚成扁腱，通过颧弓的深面，止于下颌骨冠突的尖端、内侧和前后缘。颞肌根据其纤维走行方向，可分为前、中、后三束，分别由颞深神经的三个分支所支配。前束纤维垂直，提下颌骨向上；中束纤维斜向前下，提下颌骨向上后，使髁突回到关节窝内；后束纤维几乎呈水平方向，由后向前，经耳郭上方进入颧弓深面与其他纤维联合，作用是使下颌骨上提，后部肌束可拉下颌骨向后。颞肌为坚韧的颞深筋膜所覆盖，故在皮肤表面不易观察到，做咀嚼运动时能够扪及，颞肌在提起和回缩下颌骨过程中起到杠杆作用。颞肌与颊针的头、颈穴相关。

2. 咬肌（图2-1-4）

浅部纤维起自颧弓前2/3，深部纤维起于颧弓后1/3及其内面，为强厚的方形肌肉，纤维行向下后方，覆盖于下颌支外面，止于下颌支外面及咬肌粗隆。用力咬牙时，面颊两侧隆起的部位就是咬肌。咬肌浅部向前拉下颌骨，使其前伸；而深部则向后拉下颌骨，使其后缩。咬肌与颊针的三焦穴浅层、背、腰、骶、髋穴相关。

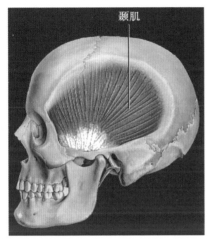

颞肌

▲ 图2-1-3　**颞肌**

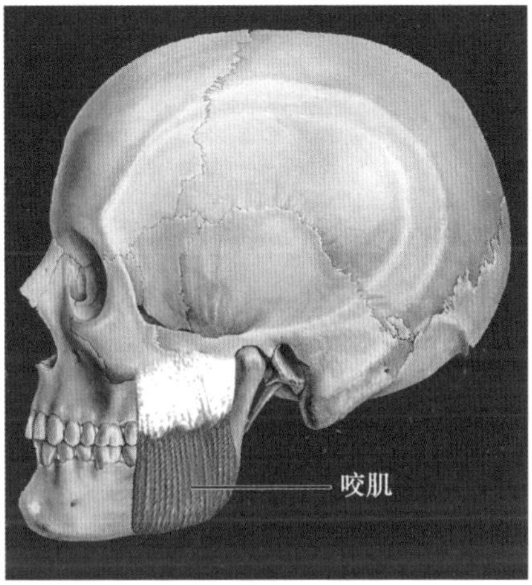

咬肌

▲ 图2-1-4　**咬肌**

3. 翼内肌（图2-1-5）

位于咬肌和颞肌的深面，以强大肌腱起于翼突窝及上颌结节。纤维向外上方，止于下颌角内面的翼肌粗隆，收缩时可协助咬肌上提下颌骨。翼内肌与颊针上焦、中焦、下焦穴深层相关。

4. 翼外肌（图2-1-5）

为颧弓所覆盖，起于蝶骨大翼的颞下面及翼突外侧板的外侧面，有两个头，纤维行向后外，止于下颌颈、关节盘和关节囊。咬肌、颞肌和翼内肌收缩能上提下颌骨（闭口）；两侧翼外肌同时收缩，使下颌骨向前，并参与张口；一侧翼外肌收缩，则使下颌骨转向对侧；颞肌后部纤维收缩，可拉下颌骨向后。翼外肌与颊针上焦、中焦深层及背穴相关。

5. 颊肌（图2-1-6）

位于颊部，为扁肌，呈四边形，构成颊部的基础，内表面衬以黏膜。起自上、下颌骨第三磨牙牙槽突的外方和翼突下颌缝，该缝亦称翼下颌韧带，为颊肌与咽上缩肌之间的致密结缔组织。颊肌纤维向前参与口轮匝肌的组成，上份纤维进入下唇，而下份纤维进入上唇，产生交叉。其最上方和最下方的纤维并

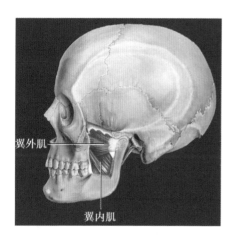

▲ 图 2-1-5　**翼内肌与翼外肌**

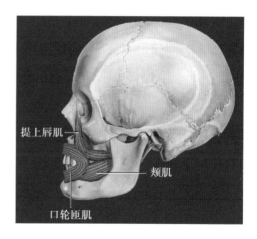

▲ 图 2-1-6　**口轮匝肌、提上唇肌、颊肌**

不交叉，分别进入上、下唇。颊肌与颊针的中焦、下焦相关。

6. 口轮匝肌（图 2-1-6）

口轮匝肌呈扁环形，位于面下部中央的环形肌块，位于嘴巴的一圈内，约 2~3cm，分上唇和下唇两部，由围绕口裂数层不同方向的肌纤维组成。部分纤维从唇的一侧至对侧，构成口轮匝肌浅层，是口轮匝肌的固有纤维，分为上、下两组肌纤维束。部分纤维来自颊肌唇部，构成口轮匝肌深层；其中层由颧肌、上唇方肌、尖牙肌、三角肌和下唇方肌的纤维参与组成。口轮匝肌与颊针的手、腕穴，足、踝穴相关。

（四）面部血管淋巴及腮腺（图 2-1-7）

血管分布于面部浅层的主要动脉为面动脉，有同名静脉伴行。

面动脉：于颈动脉三角内起自颈外动脉，穿经下颌下三角，在咬肌止点前缘处，出现于面部。面动脉行程迂曲。斜向前上行，经口角和鼻翼外侧至内眦，改称内眦动脉。面动脉的搏动在下颌骨下缘与咬肌前缘相交处可以触及。面动脉供血区出血时，压迫此点可有一定的止血作用。面动脉的后方有同名静脉伴行，浅面有部分面肌覆盖，并有面神经的下颌缘支和颈支越过。面动脉的分支有下唇动脉、上唇动脉和鼻外侧动脉。

面静脉：起自内眦静脉，伴行于面动脉的后方，位置较浅，至下颌角下方，与下颌后静脉汇合，穿深筋膜，注入颈内静脉。面静脉经眼静脉与海绵窦交通。口角平面以上的一段面静脉通常无瓣膜，面肌的收缩可促使血液逆流。因此，在两侧口角至鼻根连线所形成的三角区内，若发生化脓性感染时，易循

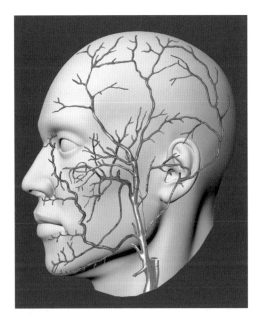

▲ 图2-1-7　**面部血管**

上述途径逆行至海绵窦，导致颅内感染，故此区有面部"危险三角"之称。

淋巴面部浅层的淋巴管非常丰富，吻合成网。面部还有一些不恒定的淋巴结，如位于眶下孔附近的颧淋巴结、颊肌表面的颊淋巴结和位于咬肌前缘处的下颌淋巴结。以上三群淋巴结的输出管，均注入下颌下淋巴结。

面部腮腺位于耳垂下前方，前界在下颌支、咀嚼肌面上，后界为乳突，上为外耳道，下为下颌角下方。临床上以面神经主干和分支平面为界，将腮腺分为浅、深两叶。腮腺管长约5cm，在腮腺前缘穿出后，行于咀嚼肌浅面的皮下，在上颌第2臼齿相对应的颊黏膜处开口于口腔内。

腮腺与神经血管关系密切，其中，穿经腮腺的主要神经血管由浅入深为面神经、下颌后静脉及颈外动脉等。根据腮腺内血管神经的走向，可将其分为纵行和横行两组。纵行组为颞浅动静脉、耳颞神经、下颌后静脉及颈外动脉；横行组为面神经、上颌动静脉及面横动脉。腮腺浅叶上缘神经血管排列从后向前依次为：颞浅静脉、耳颞神经、颞浅动脉、面神经颞支及颧支；腮腺浅叶前缘神经血管排列从上向下依次为：面横动脉、面神经颧支、面神经上颊支、腮腺管、面神经下颊支及下颌缘支；腮腺浅叶下端神经血管排列从前向后依次为：面神经下颌缘支、面神经颈支、下颌后静脉；腮腺深叶的神经血管为：颈内动脉、第Ⅸ～Ⅻ对脑神经。

（五）与颊针有关的神经

颊针区域分布着主要控制感觉的三叉神经和主要管理运动的面神经两条脑神经。面部的感觉及运动非常敏感和细微，同时有两条完整的颅神经重叠支配，这两条神经构成颊针解剖学及生理学基础，这也为我们继续进一步深化颊针研究提供了可能性。

1. 三叉神经（图2-1-8）

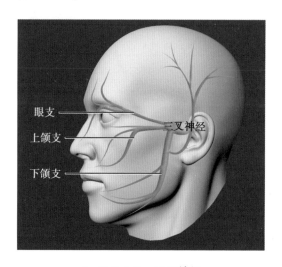

眼支
三叉神经
上颌支
下颌支

▲ 图2-1-8　**三叉神经**

三叉神经是发自第五对颅神经的混合神经，包括躯体感觉纤维和躯体运动纤维。感觉部分收集来自面部和头部的信息，运动部分则控制咀嚼肌。三叉神经是面部最粗大的神经，它的运动部分从脑桥与脑桥臂交界处出脑，再并入下颌神经，一同经卵圆孔穿出颅部。而它的感觉部分的胞体组成位于颞骨岩部尖端的三叉神经节，自节发出三大支，即眼神经、上颌神经和下颌神经。运动根紧贴三叉神经半月节的深面，进入下颌神经。故眼神经和上颌神经属感觉性，而下颌神经则为混合性。三叉神经的感觉纤维传导颜面、眼、鼻、口腔的外感觉，此外还有一小部分传导咀嚼肌的本体感觉，并将感觉讯息传送至大脑；来自运动核的运动神经纤维则不进入半月节而直接加入到下颌神经中支配咀嚼肌的运动，三叉神经的运动纤维在卵圆孔出颅后支配咀嚼肌、鼓膜张肌、腭帆张肌、二腹肌前肌和下颌舌骨肌。

第一分支为眼神经：在三支中最小，通过海绵窦的外侧壁，经眶上裂穿入眼眶，离开眼眶后支配颅顶前部头皮、前额、鼻背、上睑、眼球、鼻腔上部的黏膜及额窦。眼神经又有三条分支：

（1）泪腺神经：沿眶外侧壁、外直肌上缘前行至泪腺分布于泪腺和上睑的皮肤。

（2）额神经：位于上睑提肌的上方，分2~3支，其中眶上神经较大，经眶上切迹，分支分布于额顶部皮肤。

（3）鼻睫神经：在上直肌的深面，越过视神经上方达眶内侧壁。此神经分出许多分支，分别分布于眼球、蝶窦、筛窦、下睑、泪囊、鼻腔黏膜和鼻背皮肤。

第二分支为上颌神经：上颌支经圆孔出颅腔，经眶下孔至面部，支配上颌处皮肤、上唇、上部牙齿和齿龈，硬腭和软腭，扁桃体窝之前部，鼻腔下部，上颌窦以及鼻咽部黏膜。它的主要分支有：

（1）眶下神经：为上颌神经的终支，通过眶下沟、眶下管、出眶下孔至面部，分为数支分布于下睑、鼻翼和上唇的皮肤。

（2）颧神经：在翼腭窝内发出，经眶下裂入眶，穿眶外侧壁至面部，分支分布于颧、颞部皮肤。颧神经在行程中发出由副交感节后神经纤维组成的小支与泪腺神经吻合，此支进入泪腺，控制泪腺分泌。

（3）翼腭神经：也称神经节支，为2~3条神经分支，从上颌神经主干行经翼腭窝上方的一段发出，向下连于翼腭神经节，后分布于腭部和鼻腔的黏膜以及腭扁桃体。

（4）上牙槽神经：分为上牙槽前、中、后支。后支有2~3支，在翼腭窝内自上颌神经发出后，穿上颌骨体后面进入骨质。上牙槽前、中支从眶下神经分出，三支在上颌牙槽骨质内吻合，形成上牙丛，分支分布于上颌窦、上颌各牙和牙龈。

第三分支下颌神经为混合神经，是三支中最粗大的分支。经卵圆孔穿出颅腔，支配下颌、舌前2/3、口腔底部、下部牙齿和齿龈以及外耳道和耳鼓膜等处之皮肤及黏膜的痛、触觉。除三叉神经运动支外，它包括的神经还有：

（1）耳颞神经：以两根起始，向后包绕脑膜中动脉后合成一干，穿入腮腺实质内，与颞浅动脉伴行，向上分支布于耳郭前面和颞区皮肤以及腮腺。

（2）颊神经：沿颊肌外面前行，穿此肌后分布于颊黏膜以及颊区直至口角的皮肤。

（3）舌神经：在下牙槽神经的前方，经翼外肌深面下行，途中有面神经的鼓索从后方加入此神经。此后越过翼内肌浅面到达下颌下腺的上方，再沿舌骨舌肌的表面行至舌尖。舌神经分支分布于口腔底和舌前2/3的黏膜，接受一般躯体感觉的刺激。

（4）下牙槽神经：为混合神经，含一般躯体感觉纤维和特殊内脏运动纤维。下牙槽神经在舌神经的后方，沿翼内肌的外侧面下行，其中的特殊内脏运动纤维分出分支，支配下颌舌骨肌和二腹肌前腹。一般躯体感觉纤维经下颌孔入下颌管。在下颌管内分支构成下牙丛，分支分布于下颌各牙和牙龈。其终支自颏孔穿出称颏神经，分布于颏部及下唇的皮肤和黏膜。咀嚼肌神经为特殊内脏运动神经，分数支支配所有咀嚼肌。

2. 面神经的解剖与生理（图2-1-9）

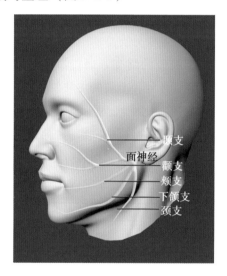

▲ 图2-1-9　面神经

面神经发自第七对颅神经，由感觉、运动和副交感神经纤维组成，分别管理舌的味觉，面部表情肌运动及支配舌下腺、下颌下腺和泪腺的分泌。面神经核位于脑桥，分为上下两部分。上部分受双侧大脑皮质运动区的支配，并发出运动纤维支配同侧颜面上半部的肌肉；核的下半部分仅受对侧大脑皮质的支配，并发出运动纤维支配同侧颜面下半部的肌肉。

面神经核由三个神经核组成：

（1）运动核：位于桥脑下部、上橄榄体外侧，发出躯体运动纤维，支配面部诸感情肌。

（2）涎上核：位于运动核尾部背侧，发出内脏运动纤维，传导副交感神经冲动，司泪腺、颌下腺及舌下腺体分泌。

（3）弧束核：位于延脑9、10颅神经外侧，由面神经膝状节发出内脏感觉纤维和少量躯体感觉纤维即中间神经，经三叉神经脊束背侧到味觉灰质，与内侧纵束连结，终于弧束核，传导面肌深部、外耳、鼓膜、鼓室内感觉及舌前2/3味觉。三组纤维混合后出桥脑下缘，伴随位听神经入内听道，穿过基部入面神经骨管；抵鼓室内壁前膨大形成膝状节，在鼓室内转向后外，于卵圆窗上再转向下，穿鼓室后壁骨管，垂直向下出茎乳孔；于软组织内向前上转105°进入腮腺，再分上下两主干，又分5支，形如鹅掌，呈扇形向前分布于同侧面部各个肌层内。

面神经由两个根组成：一是较大的运动根，自脑桥小脑角区、脑桥延髓沟外侧部出脑；一是较小的混合根，称中间神经，自运动根的外侧出脑，两根进入内耳门合成一干，穿内耳道底进入与中耳鼓室相邻的面神经管，先水平走行，后垂直下行由茎乳孔出颅，向前穿过腮腺到达面部。在面神经管内有膨大的膝神经节，面神经穿经面神经管及最后穿出腮腺时都发出许多分支。

面神经为含有运动纤维与感觉纤维的混合神经，约有一万根神经纤维，70%为运动纤维，其粗细可占骨管容积之30%～50%，其余由血管和结缔组织所充填。走行于颞骨内，长约3.5cm，是颅神经走行于骨管中最长者。因此，从其中枢到末梢之间的任何部位受损，皆可导致部分性或完全性面瘫。面神经出茎乳孔后，在茎突的外侧向外、前走行进入腮腺，这就是外周面神经。主干在腮腺内分为上支与下支，二者弧形绕过腮腺脚部后又分为5支。各分支间的纤维相互吻合，最后面神经分布在面部肌肉群。

（1）颞支：支配额肌（头皮向后运动）、耳前肌（耳朵向前运动）、耳上肌（提耳运动）、眼轮匝肌上部（闭眼和眼周围皮肤收缩）、皱眉肌（眉毛向下和中间运动）。

（2）颧支：支配眼轮匝肌、颧大肌和颧小肌（上提嘴角）、提上唇肌（提上唇和中部的鼻唇褶）。

（3）颊支：支配鼻肌（开大缩小鼻孔）、颊肌（嘴角向后运动和收缩颊部）、笑肌（侧拉辅助微笑）、口轮匝肌（嘴唇接近和紧闭嘴唇）及提口角肌（使嘴角向上和向中线运动）。

（4）下颌缘支：支配降下唇肌（下唇向下运动）、降口角肌（嘴角向下运动）、颏肌（下颚的皮肤向下运动）、笑肌（侧拉辅助微笑）。

（5）颈支：支配颈阔肌（嘴角向下运动）。

（六）颊针穴位与解剖研究（表 2-1-1）

表 2-1-1　颊针穴位解剖研究

穴名	浅层结构	深层结构
头 CA-1	浅层有皮肤、浅筋膜、面神经颞支，颞浅动、静脉分支	深层有深筋膜、颞肌、颞窝
上焦 CA-2	浅层有皮肤、浅筋膜、面神经颧支、腮腺前缘	颧弓下缘与下颌切迹上缘、上颌动脉后缘、下颌冠状突
中焦 CA-3	浅层有皮肤、浅筋膜、面神经颧支与颊支、腮腺	深层有颊脂垫、深筋膜、咬肌、下颌切迹上缘
下焦 CA-4	浅层有皮肤、浅筋膜（颊脂垫）、面神经颊支	深层有颊脂垫、深筋膜、咬肌、下颌骨支中部、下颌内角
颈 CA-5	浅层有皮肤、浅筋膜、面神经颞支，颞浅动、静脉前缘	深层有深筋膜、颞肌、颞窝、颧弓根
背 CA-6	浅层有皮肤、浅筋膜、腮腺	深层有深筋膜、下颌后静脉前缘、颞肌、颞窝、颧弓根
腰 CA-7	浅层有皮肤、浅筋膜、腮腺、面神经颊支、颈外静脉之前	深层有深筋膜、下颌骨体后缘
骶 CA-8	浅层有皮肤、浅筋膜、腮腺、面神经颊支	深层有深筋膜、下颌骨体后缘
肩 CA-9	浅层有皮肤、浅筋膜、面神经颧支	深层有深筋膜、咬肌止点、颧弓上缘
肘 CA-10	浅层有皮肤、浅筋膜、面神经颧支	深层有颧骨
腕 CA-11	浅层有皮肤、浅筋膜、面神经颊支，面动、静脉外侧	深层有深筋膜、颧大肌下部内侧、上唇方肌下部外侧、上颌骨体中部
手 CA-12	浅层有皮肤、浅筋膜、面神经颊支、上唇动脉上方	口轮匝肌、上齿根
髋 CA-13	浅层有皮肤、浅筋膜面神经颊支	深层有深筋膜、咬肌、下颌骨咬肌粗隆
膝 CA-14	浅层有皮肤、浅筋膜、面神经颊支、面动脉后缘	深层有深筋膜、咬肌前缘、下颌骨体中部下缘

续表

穴名	浅层结构	深层结构
踝 CA-15	浅层有皮肤、浅筋膜、面神经下颌缘支、面动脉前缘	深层有深筋膜、降口角肌、下颌孔后缘、颏神经
足 CA-16	浅层有皮肤、浅筋膜、面神经下颌缘支、面动脉前缘	深层有深筋膜、降下唇肌、下颌孔后缘、颏神经分支

（由方晓丽、王永洲、李啸红、炳宏海、赵学、王薇、高秉琴共同研究完成）

二、颊部与经络、经筋

人体十二经络中有五条经络经过面颊部，十二经筋中有六条经筋经过面颊，奇经八脉中统管阴阳的任脉和督脉都交汇于面部，其中主要以少阳和阳明经络为主。《素问·血气形志》中提到："阳明常多气多血""少阳常少血多气""太阳常多血少气"；《素问·阴阳离合论》："太阳为开，阳明为阖，少阳为枢。"少阳经和阳明经主要掌管着人体阳气出入的阖和枢，所以在调节气机升降时发挥着很大的作用，颊针也正是借助着多气多血的阳明之气以及少阳为枢机的特点调理全身气机。

颊针以面颊部人体全息作为研究对象，与气街的理论密切相关，气街是经气聚集运行的共同通路，《灵枢·动输》指出："四街者，气之径路也。"气街如同经络系统的强化循环系统，整合诸经的经气运行。《灵枢·卫气》进一步解释道："故气在头者，止之于脑"，头为脑府，脑为髓海，经脉气血流经头部，汇聚于脑，头街是头面部经气与脑之间相互联系的通道。《灵枢·邪气脏腑病形》认为："十二经脉，三百六十五络，其血气皆上于面而走空窍"，全身经络都缩影到头面五官，这也回答了颊针为什么能对人体局部及全身产生治疗作用。

其中颊针所涉及到的经络和经筋包括（参见图 2-2-1 ～图 2-2-6）：

1. 足阳明胃经

"胃足阳明之脉：起于鼻，交頞中旁约太阳之脉，下循鼻外，入上齿中，还出挟口，环唇，下交承浆，却循颐后下廉，出大迎，循颊车，上耳前……"（《灵枢·经脉》）

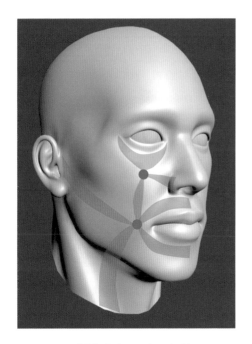

▲ 图 2-2-1　足阳明经筋

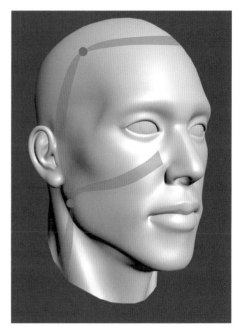

▲ 图 2-2-2　手阳明经筋

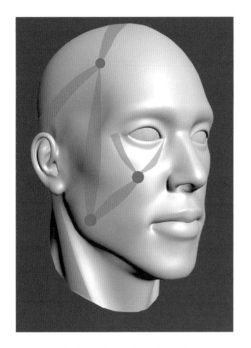

▲ 图 2-2-3　足少阳经筋

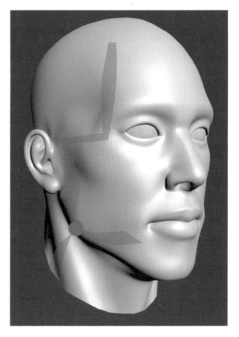

▲ 图 2-2-4　手少阳经筋

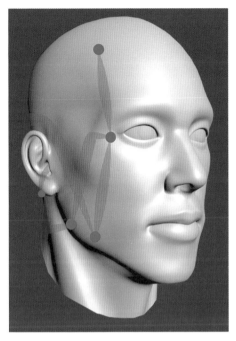

▲ 图 2-2-5 **手太阳经筋**

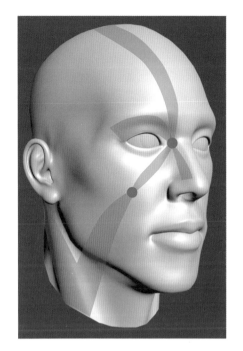

▲ 图 2-2-6 **足太阳经筋**

"足阳明之筋……上颈，上挟口，合于鸠，下结于鼻，上合于太阳。太阳为目上纲，阳明为目下纲。其支者，从颊结于耳前。"（《灵枢·经筋》）

2. 手阳明大肠经

"大肠手阳明之脉……其支者，从缺盆上颈，贯颊，入下齿中，还出挟口，交人中，左之右，右之左，上挟鼻孔。"（《灵枢·经脉》）

"手阳明之筋……其支者，上颊，结于頄；直者，上出手太阳之前，上左角，络头，下右额。"（《灵枢·经筋》）

3. 足少阳胆经

"胆足少阳之脉，起于目锐眦，上抵头角，下耳后，循颈行手少阳之前，至肩上，却交出手少阴之后，入缺盆；其支者，从耳后入耳中，出走耳前，至目锐眦后；其支者，别锐眦，下大迎，合于手少阳，抵于頄，下加颊车……"（《灵枢·经脉》）

"足少阳之筋……出太阳之前，循耳后，上额角，交巅上，下走额，上结于頄；支者，结于目眦为外维。"（《灵枢·经筋》）

4. 手少阳三焦经

"三焦手少阳之脉……其支者，从膻中上出缺盆，上项，系耳后上直，出

耳上角，以屈下颊至颐；其支者，从耳后入耳中，出走耳前，过客主人前，交颊，至目锐眦。"（《灵枢·经脉》）

"手少阳之筋……其支者，当曲颊入系舌本；其支者上曲牙，循耳前，属目外眦，上乘颌，结于角。"（《灵枢·经筋》）

5. 手太阳小肠经

"小肠手太阳之脉……其支者，从缺盆循颈上颊，至目锐眦，却入耳中。其支者，别颊，上颐，抵鼻，至目内眦，斜络于颧。"（《灵枢·经脉》）

"手太阳之筋……其支者入耳中；直者出耳上，下结于颌，上属目外眦。其支者，上曲牙，循耳前，属目外眦，上颌结于角。"（《灵枢·经筋》）

6. 足太阳膀胱经

"足太阳之筋……其支者别入结于舌本。其直者，结于枕骨，上头下颜，结于鼻。其支者，为目上纲……"（《灵枢·经筋》）

7. 任脉

"任脉者……上颐循面入目。"（《素问·骨空论》）

8. 督脉

"督脉者……入喉上颐，环唇上系两目之下中央。"（《素问·骨空论》）

三、颊部经穴

面颊部的经穴较为丰富（图2-3-1、图2-3-2），临床作用受经络学说的指导，其功能以治疗头面五官疾病为主。部分经穴与颊针穴位具有重叠性，但颊针穴位受全息理论指导，在功能上二者差异性很大。

1. 承浆（任脉）

[定位] 在面部，当颏唇沟的正中凹陷处。

[解剖] 在口轮匝肌和颏肌之间；有下唇动、静脉分支；布有面神经及颏神经分支。

[主治] 口眼㖞斜，唇紧，面肿，齿痛，齿衄，龈肿，流涎，口舌生疮，暴喑不言，消渴嗜饮，小便不禁，癫痫。

[刺灸法] 斜刺0.3~0.5寸；可灸。

[附注] 足阳明、任脉之会。

2. 水沟（督脉）

[定位] 在面部，当人中沟的上1/3与中1/3交点处。

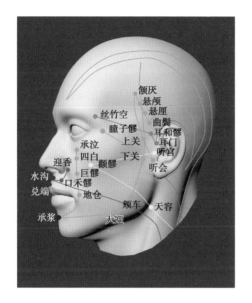

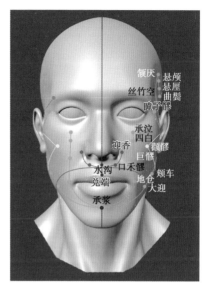

▲ 图 2-3-1　头面部传统经络与穴位　　　　▲ 图 2-3-2　头面部传统经络与穴位

［解剖］在口轮匝肌中；有上唇动、静脉；布有眶下神经支及面神经颊支。

［主治］昏迷，晕厥，暑病，癫狂，痫证，急慢惊风，鼻塞，鼻衄，风水面肿，齿痛，牙关紧闭，黄疸，消渴，霍乱，瘟疫，脊膂强痛，挫闪腰疼。

［刺灸法］向上斜刺 0.3～0.5 寸，或用指甲按掐；不灸。

3. 兑端（督脉）

［定位］在面部，当上唇的尖端，人中沟下端的皮肤与唇的移行部。

［解剖］在口轮匝肌中；有上唇动、静脉；布有面神经颊支及眶下神经分支。

［主治］昏迷，晕厥，癫狂，癔病，消渴嗜饮，口疮臭秽，齿痛，口噤，鼻塞。

［刺灸法］斜刺 0.2～0.3 寸；不灸。

4. 迎香（手阳明大肠经）

［定位］在鼻翼外缘中点旁，当鼻唇沟中间。

［解剖］在上唇方肌中，深部为梨状孔的边缘；有面动、静脉及眶下动、静脉分支；布有面神经与眶下神经的吻合丛。

［主治］鼻塞，鼽衄，口㖞，面痒，胆道蛔虫症。

［刺灸法］斜刺或平刺 0.3～0.5 寸。

［附注］①手、足阳明经交会穴。②《外台秘要》：不宜灸。

5. 口禾髎（手阳明大肠经）

［定位］在上唇部，鼻孔外缘直下，平水沟穴。

［解剖］在上颌骨犬齿窝部，上唇方肌止端；有面动、静脉的上唇支；布有面神经、三叉神经第二支下支与眶下神经的吻合丛。

［主治］鼻塞，鼽衄，口喎，口噤。

［刺灸法］直刺或斜刺0.3~0.5寸。

6. 承泣（足阳明胃经）

［定位］在面部，瞳孔直下，当眼球与眶下缘之间。

［解剖］在眶下缘上方、眼轮匝肌中，深层眶内有眼球下直肌、下斜肌；有眶下动、静脉分支，眼动、静脉的分支；布有眶下神经分支及动眼神经下支的肌支、面神经分支。

［主治］目赤肿痛，流泪，夜盲，眼睑瞤动，口眼喎斜。

［刺灸法］以左手拇指向上轻推眼球，紧靠眶缘缓慢直刺0.5~1.5寸，不宜提插，以防刺破血管引起血肿。

［附注］足阳明经、阳跷、任脉交会穴。

7. 四白（足阳明胃经）

［定位］在面部，瞳孔直下，当眶下孔凹陷处。

［解剖］在眶下孔处，当眼轮匝肌和上唇方肌之间；有面动、静脉分支，眶下动、静脉；有面神经分支，当眶下神经处。

［主治］目赤痛痒，目翳，眼睑瞤动，口眼喎斜，头痛眩晕。

［刺灸法］直刺或斜刺0.3~0.5寸，不可深刺。

8. 巨髎（足阳明胃经）

［定位］在面部，瞳孔直下，平鼻翼下缘处，当鼻唇沟外侧。

［解剖］浅层为上唇方肌，深层为犬齿肌；有面动、静脉及眶下动、静脉；布有面神经及眶下神经的分支。

［主治］口眼喎斜，眼睑瞤动，鼻衄，齿痛，唇颊肿。

［刺灸法］斜刺或平刺0.3~0.5寸。

［附注］足阳明胃经与阳跷脉交会穴。

9. 地仓（足阳明胃经）

［定位］在面部，口角外侧，上直对瞳孔。

［解剖］在口轮匝肌中，深层为颊肌；有面动、静脉；布有面神经和眶下

神经分支，深层为颊肌神经的末支。

［主治］口喎，流涎，眼睑瞤动。

［刺灸法］斜刺或平刺 0.5 ~ 0.8 寸。

［附注］手足阳明经、阳跷脉交会穴。

10. 大迎（足阳明胃经）

［定位］在下颌角前方，咬肌附着部前缘，当面动脉搏动处。

［解剖］在咬肌附着部前缘；前方有面动、静脉；布有面神经及颊神经。

［主治］口喎，口噤，颊肿，齿痛。

［刺灸法］避开动脉，斜刺或平刺 0.3 ~ 0.5 寸。

11. 颊车（足阳明胃经）

［定位］在面颊部，下颌角前上方约 1 横指（中指），当咀嚼时咬肌隆起，按之凹陷处。

［解剖］在下颌角前方，有咬肌；有咬肌动、静脉；布有耳大神经、面神经及咬肌神经。

［主治］口喎，齿痛，颊肿，口噤不语。

［刺灸法］直刺 0.3 ~ 0.5 寸，平刺 0.5 ~ 1 寸。

12. 下关（足阳明胃经）

［定位］在面部耳前方，当颧弓与下颌切迹所形成的凹陷中。

［解剖］当颧弓下缘，皮下有腮腺，为咬肌起始部；有面横动、静脉，最深层为上颌动、静脉；正当面神经颧眶支及耳颞神经分支，最深层为下颌神经。

［主治］耳聋，耳鸣，聤耳，齿痛，口噤，口眼喎斜。

［刺灸法］直刺 0.5 ~ 1 寸。

［附注］足阳明、足少阳经交会穴。

13. 听宫（手太阳小肠经）

［定位］在面部，耳屏前，下颌骨髁状突的后方，张口时呈凹陷处。

［解剖］有颞浅动、静脉的耳前支；布有面神经及三叉神经的第三支的耳颞神经。

［主治］耳鸣，耳聋，聤耳，齿痛，癫狂痫。

［刺灸法］张口，直刺 1 ~ 1.5 寸。

［附注］手、足少阳与手太阳经交会穴。

14. 颧髎（手太阳小肠经）

［定位］在面部，当目外眦直下，颧骨下缘凹陷处。

［解剖］在颧骨下颌突的后下缘稍后，咬肌的起始部，颧肌中；有面横动、静分支；布有面神经及眶下神经。

［主治］口眼㖞斜，眼睑瞤动，齿痛，颊肿。

［刺灸法］直刺0.3~0.5寸，斜刺或平刺0.5~1寸。

［附注］①手少阳、太阳经交会穴；②《类经图翼》：禁灸。

15. 天容（手太阳小肠经）

［定位］在颈外侧部，当下颌角的后方，胸锁乳突肌的前缘凹陷中。

［解剖］在下颌角后方，胸锁乳突肌停止部前缘，二腹肌后腹的下缘；前方有颈外浅静脉和颈内动、静脉；布有耳大神经的前支，面神经的颈支、副神经，其深层为交感神经干的颈上神经节。

［主治］耳鸣，耳聋，咽喉肿痛，颈项强痛。

［刺灸法］直刺0.5~1寸。

16. 丝竹空（手少阳三焦经）

［定位］在面部，当眉梢凹陷处。

［解剖］有眼轮匝肌；颞浅动、静脉额支；布有面神经颧眶支及耳颞神经分支。

［主治］头痛，目眩，目赤痛，眼睑跳动，齿痛，癫痫。

［刺灸法］平刺0.5~1寸。不宜灸。

17. 耳和髎（手少阳三焦经）

［定位］在头侧部，当鬓发后缘，平耳郭根之前方，颞浅动脉的后缘。

［解剖］有颞肌和颞浅动、静脉；布有耳颞神经分支，面神经颞支。

［主治］头重痛，耳鸣，牙关拘急，颔肿，鼻准肿痛，口渴。

［刺灸法］斜刺0.3~0.5寸；可灸。

［附注］手、足少阳，手太阳的交会穴。

18. 耳门（手少阳三焦经）

［定位］在面部，当耳屏上切迹的前方，下颌骨髁状突后缘，张口有凹陷处。

［解剖］有颞浅动、静脉耳前支；布有耳颞神经、面神经分支。

［主治］耳聋，耳鸣，聤耳，齿痛，颈颌痛，唇吻强。

［刺灸法］直刺0.5~1寸；可灸。

19. 瞳子髎（足少阳胆经）

［定位］在面部，目外眦旁，当眶外侧缘处。

［解剖］有眼轮匝肌，深层为颞肌；当颧眶动、静脉分布处；布有颧面神经和颧颞神经、面神经的额颞支。

［主治］头痛，目赤，目痛，怕光羞明，迎风流泪，远视不明，内障，目翳。

［刺灸法］向后刺或斜刺 0.3 ~ 0.5 寸；或用三棱针点刺出血。

［附注］手太阳，手、足少阳之会。

20. 听会（足少阳胆经）

［定位］在面部，当耳屏间切迹的前方，下颌骨髁突的后缘，张口有凹陷处。

［解剖］有颞浅动脉耳前支，深部为颈外动脉及面后静脉；布有耳大神经，皮下为面神经。

［主治］耳鸣，耳聋，流脓，齿痛，下颌脱臼，口眼㖞斜，面痛，头痛。

［刺灸法］直刺 0.5 寸；可灸。

21. 上关（足少阳胆经）

［定位］在耳前，下关直上，当颧弓的上缘凹陷处。

［解剖］在颞肌中；有颧眶动、静脉；布有面神经的颧眶支及三叉神经小分支。

［主治］头痛，耳鸣，耳聋，聤耳，口眼㖞斜，面痛，齿痛，惊痫，瘛疭。

［刺灸法］直刺 0.5 ~ 0.8 寸；可灸。

［附注］手少阳、足阳明之会。

22. 颔厌（足少阳胆经）

［定位］在头部鬓发上，当头维与曲鬓弧形连线的上 1/4 与下 3/4 交点处。

［解剖］在颞肌中；有颞浅动、静脉额支；布有耳颞神经颞支。

［主治］头痛，眩晕，目外眦痛，齿痛，耳鸣，惊痫。

［刺灸法］直刺 0.3 ~ 0.4 寸；可灸。

［附注］手少阳、足阳明之会。

23. 悬颅（足少阳胆经）

［定位］在头部鬓发上，当头维与曲鬓弧形连线的中点处。

［解剖］在颞肌中；有颞浅动、静脉额支；布有耳颞神经颞支。

［主治］偏头痛，面肿，目外眦痛，齿痛。

［刺灸法］向后平刺 0.5 ~ 0.8 寸；可灸。

24. 悬厘（足少阳胆经）

[定位] 在头部鬓发上，当头维与曲鬓弧形连线的上 3/4 与下 1/4 交点处。

[解剖] 在颞肌中；有颞浅动、静脉额支；布有耳颞神经颞支。

[主治] 偏头痛，面肿，目外眦痛，耳鸣，上齿痛。

[刺灸法] 向后平刺 0.5 ~ 0.8 寸；可灸。

[附注] 手、足少阳，阳明之会。

25. 曲鬓（足少阳胆经）

[定位] 在头部，当耳前鬓角发际后缘的垂线与耳尖水平线交点处。

[解剖] 在颞肌中；有颞浅动、静脉额支；布有耳颞神经颞支。

[主治] 偏头痛，颌颊肿，牙关紧闭，呕吐，齿痛，目赤肿痛，项强不得顾。

[刺灸法] 向后平刺 0.5 ~ 0.8 寸；可灸。

[附注] 足太阳、少阳之会。

（依据孙国杰主编全国高等中医院教材《针灸学》）

四、颊部奇穴

颊部奇穴主要来源于《灵枢·五色》，颊针的部分定位早期受其启发，但在后来的研究中以临床效果的可重复性为依据，最终确定的颊针标准化穴位与《灵枢·五色》中的部位有所差异（图 2-4-1）。

1. 肩点

定位：位于颧骨上缘，眼外眦直下相交之点。左右计二穴。

作用：为肩部手术针麻穴。

针法：针 1 ~ 2 分，针感局部酸、胀。

引证：《全国针刺麻醉资料汇编》云：肩双穴在颧部，当目外眦直下方，颧骨上缘处。

《灵枢》云：颧者，肩也。

2. 臂点

定位：位于颧骨后上方，颧骨弓上缘处，左右计二穴。

作用：为臂部手术针麻穴。

针法：针 1 ~ 2 分，针感局部酸、胀。

引证：《全国针刺麻醉资料汇编》云：臂双穴在颧骨后上方，当肩点之后

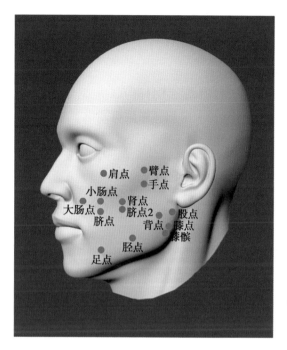

▲ 图2-4-1　**面颊部奇穴**

（依据郝金凯教授的《针灸经外奇穴图谱》）

方，颧骨弓上缘处。

《灵枢》云：颧后者，臂也。

3. 手点

定位：位于颧骨后下方，颧骨弓下缘处，左右计二穴。

作用：为手部手术针麻穴。

针法：针 1 ~ 2 分，针感局部酸、胀。

引证：《全国针刺麻醉资料汇编》云：手双穴在颧骨后下方，当臂点之下方，颧骨弓下缘处。

《灵枢》云：臂下者，手也。

4. 背点

定位：位于面颊部，颊部中央外后方 1 寸处。左右计二穴。

主治：腰痛。

针法：针 3 ~ 5 分，针感局部酸、胀。

引证：《新医疗法汇编》云：背点在颊部中央外后方 1 寸处。主治：腰痛。

5. 股点

定位：位于颊部，当耳垂下缘与下颌角连线的上、中 1/3 交界处。左右计二穴。

作用：为股骨颈三刃钉内固定术针麻穴。

针法：针 1～2 分，针感局部酸、胀后再通电。

引证：《全国针刺麻醉资料汇编》云：股双穴当耳垂与下颌角连线的上、中 1/3 交界处。股骨颈三刃钉内固定术主穴：肺、心、股、肾。

6. 膝点

定位：位于颊部，耳垂下缘与下颌角连线的中下 1/3 交界处。左右计二穴。

作用：为膝关节手术针麻穴。

针法：针 1～2 分，针感局部酸、胀后再通电。

引证：《全国针刺麻醉资料汇编》云：膝双当耳垂与下颌角连线的中、下 1/3 交界处。

7. 膝髌

定位：位于颊部，下颌角上方凹陷处。左右计二穴。

作用：为膝关节手术针麻穴。

针法：针 1～2 分，针感局部酸、胀后再通电。

引证：《全国针刺麻醉资料汇编》云：膝髌当下颌角上方凹陷处。

8. 胫点

定位：位于颊部，下颌角之前方，下颌骨上缘处。左右计二穴。

作用：为小腿部手术针麻穴。

针法：针 1～2 分，针感局部酸、胀后再通电。

引证：《全国针刺麻醉资料汇编》云：胫双穴在下颌角之前方，下颌骨上缘处。

9. 足点

定位：位于颊部，下颌骨上缘，眼外眦直下相对处。左右计二穴。

作用：为足部手术的针麻穴。

针法：针 1～2 分，针感局部酸、胀后再通电。

引证：《全国针刺麻醉资料汇编》云：足双穴在胫点前方，目外眦直下方，下颌骨上缘处。

10. 肾点

定位：位于颊部，当鼻翼划一水平线，在眼外眦平后 1 寸处向下划一垂线，二线在颊部之点是穴。左右计二穴。

作用：为子宫或输卵管手术，股骨颈三刃钉内固定术的针麻穴。

针法：针 1 ~ 2 分，针感局部酸、胀后再通电。

引证：《全国针刺麻醉资料汇编》云：肾双穴在颊部，当鼻翼的水平线与太阳穴直下垂线的交叉处。

11. 小肠点

定位：位于颧骨内侧缘，与鼻唇沟鼻部起始点相平。左右计二穴。

主治：消化性溃疡，慢性胃炎，阑尾炎，胆道蛔虫症。为腹股沟疝修补术的针麻穴。

针法：针 1 ~ 2 分，针感局部发胀。

引证：《新医疗法汇编》云：小肠点在胆点与胃点连线中点的外方。主治：消化性溃疡，慢性胃炎，胆道蛔虫症，阑尾炎。

《全国针刺麻醉资料汇编》云：小肠双穴在颧骨内侧缘，当脾、胃点的同一水平线。腹股沟疝修补术主穴：肺、心、小肠、脐。

《灵枢》云：面王以上者，小肠也。

12. 大肠点

定位：位于颧面部，鼻翼两侧，鼻唇沟的上段横平鼻翼的突出处向外平开 4 分。左右计二穴。

与经穴关系：位于大肠经"迎香"穴向外平开 4 分。

主治：高血压，消化性溃疡，慢性胃炎。

针法：针 1 ~ 2 分，针感局部胀、麻。

引证：《新医疗法汇编》云：大肠点在迎香穴旁开 4 分处。主治：高血压，消化性溃疡，慢性胃炎。

13. 脐点

定位：位于颧面部，当目外眦直下方，颧骨下缘下 3 分处。左右计二穴。

主治：阑尾炎。

针法：针 1 ~ 2 分，针感局部酸、胀。

引证：《新医疗法汇编》云：脐点在肾点下 3 分处。主治：阑尾炎。

《灵枢》云：当肾者，脐也。

14. 脐点 2

定位：位于颊部，当鼻翼下 7 分处划一平线，在眼外眦平后 1 寸处向下划一垂线，二线在颊部之交点是穴。左右计二穴。

作用：为阑尾切除术、腹股沟疝修补术的针麻穴。

针法：针 1 ~ 2 分，针感局部酸、胀后再通电。

引证：《全国针刺麻醉资料汇编》云：脐双穴在颊部，当肾点之下方约 7 分处。

第三章

颊针穴位与图谱

颊针疗法（Cheeks Acupuncture Therapy）是指在人的面颊部的特定穴位上通过针刺或按摩、磁疗、激光等治病保健的方法。经过二十五年的临床验证我们发现：面颊部先天存在着一个涵盖整个人体的全息元，整个人体在颊部的投影呈现连续性特征。颊针穴位已不同于传统意义上点的概念，扩大为穴区，面颊部的人体投射缩影是穴区之间的无间隔延伸，例如：髋穴到膝穴之间是大腿投影，膝穴与踝穴间是小腿的分布。而每一个颊针穴位以骨性标志为基础所形成的标准化定位，为确保疗效的可重复性奠定了基础，准确地说颊针穴位都是标准化的定位穴，临床需根据不同患者的疾病部位变化进行细化调整，最后实现精准取穴的目标。

穴位分为四大部分：①头与三焦穴，②脊柱穴位，③上肢穴位，④下肢穴位。穴位代码解释：C（cheek，面颊），A（acupuncture，针灸），数字（穴位序号）。

一、头与三焦穴位（图 3-1-1～图 3-1-4）

1. 头穴 CA-1

【定位】颧弓中点上缘向上一寸。

【浅层结构】浅层有皮肤、浅筋膜、面神经颞支，颞浅动、静脉分支。

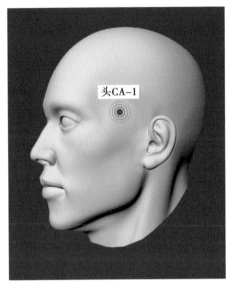

▲ 图 3-1-1　头穴

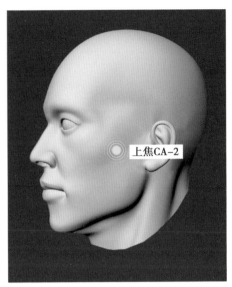

▲ 图 3-1-2　上焦穴

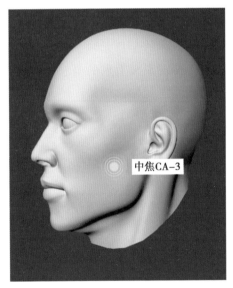

▲ 图 3-1-3　中焦穴

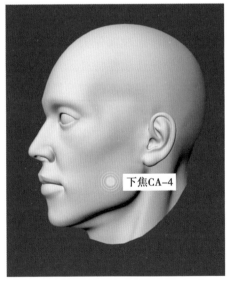

▲ 图 3-1-4　下焦穴

【深层结构】深层有深筋膜、颞肌、颞窝。

【主治】头疼、头晕、牙疼、失眠、紧张、焦虑、忧郁、中风、帕金森综合征、老年痴呆、耳鸣。

2. 上焦 CA-2

【定位】下颌骨冠突后方与颧弓下缘交叉处。

【浅层结构】浅层有皮肤、浅筋膜、面神经颧支、腮腺前缘。

【深层结构】颧弓下缘与下颌切迹上缘、上颌动脉后缘、下颌冠状突。

【主治】头痛、颈痛、胸痛、胸闷、乳房胀痛、心悸、心律不齐、哮喘、咳嗽、支气管炎、紧张、焦虑、烦躁、忧伤、眩晕、五官疾病、腹胀腹痛、膈肌痉挛、咽痛、失眠。

3. 中焦 CA-3

【定位】上焦与下焦穴连线中点处。

【浅层结构】浅层有皮肤、浅筋膜、面神经颧支与颊支、腮腺。

【深层结构】深层有颊脂垫、深筋膜、咬肌、下颌切迹上缘。

【主治】胃痉挛、急慢性胃炎、烧心反酸、呃逆、呕吐、腹胀腹痛、胆囊炎、胃溃疡、十二指肠球部溃疡、背痛、焦虑、固执、忧虑、糖尿病、高血压、肝病、失眠、慢性疲乏、肥胖、脂肪肝。

4. 下焦 CA-4

【定位】下颌内角前缘处。

【浅层结构】浅层有皮肤、浅筋膜、面神经颊支。

【深层结构】深层有颊脂垫、深筋膜、咬肌、下颌骨支中部、下颌内角。

【主治】腹胀腹痛、结肠炎、痛经、带下、盆腔炎、月经不调、子宫肌瘤、输卵管炎、慢性阑尾炎、膀胱炎、慢性结肠炎、腹泻便秘、腰痛、腹股沟疼痛、水肿、失眠、阳痿早泄、性冷淡、遗尿、遗精、不孕不育、痔疮、痹证、痿证、前列腺炎。

二、脊柱穴位（图 3-2-1 ~ 图 3-2-4）

1. 颈 CA-5

【定位】颧弓根上缘处。

【浅层结构】浅层有皮肤、浅筋膜、面神经颧支，颞浅动、静脉前缘。

【深层结构】深层有深筋膜、颞肌、颞窝、颧弓根。

【主治】颈痛、落枕、颈椎病、咽痛、眩晕、头痛、偏头痛、紧张、斜角肌痉挛、胸廓出口综合征、咽痛、耳鸣。

2. 背 CA-6

【定位】颧弓根下缘颞颌关节下。

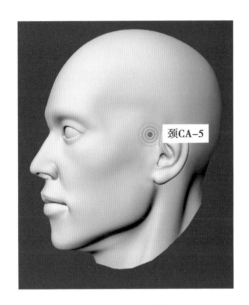

▲ 图 3-2-1　颈穴

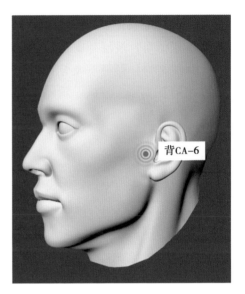

▲ 图 3-2-2　背穴

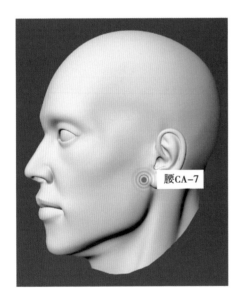

▲ 图 3-2-3　腰穴

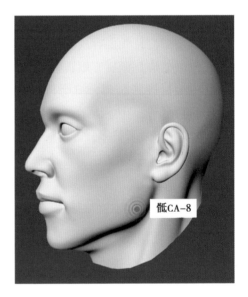

▲ 图 3-2-4　骶穴

【浅层结构】浅层有皮肤、浅筋膜、腮腺。

【深层结构】深层有深筋膜、下颌后静脉前缘、颞肌、颞窝、颧弓根。

【主治】胸闷、气短、胃痛、背痛、背凉、菱形肌劳损、心悸、膈肌痉挛。

3. 腰 CA-7

【定位】背与骶穴连线中点处。

【浅层结构】浅层有皮肤、浅筋膜、腮腺、面神经颊支、颈外静脉。

【深层结构】深层有深筋膜、下颌骨体后缘。

【主治】腰痛、腰肌劳损、急性腰扭伤、坐骨神经痛、腰椎间盘突出。

4. 骶 CA-8

【定位】下颌角前上 0.5 寸。

【浅层结构】浅层有皮肤、浅筋膜、腮腺、面神经颊支。

【深层结构】深层有深筋膜、下颌骨体后缘。

【主治】骶棘肌劳损、妇科腰痛、骶髂韧带损伤、遗尿、性功能障碍、前列腺炎。

三、上肢穴位（图 3-3-1 ~ 图 3-3-4）

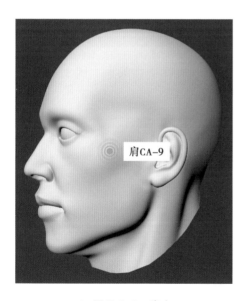

▲ 图 3-3-1　肩穴

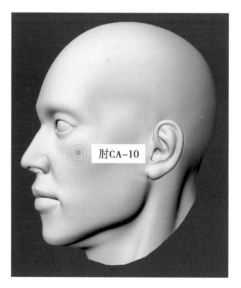

▲ 图 3-3-2　肘穴

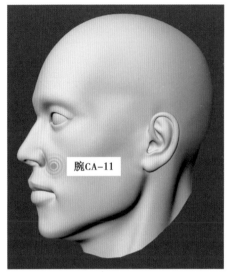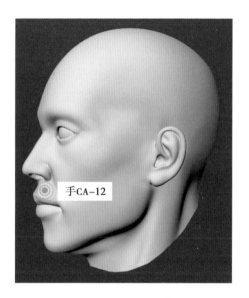

▲ 图 3-3-3　腕穴　　　　　　　　　　　▲ 图 3-3-4　手穴

1. 肩 CA-9

【定位】颞颧缝中点处。

【浅层结构】浅层有皮肤、浅筋膜、面神经颞支。

【深层结构】深层有深筋膜、咬肌止点、颧弓上缘。

【主治】肩痛、肩周炎、肱二头肌肌腱炎、肩峰下滑囊炎、冈上肌肌腱炎、肩袖损伤、胸锁乳突肌痉挛、肩胛提肌损伤。

2. 肘 CA-10

【定位】眼外眦与颧骨最下端连线中点。

【浅层结构】浅层有皮肤、浅筋膜、面神经颞支。

【深层结构】深层有颧骨。

【主治】肘痛、网球肘、高尔夫球肘、腕伸肌总腱炎、腕屈肌总腱炎、肱三头肌肌腱炎。

3. 腕 CA-11

【定位】鼻孔下缘引水平线与鼻唇沟交点处。

【浅层结构】浅层有皮肤、浅筋膜、面神经颊支，面动、静脉外侧。

【深层结构】深层有深筋膜、颧大肌下部内侧、上唇方肌下部外侧、上颌骨体中部。

【主治】腕痛、腕关节扭伤、腕管综合征、指痛。

4. 手 CA-12

【定位】鼻孔下缘中点与上唇线连线的中点。

【浅层结构】浅层有皮肤、浅筋膜、面神经颊支、上唇动脉上方。

【深层结构】口轮匝肌、上齿根。

【主治】手指关节炎、腱鞘炎、指尖麻木、手掌麻。

四、下肢穴位（图 3-4-1 ~ 图 3-4-4）

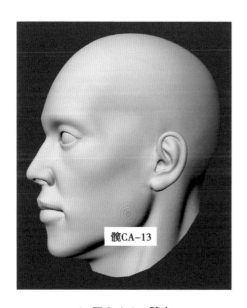

▲ 图 3-4-1　髋穴

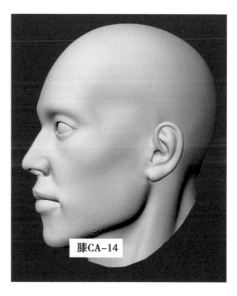

▲ 图 3-4-2　膝穴

1. 髋 CA-13

【定位】咬肌粗隆，下颌角前上 1 寸。

【浅层结构】浅层有皮肤、浅筋膜面神经颊支。

【深层结构】深层有深筋膜、咬肌、下颌骨咬肌粗隆。

【主治】坐骨神经痛、外伤性髋关节炎、梨状肌损伤、腹股沟疼痛。

2. 膝 CA-14

【定位】下颌角与承浆穴连线中点处。

【浅层结构】浅层有皮肤、浅筋膜、面神经颊支、面动脉后缘。

【深层结构】深层有深筋膜、咬肌前缘、下颌骨体中部下缘。

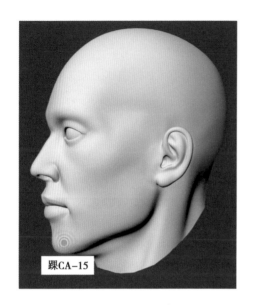 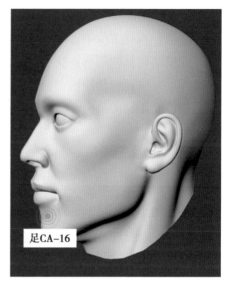

▲ 图3-4-3 踝穴　　　　　　　　　▲ 图3-4-4 足穴

【主治】膝关节疼痛、腓浅神经痛、膝关节炎、腘肌损伤、腓肠肌痉挛、下肢静脉曲张、下肢水肿。

3. 踝 CA-15

【定位】膝与承浆穴连线靠人体中线 1/3 处。

【浅层结构】浅层有皮肤、浅筋膜、面神经下颌缘支、面动脉前缘。

【深层结构】深层有深筋膜、降口角肌、下颌孔后缘、颏神经。

【主治】踝关节扭伤、肿痛、踝关节炎、跟腱炎、跟痛症。

4. 足 CA-16

【定位】承浆穴旁 0.5 寸处。

【浅层结构】浅层有皮肤、浅筋膜、面神经下颌缘支、面动脉前缘。

【深层结构】深层有深筋膜、降下唇肌、下颌孔后缘、颏神经分支。

【主治】痛风、跖筋膜损伤、足底痛、跟痛症、趾痛。

五、颊针穴位表

（颊针系统由 16 个穴区构成，参见表 3-5-1、图 3-5-1 ~ 图 3-5-4）

表 3-5-1　颊针系统 16 穴区

颊针穴名	标准化定位	主要适应证
头 CA-1	颧弓中点上缘向上 1 寸	头疼、头晕、牙疼、失眠、紧张、焦虑、忧郁、中风、帕金森综合征、老年痴呆、耳鸣
上焦 CA-2	下颌骨冠突后方与颧弓下缘交叉处	头痛、颈痛、胸痛、胸闷、乳房胀痛、心悸、心律不齐、哮喘、咳嗽、支气管炎、紧张、焦虑、烦躁、忧伤、眩晕、五官疾病、腹胀腹痛、膈肌痉挛、咽痛、失眠
中焦 CA-3	上焦与下焦穴连线中点处	胃痉挛、急慢性胃炎、烧心反酸、呃逆、呕吐、腹胀腹痛、胆囊炎、胃溃疡、十二指肠球部溃疡、背痛、焦虑、固执、忧虑、糖尿病、高血压、肝病、失眠、慢性疲乏、肥胖、脂肪肝
下焦 CA-4	下颌内角前缘处	腹胀腹痛、结肠炎、痛经、带下、盆腔炎、月经不调、子宫肌瘤、输卵管炎、慢性阑尾炎、膀胱炎、慢性结肠炎、腹泻便秘、腰痛、腹股沟疼痛、水肿、失眠、阳痿早泄、性冷淡、遗尿、遗精、不孕不育、痔疮、痹证、痿证、前列腺炎
颈 CA-5	颧弓根上缘处	颈痛、落枕、颈椎病、咽痛、眩晕、头痛、偏头痛、紧张、斜角肌痉挛、胸廓出口综合征、咽痛、耳鸣
背 CA-6	颧弓根下缘颞颌关节下	背痛、背凉、菱形肌劳损、胸闷、心悸、气短、胃痛、膈肌痉挛
腰 CA-7	背与骶穴连线中点处	腰痛、腰肌劳损、急性腰扭伤、坐骨神经痛、腰椎间盘突出
骶 CA-8	下颌角前上 0.5 寸	骶棘肌劳损、妇科腰痛、骶髂韧带损伤、遗尿、性功能障碍、前列腺炎
肩 CA-9	颧颞缝中点处	肩痛、肩周炎、肱二头肌肌腱炎、肩峰下滑囊炎、冈上肌肌腱炎、肩袖损伤、胸锁乳突肌痉挛、肩胛提肌损伤
肘 CA-10	眼外眦与颧骨最下端连线中点	肘痛、网球肘、高尔夫球肘、腕伸肌总腱炎、腕屈肌总腱炎、肱三头肌肌腱炎

续表

颊针穴名	标准化定位	主要适应证
腕 CA-11	鼻孔下缘引水平线与鼻唇沟交点处	腕痛、腕关节扭伤、腕管综合征、指痛
手 CA-12	鼻孔下缘中点与上唇线连线的中点	手指关节炎、腱鞘炎、指尖麻木、手掌麻
髋 CA-13	咬肌粗隆，下颌角前上1寸	坐骨神经痛、外伤性髋关节炎、梨状肌损伤、腹股沟疼痛
膝 CA-14	下颌角与承浆穴连线中点处	膝关节疼痛、腓浅神经痛、膝关节炎、腘肌损伤、腓肠肌痉挛、下肢静脉曲张、下肢水肿
踝 CA-15	膝与承浆穴连线靠人体中线1/3处	踝关节扭伤、肿痛、踝关节炎、跟腱炎、跟痛症
足 CA-16	承浆穴旁0.5寸处	痛风、跖筋膜损伤、足底痛、跟痛症、趾痛

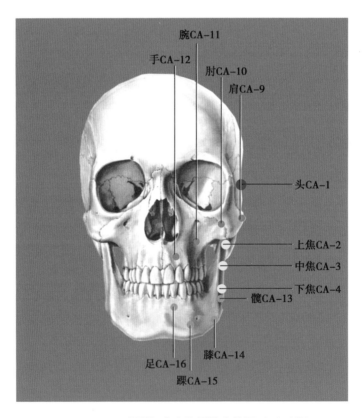

▲ 图 3-5-1　颊针标准穴位骨性定位图（正面观）

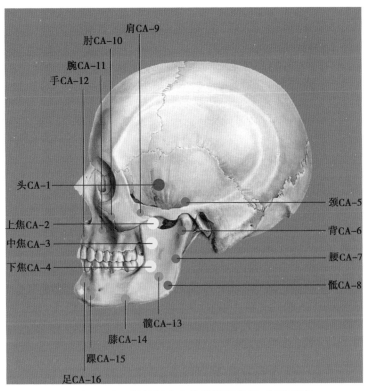

▲ 图 3-5-2 颊针标准穴位骨性定位图（侧面观）

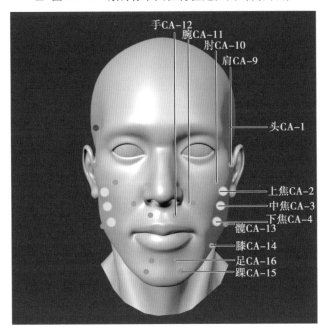

▲ 图 3-5-3 颊针标准穴位图（正面观）

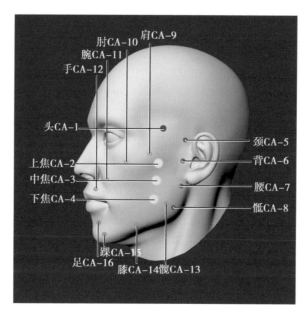

▲ 图 3-5-4　颊针标准穴位图（侧面观）

六、颊针穴位应用及原则

颊针的基础穴位只有十六个，上下肢各四个，脊柱也是四个，再加上三焦与头，和病变部位呈靶点对应关系，如果病因比较单纯，通常只需要按部位选择对应穴位，比较容易掌握。颊针穴位定位的准确性要求比较高，颊针基础穴属于定位穴，具体取穴有时随着病灶、病理及病机靶点的变化而变化，这点请读者注意，尤其在参考典型病例时一定不要完全按图索骥，注意因人、因病而异。颊针培训所积累的经验：取穴实际训练要落实到每一个学员个体，以确保其对每一个穴位定位的准确性，这是重中之重，同时将学员中面部解剖结构差异较大的特例进行展示，让学员能够灵活变通、准确掌握。我不建议初学者在治疗时多种针法混用，因为每种针法体系的机制内涵都不一样，需要分别熟练掌握以后再联合使用，才有可能取得协同效果。如果没有掌握各自的特性有可能作用相互抵消，同时也会影响对每一种疗法水平的提高。微针系统讲究针刺应答的恰到好处，过犹不及，这需要掌握正确的方法后，通过大量病例的临床实践才能熟能生巧，机圆法活。真正的掌握一种疗法，除了要学习原理，还要掌握技能。浅尝辄止，朝三暮四很可能连门都进不去。

治疗脊柱病，用脊柱相关穴，四肢病加四肢对应穴，如果四肢病与脊柱相关，要先治脊柱后治四肢，比如：坐骨神经痛，腕管综合征，还要检查腰颈椎，必要时参考影像学检查。病因复杂的疾病，例如肩病除了考虑肩部局部病理，看看与颈椎有没有关系？与情绪心理有没有关系？头穴是除了在头面部局部疾病运用之外，还是精神、心身疾病的重要取穴，头穴的功能、演化与神经心理学及脑科学的发展息息相关，还将有更多的发现寄希于未来。调理三焦是颊针的基本功，如果与情绪相关要调理三焦及对应的脏腑。整合上、中、下焦不同部位的气机升降出入，发挥整体调节作用，可以起到治病求本的效果。颊针的三焦穴不仅仅只是用来治疗脏腑疾病，其实它还是治疗全身病的基础，尤其是遇到慢性病、疑难性疾病和身心性疾病时。要跳出见病治病，见症状解除症状的局部思维模式。比如：颊针对脊柱疾病是有效的，从颈椎病、胸椎病、腰椎病、骶椎病到尾骨损伤，单用颊针局部对应穴位都有效果，初学者可以先找比较单纯的疼痛性脊椎疾病练习定位，还可以通过触诊颊针穴区，对慢性脊柱病通常可以找到相应的疼痛敏感部位，有时候也可能对侧更加敏感。但是要知道慢性脊柱问题也可能是三焦气机不畅产生的结果，颈椎配合上焦，胸椎配合中焦，腰骶椎配合下焦，调理三焦，就是治病求本，就是针对某些慢性病的深层病理，对部分临床病例效果会更理想。临床上常常会遇到慢性腰痛，腰椎局部压痛不明显，而在前面的腹部反而会有痞硬胀满，压痛剧烈，此时病理靶点往往在腹部，腹部病理消除后，腰痛最后不治自愈。现代的许多病人转到中医门诊的都是相对比较复杂的慢性病、疑难病比较多，所以调三焦是启动全身原气系统，在调理局部的穴位见效后，保障疗效的持续性，特别是慢性病及年老体弱的，大都要先调三焦。除了疼痛性疾病和躯体疾病外，不少心理情感疾病通过三焦的调理大多都可以迅速地取得效果，如过敏性疾病、顽固性皮肤病、类风湿关节炎等心身同治，神气共调，会有意想不到的效果，这不仅是医学与心理学的难点，也是未来中医挺进主流医学的重要突破口。

第四章 ❻

全息理论解读

一、现代全息思想的源由

现代"全息"概念是由伦敦大学帝国理工学院英籍匈牙利物理学家丹尼斯·盖博尔（Dennis Gabor，图4-1-1）首创，他于1947年提出并证实了全息照相理论，解决了基本的技术问题，即波前的记录和再现，为全息科技的发展在理论上奠定了基础，改善了电子显微镜成像质量。1962年激光技术的问世，为全息摄影提供了良好的相干光源，因为激光具有很好的空间相干性和时间相干性，使全息照相获得飞速发展和广泛应用。依靠全息技术拍摄的相片是靠激光制作的一种三维立体相片，先是用一道激光光束照射在物体或人物上，然后第二道激光的光束与第一道光束的

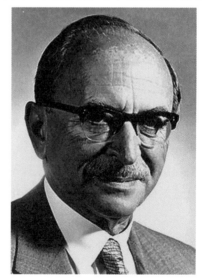

▲ 图 4-1-1 **英籍匈牙利物理学家：丹尼斯·盖博尔（Dennis Gabor）**

反射产生绕射，两道光束交集后被记录于底片上。当底片再被第三道激光激活时，一个三维立体影像就出现在底片中，如果打碎这个特殊的底片，

任意一个底片的碎片都能完整地浓缩被照射的物体或人物。全息照相的底片上记录储存的不是三维物体的平面图像，而是光场本身，常规照相只记录了反映被拍物体表面光强的变化，即只记录光的振幅，全息照相则记录光波的全部信息，除振幅外还记录了光波的相位，就是说光波场的全部信息都贮存在记录底片中。

全息照相的原理简而言之："干涉记录，衍射再现"，由于全息照相能够把物体表面发出的光波的振幅和相位全部信息记录下来，故原则上它的每一部分都能再现原物的整个图像，通过多次曝光还可以在同一张底片上记录多个不同的图像，而且能互不干扰地分别显示出来。因此，全息照片相当于从多角度拍摄、聚焦成的许多普通照片，一张全息照片的信息量相当 100 张甚至 1000 张普通照片。全息摄影在信号记录、形变计量、计算机存储、生物学和医学研究、军事技术等领域得到广泛的应用，大数据时代为全息技术开拓了广阔应用空间，移动互联网、智能终端、大数据、云计算、高端芯片等新一代信息技术的发展带动众多产业变革和创新。在全息照片的感光片上，每一点都接收到整个物体反射的光，因此，全息底片的一小部分就可再现整个物体。全息摄影是唯一能同时捕捉到光的三种属性（光的强弱、光的颜色以及光的方向）的一种摄影技术，敢用"全息"是因为光的全部属性的信息都被捕获。而后来的全息概念因为没有前提限定，有夸大其词的嫌疑，实际上是不可能实现对物体全部信息特征的掌握，人们所能理解的全息都是有限全息，这一点在此要特别指出。全息相片的这种"整体投射于各个部分碎片之中"的属性不仅为世界提供了新技术，更为重要的是全息展示了一种全新的组织结构与内在秩序，最终演变为具有哲学意义的新思想，那就是全息思想（图4-1-2）。大卫·玻姆在

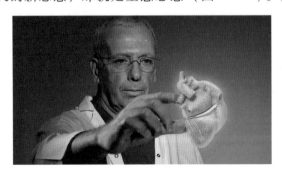

▲ 图 4-1-2　**全息概念已由技术上升为哲学**

《后现代科学和后现代世界》中写道："全息摄影昭示了一种全新的认识和对宇宙全新的理解，那就是：整体的信息包含在每一个部分之中，世间万物便是这种信息被展示的结果。"丹尼斯·盖博尔因全息技术方面的杰出贡献于1971年荣获诺贝尔物理学奖。

二、中国文化里的全息思想

全息是一个非常现代、专业和富有科学想象力的新词汇，但全息绝不是新思想，它所揭示的更不是新现象，全息世界蔚为壮观，不仅存在于无机界中，也存在于生命之中。自然界中的河流水系山脉、水晶原石、雪花结晶、鹦鹉螺化石，动物中的斑马、孔雀、长颈鹿，植物中的蕨菜、罗马椰花菜等等（图4-2-1）。全息所展现的是一种天然形成的秩序和规则，它是一个无需人工雕琢的真实世界，我们的祖先很早就发现了丰富斑斓的全息现象，并从中得到启迪，丰富了儒释道为主体的中华文化和哲学思想。

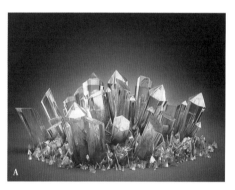
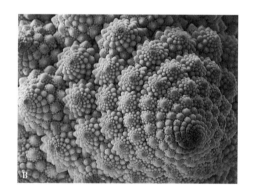
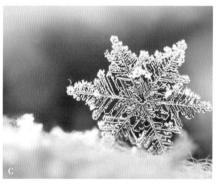
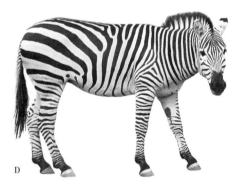

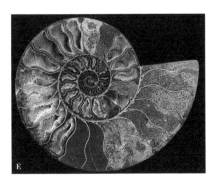
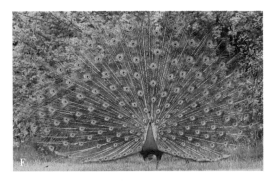

▲ 图 4-2-1 **自然界中的全息现象**
A. 水晶 B. 罗马花椰菜 C. 雪花 D. 斑马 E. 菊石 F. 孔雀

中国古代哲学蕴含丰富的全息思想，《易经》为群经之首，儒学元典，催生了华夏文化，演绎出中国的天文、堪舆、医学、文学、美学、艺术、武术、军事、农学等学科。《易经》以"仰则观象于天，俯则观法于地，观鸟兽之文与地之宜，近取诸身，远取诸物，于是始作八卦，以通神明之德，以类万物之情"为方法（图4-2-2），把天地人当作互相依存变化的全息系统，构建了一个无所不包的天、地、人为核心的宇宙构成系统，这个系统是透过多种变化（易）来完成。《易经》称之为："神用象通，情变所景。"采用的是取象比类，心物交融的方法。易经意象思维是一种高知觉层次的全角度思维方法，"立象以尽意"，就是运用客观的形象及其象征性符号进行表述、联想、归纳、推类，启迪灵感，触类旁通，找出事物间的普遍联系的思维与逻辑方法。《易经》诸多思维中，都显示出思维全息性，高度概括汇总，"合一"就是典型的全息思维。"合一"是中国文化的典型思维方式，也是中华文明的轴心思想。具体表现为：天人合一、道器合一、阴阳合一、三才合一、四象合一、五行合一、心性合一、体用合一、知行合一、意象合一。世界是一体化的，生命是一体化的，易学认为宇宙间的一切事物都具有以八卦为归类的时空一体的全息特性。

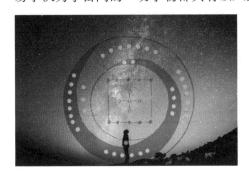
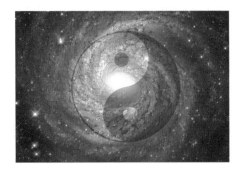

▲ 图 4-2-2 **观天察地，始创八卦**

▲ 图 4-2-3 **道法自然**

道家创始人老子也认为："人法地，地法天，天法道，道法自然。"（图4-2-3）这里的"自然"就是自然而然、究竟至极之意。"道"是宇宙最高的原则，以自己为法，别无遵循。人虽然是"域中四大"之一，但在自然面前，人只能顺应它。《庄子·齐物论》中"天地与我并生，而万物与我为一"的精神境界，是将人与天地万物合为一体，人与我、人与物的分别，都已不复存在，顺应天地万物之自然就是无为，就是得道，就是归一。宇宙的本原只有一个，宇宙的总规律也只有一个，因而他突出"一"，即宇宙起源。在世界的自然万事万物之中，不断强调"一"，表明他认为万事万物的矛盾和对立总要归于统一。《道德经》是这样表述的："昔之得一者，天得一以清，地得一以宁，神得一以灵，谷得一以盈，万物得一以生。"这个"一"就是老子命名的"道"，得一就是得道，道家的"得一"体现了全息规律对世界无所不在的影响与掌控。

从佛学的角度来看，全息只不过是佛家理论的一个现代版而已，《楞严经》中的"于一毫端，现十方宝刹"就是典型精辟的全息思维。而《大方广佛华严经》中"一一微尘中，各现无边刹海；刹海之中，复有微尘；彼诸微尘内，复有刹海；如是重重，不可穷尽"，详尽地诠释了全息精髓。《维摩经·不思议品》说："以须弥之高广，内芥子中，无所增减"，意思是说雄伟高峨的须弥山，缩纳于芥子之中，会自然地相互融洽，芥子和须弥山都无须因为彼此而增大或者缩减。不仅芥子可以容纳须弥山，就是一个微尘之中，也有绵延无边的山水风光，这就是佛教中著名的"须弥藏芥子，芥子纳须弥"的典故。如此生动描述，是对现实世界全息图景的真实写照，"一花一世界，一叶一菩提""一即一切，一切即一"相互映含，无穷无尽（图4-2-4、图4-2-5）。

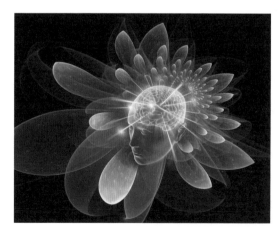

▲ 图4-2-4　一花一世界

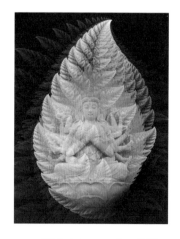

▲ 图4-2-5　一叶一菩提

儒家讲"合一"，道家讲"得一"，佛家讲"不二法门"，不二就是一，这个"一"有些类似于今天物理学的大一统，其本质就是全息，抓住全息这个"一"，就能提纲挈领地解释生命、宇宙中的一切，可以说"一"是中华文明最重要的轴心思想之一，是中国传统文化的元思维模式。然而，全息观不仅仅限于哲学和思想领域，它已经是社会上的普罗大众日常生活中早已熟悉的思维表达方式，比如："一叶知秋""三岁看大，七岁看老""虎父无犬子""家庭是社会的细胞""培养一个绅士需要三代人""一滴水可以折射出太阳的光辉"，这些耳熟能详的词语早已根植于人们大脑，使得全息变得通俗而易懂，深入人心。全息思想也不为中国所独有，早在公元前5-前4世纪，西方医学之父希波克拉底就提出："如果有人即使是身体很小部分引起损害，全身共感痛苦，其所以如此，是因为在人体最大部分中存在的，也同样存在于最小部分之中……这个最小部分本身具有一切部分。"同样是希波克拉底，他还谈到"有什么样的眼睛，就有什么样的身体"的观点，说明西方人也早已认识到眼睛是整个人体信息缩影的全息观点，对后来发现虹膜诊断术提供了思路和方法。以上观点已经反映出"部分包含整体，部分是整体的缩影"的人体全息思想，全息思想可以说很早就是人类的共识，东西方对此认识不谋而合，只不过中国医学沿着全息思想为核心的整体观坚持得更久，走得更远，应用和发现的实例更多。

三、生物全息理论

生物全息理论是由原中国山东大学的张颖清教授（图4-3-1）提出的原创性思想，他借用现代物理学"全息"一词表达生物体结构的特殊构成。他在1981年第4期的《自然》杂志发表了《生物全息律》："生物体的任一相对独立的部分的每一点的化学组成相对于这一部分的其他位点，都和整体上这点所对应的部位的化学组成相似程度较大，这些点在这一相对独立的部分的分布规律与其所对应的部位在整体的分布规律相同。简言之，生物体每一相对独立的部分在化学组成的模式上与整体相同，是整体的成比例的缩小。并且在每相连的两个相对独立的部分，化学组成相似

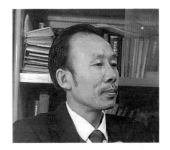

▲ 图4-3-1　**生物全息理论**
　　创始人：张颖清教授

程度最大的那两个端点——相同的两极，总是处于相隔最远的位置，从而总是对立的两极联在一起，在整个机体，这样相对独立的部分首尾相接，或取同一走向，恰像众多小磁针在磁场中 N、S 极相接或取同一走向的排布一样，每一部分是整体的缩小，使我们想到激光全息照片的特性，这类照片可以碎裂成小块，每一小块在再现时仍能给出整个物的像，生物体很像是一幅全息照片。所以，本文使用了物理学中'全息'这一术语，把生物体结构的这一法则称为生物体结构的全息定律，或简称为生物全息律。"概而言之，每一相对独立的特殊部分，自然禀赋着一种特性，就是按生命整体比例缩小，每个生物体的每一具有生命功能又相对独立的局部，包括了整体的信息。张颖清的全息观点与物理学中的超距作用（action at distance）关于作用力及传递媒介的观点有着相同的认识，超距作用是指分别处于空间两个不毗连区域的两个物体彼此之间的非局域相互作用。这一观点认为，相隔一定距离的两个物体之间存在着直接、瞬时的相互作用，不需要任何媒质传递，也不需要任何传递时间。

1987 年张颖清在其正式出版的《生物全息律诊疗法》一书中对生物全息律的定义作了进一步的修改补充："全息胚在生物体是广泛分布着的，任何一个在结构和功能上有相对完整性并与其周围部分有相对明确边界的相对独立部分都是全息胚。全息胚的各个部位都分别在整体或其他全息胚存在各自的对应部位；全息胚的一个部位，相对于该全息胚的其他部位，与整体或其他全息胚所对应的部位生物学特性相似程度较大，各部位在一全息胚的分布规律与各对应部位在整体或其他全息胚的分布规律相同。全息胚的大小是相对的，全息胚既是整体控制下的结构单位，又具有相对的独立性，拥有整体的全部规律。根据生物全息律，人体可以被分解为各个不同的层次，即整体、一般全息胚、器官、组织、细胞（胚胎）、亚细胞、生物分子（DNA）及能量，各个层次均含有整体的全部信息。"从上述两段话中可以看出生物全息律已经有了认识上的演变和发展，全息胚之间从"化学组成相似程度较大"升级为"生物学特性相似程度较大"，从关注生物体端点两级到关注生物体从细胞到整体的各个层次。张颖清又提出"全息胚"的新概念，从生命整体一直在向低层级突破，从早期认为细胞是最小的全息胚，进一步延伸至 DNA 水平。全息胚的概念把传统生物学的细胞理论和现代分子生物学都囊括进来，生物全息理论有很强的覆盖性、解释性和互补性，表现出强大的生命力，它的诞生犹如一夜春风，新的理念不断催生出许多新的微针全息系统，不断成就了内容丰富生机勃勃的全息针灸学科。

细胞学说长期以来作为生物学唯一的结构基础而断言，"一切有机体都是由细胞所组成"，在医学界占有近似于真理的绝对统治地位。其实，细胞理论的奠基人泰奥多尔·施旺（Theodor Schwann，图4-3-2）早在1839年就提出这样的问题："是有机体的总体决定了它的组成单位细胞的生长和发育？还是正相反，是细胞的基本力量决定了有机体？"最终他选定了后一种看法，认为细胞是生命的基本单位。进化论领域中一直以来存在两种观点：一种观点，把生命看作无目的和偶然的东西，因为似乎只有这种无目的性和偶然性才是真正的科学理论的基础。另一种是与此相反的观点，好像唯一的抉择就是假定生命活动中存在着科学上无法把握的神秘力量，那就是有序化。从科学的观点来看，生命的历史似乎并非随机变化积累的结果，而是受其内在规律支配，存在着我们目前在某种程度上知道的、并且有希望在将来知道的更多的规律。然而，从生理学上看，有机体的整体决定细胞的活动，而不是细胞的活动决定机体的整体。功能的分化

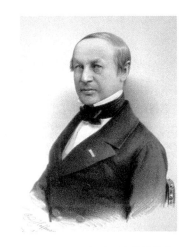

▲ 图4-3-2　**细胞理论的奠基人**
泰奥多尔·施旺（Theodor Schwann）

不是由细胞决定的，而是由器官决定的，功能可以是属于细胞的，也可以是属于细胞复合体的。在细胞与器官，细胞与整体的关系上，缺乏一个更精致、更系统的解释环节。无论在空间上还是在时间上，生命系统的行为都不可能由单一因果关系决定，而是由整体的时空既定模式决定的，这样才能够保证生命在整体水平上的有序调控，全息胚理论可以承担一部分原理的解释。

胚胎从卵子发育成高度组织化的多细胞结构，意味着有序的增长，而这种有序的增长决定于系统而不是局部。胚胎发育存在着向更高有序程度发展的特殊的组织力为先决条件，其次胚胎是一个开放系统，为了使胚胎有序的增长成为可能，必须不断地供给能量。按照其来源发育，外胚层发育成表皮，中胚层发育成脊索、原节、前肾和肌肉纤维，内胚层发育成肠道上皮。起初统一的发育系统通过这样的方式分化成次级系统。在发育过程中，这些次级系统逐渐变成自主的，它们起初模糊的边界也逐渐变得确定起来，于是，形成了器官的原基。其中某些部位好像在它们自身中包含它们未来发育的所有必要条件；另一些部位是组织者，它们对邻近区域施加明显的影响。在这些部位的每一内部也发生着与上

述相同的过程。不同区域的细胞通过组织分化，而与不同区域产生的发育条件相适应，它们的组织分化过程也经历了不确定、不稳定和最终确定的阶段，生命从形成的开始就不是局部细胞的任意发育，先天就赋予了其整体性的特征。

全息胚是生物全息理论的核心概念，是张颖清教授最重要的发现，全息胚是生物体组成部分的处于某个发育阶段的特化的胚胎。全息胚在生物体上是广泛分布的，它是生物体的统一的结构和功能单位。全息胚像细胞一样，也有两个生命：一个是属于向着新整体自主发育的全息胚自己的，一个是属于整体的。全息胚不仅是整体控制之下的结构单位，而且还是相对独立的自主发育单位。全息胚存在于基因、DNA、细胞、器官、系统、整体各个层次，每一个全息胚都有着向新个体自主发育的能力，都是整体发育的缩影，包含着生物整体的全部信息。全息胚上各个表达生物特性的部位，都分别在整体或其他全息胚上有各自的对应部分；各部位在全息胚上的分布规律与各对应部位在整体上或其他全息胚上的分布规律相同。在生命体内的各个全息胚，都执行着各自的功能，表达着生命一部分功能，但同时又承付着生命的整体性，生命体作为最大整体，它容纳整合了所有生命体内的各级全息胚的功能，产生出最大有序化的生命运动，是对细胞理论生命解释的补充和完善。

王贤才教授曾撰文《全息胚学说的划时代意义》对全息胚作了如下评价："全息胚学说打破了一个生物体中部分与部分之间的绝对界限，揭示了生物体上各个不同的相对独立的部分在本质上都是同一种类的单位——全息胚，生物体是由处于不同发育阶段的具有不同特化的胚胎组成的。这将使长期以来囿于解剖学和细胞学观点观察事物的人们，在生物体的认识上取得一次根本性的飞跃。全息胚学说是本世纪生物学领域中 DNA 双螺旋发现以来最重要的发现之一，其在科学史上的重要性，完全可以和细胞学说等同，将对生物学和医学的发展产生深远的影响。"全息胚是以一种新的结构视野，每个完整的生命体都是一种由各个全息特殊部分按天然次序组合起来具有稳定全息度的固定总体。按照这样一种全息逻辑：部分是整体的部分，整体也是部分的整体，而且，整体可以重现于其中任何一个部分当中，任何一个部分都蕴含着整体，如此一来，西方的胚胎、细胞、基因，包括克隆技术等等，都被东方的全息胚理论一网打尽，这将有可能是东西方生命学科沟通一个不容忽视的交汇点。

原厦门大学校长，我国细胞生物学奠基人汪德耀教授也对生物全息理论的意义和重要价值表达了充分肯定："经典生物学是从生物的宏观层次研究生物的生长、发育规律的；全息生物学则是从生物的中间层次研究生物的生长、发育规律，研究生物个体的整体与部分之间的全息相关规律，填补了生物学层次研究的空白。全息胚学说揭示了生物学若干新的规律，是理论生物学和应用生物学一个重要的研究成果。建立在全息胚学说基础上的全息生物学具有十分深远的理论和实践意义。如果说伟大的达尔文进化论打破了物种的种与种之间的绝对界限，是生物系统的进化论，那么全息胚学说就打破了生物个体的整体与部分、部分与部分之间的绝对界限，是生物个体的进化论。我认为：全息胚的发现，以及全息胚学说的提出同细胞的发现以及细胞学说的提出有着相同的、重要的科学意义。"

全息胚理论是自十九世纪德国施莱登发现细胞理论以来生物学形态结构的一项重大研究成果，生物全息论以全息胚作为生命体的基本构成单位，是一个创造性的思维及有实践价值的生命解释新体系，它从广泛的意义上揭示了与目前人体和生物学基础理论完全不同的新规律和隐秩序。全息生物现象告诉我们，生物体的整体由被称为全息胚的部分组成，不同层级的全息胚在指导着细胞和组织的有序排列，全息胚才是细胞间结构的有机体整合和生命整体性存在的重要基础。全息这个新理论让许多看似毫不相干的现象产生了联系，并给予简单而明确的解释，生物全息论是继细胞理论之后的重要突破，是生物科学的新理论，生命的新结构，同时也是生命的新秩序。生物全息律第一定律（细胞全能性定律）是 1985 年《全息生物学研究》一书中提出的："动植物的体细胞均具有发育成完整整体的潜在能力。"十二年后，1996 年 7 月 5 日，英国爱丁堡罗斯林研究所的伊恩·维尔穆特（Ian Wilmut）领导的一个科研小组，利用克隆技术培育出一只名叫"多莉"的小羊（图 4-3-3），这是世界上第一只用已经分化的成熟的体细胞（乳腺细胞）克隆出的羊。它被美国《科学》杂志评为 1997 年世界十大科技进步的第一项，也是当年最引人注目的国际新闻之一。打破了科学界一度公认的"哺乳动物体细胞没有全能性"的金科玉律，也印证了张颖清十二年前根据其全息胚学说提出的关于"哺乳动物的体细胞具有全能性即发育成新个体的潜在能力"的理论。多莉的诞生证明高度分化成熟的哺乳动物乳腺细胞，具有全能性，体细胞能像胚胎细胞一样完整地保存遗传信息。多莉的诞生推翻了形成了上百年的理论，同一个体的许多细胞都可以繁殖出遗传表现完全相同的动物个体的无性繁殖，实现了遗传学的重大突破。继多莉出现后，克隆——这个以前只在科学研究领域出现的术语变得广为人知。克隆猪、克隆猴、克隆牛……纷纷问世，犹如一夜春风，掀开克隆时代的序幕。克隆技术向我们展示：哪怕是一个微小的体细胞，也同样包含着生命的整体信息，克隆羊多莉的诞生从技术上让生物全息律的预言得以实现，而理论的价值就在于是否有先见之明，克隆的历史跨过张颖清的全息胚理论显然有失公允。

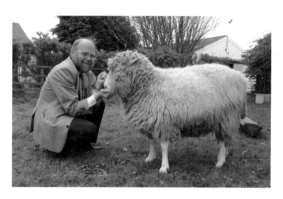

▲ 图4-3-3　伊恩·维尔穆特（Ian Wilmut）
与他的克隆羊"多莉"

2007年7月8日，在张颖清辞世三年后，在北京召开了"生物全息现象与全息生物学复兴研讨会"，与会学者代表一致认为："生物全息现象有着普遍性，全息生物学是在中华整体论思维和方法论基础上产生和崛起的有中国特色的原创性学科，有着广泛的学术价值和应用前途，它不应该随着创始人张颖清教授逝世而消亡。"最后，我想借用法国人雅克·莫诺1970年在《偶然性和必然性》书里像极预言的一段话来纪念蒙冤而逝的张颖清先生："现代生物学家有时确实没有十分公正地对待天才人物，这些天才人物在生物形态和生命模式的令人眼花缭乱的多样性背后，成功地找到了如果不是唯一的'形式'，至少也是几种解剖学上的原型。"可以让张颖清教授欣慰的是，微针系统的层出不穷，不仅让针灸学的发展有了显著的时代特征，同时也彰显了全息胚学说及生物全息理论强大的学术生命力。

四、全息思想与中医学

我们在前面已经提到，全息只是当代学人从现代物理学借用的新名词，它所表达的绝不是新思想。中医学很早就利用全息原理发明了脉诊和舌诊用于诊断人体全身疾病，脉诊的起源几乎与中医学的历史一样悠久，其创始者已无从查考，以《史记·扁鹊仓公列传》记载的"至今天下言脉者，由扁鹊也"为据，认为脉诊起源于战国时代。我国现存的第一部脉学专著《脉经》是西晋王叔和撰写，距今至少1700多年。在中医的理论经典《内经》中就有关于面部全息现象的完整记载（图4-4-1），《灵枢·五色》讲到："黄帝曰：庭者，首面也。阙上者，咽喉也。阙中者，肺也。下极者，心也。直下者，肝也。肝左者，胆也。下者，脾也。方上者，胃也。中央者，大肠也。挟大肠者，肾也。当肾者，脐也。面王以上者，小肠也。面王以下者，膀胱子处也。颧者，肩也。颧后者，臂也。臂下者，手也。目内眦上者，膺乳也。挟绳而上者，背也。循牙车以下者，股也。中央者，膝也。膝以下者，胫也。当胫以下者，足也。巨分者，股里也。巨屈者，膝膑也。此五藏六腑肢节之部也，各有部分。"该文献中对面部反应区与身体脏腑节肢的对应关系的精细描述，是迄今为止历史上对人体全息现象最早而且非常完整的珍贵史料。中医对生命的全息特征进行了充分的发掘和运用，在今天还在继续研究发扬，并影响到了全世界。今天我们需要重新思考，一个在《内经》时代甚至更早就存在的思想和规律毫无疑问属于中医传统，我们应当如何面对这个已经陌生的传统？全息思想与经络理论是相互排他，还是相互补充？全息胚理论指导下的生命构建及举不胜举的生命现象，现代医学是否能够正视？还是继续回避下去？

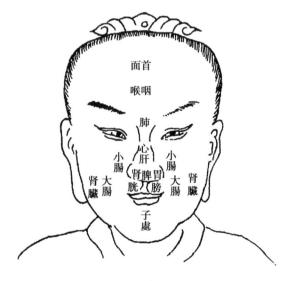

▲ 图4-4-1　脏腑色见面部图

针灸学领域是张颖清生物全息理论产生共鸣最多的领域，他自己也通过亲自实践在20世纪70年代发现了人体"第二掌骨全息系统"，并提出"穴位全息律"。生物全息理论的出现使得针灸学的分支——微针系统（全息针灸学），取得突飞猛进的发展。中医理论认为，人体是一个有机整体，内脏有病可以反映到体表，《灵枢·本脏》曰："有诸内者，必形诸外""视其外应，以知其内脏，则知所病矣"。《灵枢·邪气脏腑病形》还提到："诸阳之会，皆在于面""十二经脉，三百六十五络，其血气皆上头面而走空窍"，为面诊、面针、头针和颞针的发现提供了理论依据。《难经》也提出脐为"五脏六腑之本，十二经脉之根，呼吸之门，三焦之源"，启发了后世腹针、脐针的发现。具有全息特点的微针系统的核心理论已不再是经络理论，而是从整体观念中派生而又有所发展的全息理论，虽然当时并没有明确地给出这样的概念，但类似于"应象"之类的词汇已有雏形，象思维是中国文化的代表性思维模式。全息理论给诸多的微针系统更加合理的解释和指导，并使以分散无序的微针疗法有了理论依据和相互的内在联系。临床上使用的某些经穴、奇穴、经验穴往往是在某个已知或未知微针系统的全息穴位，大多数微针系统都是自觉和不自觉地运用了生物全息的原理的基础上，发挥了各自的诊断、治疗干预功能，极大地丰富了针灸临床的治疗手段，也充分地拓宽了经络穴位研究及临床运用的思路，展示了全息是一种生命中普遍存在的新结构和新秩序，它是对建立在经典解剖生理学的医学乃至生物学的一个巨大突破和超越。

现代西方系统论虽然提出"整体大于部分之和"的主张，但并不能完全对事物的复杂性与相关性做到兼顾，而东方传统思维则走上了一条与其不同的路，它证明着事物之间存在一种多层级的全息关系，部分反映着整体，并浓缩着整体的各种信息，部分与整体之间存在互相调节干预的可能性，整体是部分的相互整合，部分与部分之间也可以相互影响干预，这就是东方思维的特殊性。现在中西方虽然都在强调"整体"，但各自的语境是不同的。山东中医药大学祝世讷教授将二者之间的差别称为"合整体和元整体"。西方的合整体是试图将各个部分经过各自解构式的分析研究后再整合为一体；解构的方法难免使整体性受损，而中国的整体是用分辨而不分离的方法，在不拆散整体的前提下研究局部，解释和分析整体。如阴阳的二分法，可以把宇宙万事万物分为阴阳，而阴和阳不可绝对地独立存在。西方的整体观是整体可先分离而后合成，中国的整体观是整体不可分离的前提下的分析，虽然分析的方法也是多种多样，但是基本的原则是无论怎么分析最终都要合一，世界万物是一体化的，生命本身也是一体化的，这是中国文化关于元整体最根本的核心理念。

生物全息理论认为全息胚与全息胚之间，全息胚与整体之间具有全息相关性，我尝试着对已知微针系统的全息的组织层级加以整理分级（图 4-4-2）：首先人体作为整体是最大的特化全息胚（1 级）；次级全息胚为头部、躯干、四肢（2 级）；躯干又分化为胸针、腹针、背针等，头面部又分化为头针、面针（3 级）等；头针目前有焦氏、方氏、汤氏、朱氏、林氏、于氏、山元（Yamamoto）氏头针体系。而面针（3 级）除了《内经》面针体系外，颊针是次一级全息胚（4 级）；而眼、鼻、耳、口等是再次一级（5 级）全息胚；眼部的虹膜诊断法，脐针，口部的唇针、舌针是（6 级）全息元。以上归纳和汇总给出了一个全新的全息人体图景，完全不同于细胞、器官、系统、人体构成的垂直旧模式，使人们对生命的认识，发生了根本性及观念性的改变。由于局部具有整体的缩影，包含整体的全部信息，各级全息胚之间相互作用、相互调整、相互修正、相互适应、相互平行的关系，局部与整体不完全是垂直模式居高临下的控制与服从关系。

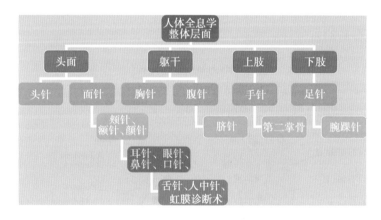

▲ 图 4-4-2　人体全息分级谱系

　　生物全息理论的产生既是对中国传统思维方式和中医具体诊疗方法的继承，也是对中医整体观新的表达方式，使中医理论从哲学走向科学跨出很重要的一步。早在 20 世纪中期以来，头针、手针、足针、鼻针、眼针、腕踝针、腹针、舌针、脐针、颊针逐步面世，而西方的耳针、虹膜诊断术及各种手足反射疗法也层出不穷，东西方遥相呼应，各种微针疗法的医疗实践遍及世界，说明全息现象和思想在人体的存在绝非个别和偶然，每个躯体都是一种由各个特殊部分按天然次序组合起来具有稳定全息度的有机整体，这个观点经受了时间和地域的拷问。作为生命科学与医学基础的解剖学、组织胚胎学、生理学，至今对于广泛存在的人体全息生命现象认识和理解基本上还是空白，而中医在此领域中的众多经验和思维能够提供有益的参考，打开一个全新的人体视域，这正是中医学的生命魅力之所在。人体全息生命规律是由中国医学最早发现的人类所共有的基本生命特征之一，是生命自组织化、有序化、自整合化在人体的多元反映，具有相当的普遍性和可重复性。

全息理论是和经络理论并行的重要针灸理论，二者都是中医的传统思想，长期有效地指导着中医及针灸的临床实践。全息微针体系是对人体的解剖、生理、病理的中国式解读和临床实证，是中国传统医学特殊实践及理论结晶，全息微针体系的实践，已经超出经典解剖生理学合理的解释范围，这种每天都会被在世界各地无数次重复的医学事实，是对现代医学的基础性学科的严肃挑战（图4-4-3～图4-4-8）。

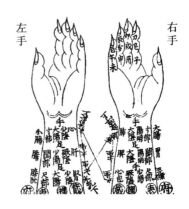

▲ 图 4-4-3　脉诊

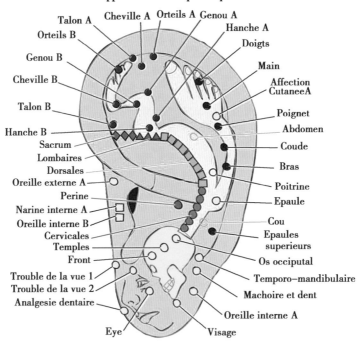

▲ 图 4-4-4　**耳部反射区**

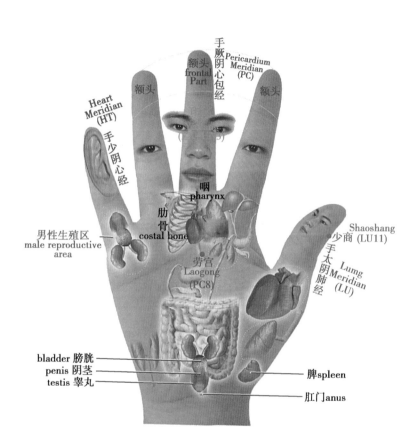

额头
frontal
Part

手厥阴心包经
Pericardium
Meridian
(PC)

额头

额头

Heart
Meridian
(HT)

手少阴心经

咽
pharynx

肋骨
costal bone

男性生殖区
male reproductive
area

劳宫
Laogong
(PC8)

少商 Shaoshang
(LU11)

手太阴肺经
Lung
Meridian
(LU)

bladder 膀胱
penis 阴茎
testis 睾丸

脾spleen

肛门anus

▲ 图 4-4-5　手部反射区

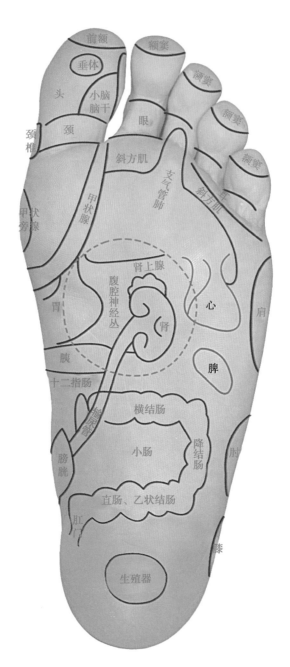

▲ 图 4-4-6　足底反射区

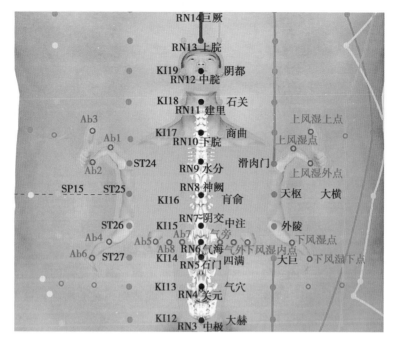

▲ 图 4-4-7　薄氏腹针

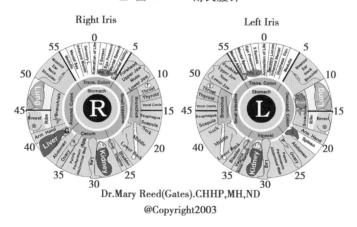

Dr.Mary Reed(Gates).CHHP,MH,ND
@Copyright2003

▲ 图 4-4-8　虹膜诊断术

　　生物全息理论的最大价值在于，不仅把中外医学漫长历史中对人体诊疗技术陆陆续续地零散发现统一起来，还第一次用最简单清晰的理论进行归纳解读。如果说中外哲学层面的全息思想预见了"有什么？"，具体的中外全息诊疗方法解释了"是什么？"，那么，生物全息理论回答了"为什么？"。生物全息理论把哲学意义的中医整体思想与整体论指导下的诊疗技术升华到科学的高度，如同生物学界的大一统理论，体现了大道至简，必将给生命科学带来了一场变革。

五、全息思想与颊针

任何一个理论和方法在得到公认之前，都只不过是一个假说或是猜想，往往在经验事实基础上，而理论的本质就是解释，是对零乱的经验材料作出的系统化解释。颊针研究开始于一些并不系统的临床现象，这些现象不能被已知的理论解释，我是在好奇心的驱使下不停地尝试，才有了越来越多的发现和积累。从开始的偶然发现到茫然地求索与坚持，每一点新的发现都让人欣喜若狂，而每一个进步都是举步艰难，科学研究是为了寻找规律性，但生命体是复杂性系统，其规律不比机械性系统，往往是动态而随机变化，受多种体内外多因素的影响，它的规律许多时候好比水中望月，看似近在咫尺，却很难抓住，有人比喻说物理学是强定律，而生物体则是弱定律，对弱定律的把握，需要更多外围的细节知识和中西哲学等关联知识，才能达到相对的精确，这就是生命复杂非线性结构与物理简单线性结构的不同。

通过颊针的多年研究与思考让我认识到，人体当中存在许许多多的隐秩序，全息是其中一种将隐秩序转换为显秩序的研究方法。库恩在《科学革命的结构》一书中指出："范式就是一种公认的模型或模式。"科学的发展从来就不是直线的，而是一个范式取代另一个范式。科学研究的突破，几乎都是打破旧思维后才成功的。科学范式不是别的，就是看待研究对象的方式和视角，它决定了我们如何看待对象，在对象中看到什么，如何改变对象，中西医学是两种不同文化背景下的知识体系，他们的思维方式完全不同。针灸乃至中医存在的最大意义就是展示现代医学的未知与空白，并对其产生启示与影响，而不是简单地附和以及期望对方的认同。颊针研究在人的面颊部发现了人体的全息隐秩序（图4-5-1），而且这个隐藏规律的全息层面是可以用人体解剖学这个透明而又为中西医双方都能共享的公共知识体系所表达，从而提高了全息知识的确定性，当微针刺激到相应的结构上就能激发同构能量而产生应答效应。这个完整缩影具有立体解剖的全息相关性，打破了中西方医学二者之间的不可通约性，中医学部分神秘化的内容终于可以以现代医学语言来解释。

进化认识论的奠基人卡尔·波普尔（Karl R. Popper）在《猜想与反驳》一书中讲道："科学理论并不是观察的汇总，而是我们的发明大胆提出来准备加以试探的猜想，如果与观察不合就清除掉；而观察很少是随便的观察，通过按一定的目的进行，旨在尽可能获得明确的反驳根据后加以检验理论。"知识的增长或学习过程，不是以往所认为的重复或积累的过程，而是排除错误的过程，波普尔哲学的一个突出论点就是：知识不是信仰，也不是不变的观念，基于人类对世界认识的无限性，知识在本质上是猜测性的，科学不等于真理，人类应当不断地追求真理，但永远不能说拥有真理。他提倡用试错法选择一切理论、科学知识、猜测或假设，用达尔文自然性竞争排除淘汰了那些不适应的理论和假说，我们从错误的纠正中获得解放，旧理论被抛入垃圾堆中，新理论诞生了，知识在批判中不断的进化着。波普尔依靠

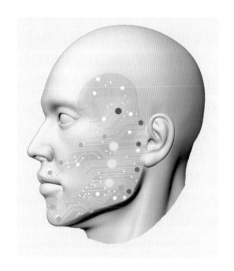

▲ 图 4-5-1　颊针是面颊部人体隐秩序的发现

否证方法或问题逻辑作纽带，从客观主义观点看，认识论是解决问题以及具有批判性的理论，人类只是问题的提出者和阶段性问题的解决者，绝不是问题的终极解决者。

　　任何一种假说或理论愈是进步，其确定性和可证伪度就愈高，这个过程是没有终点的。一个好的医学理论既是对临床实践的总结，更是要回归到对临床实践的指导。在颊针的研究中，每一个穴位点的确立都是经过数以万计的试错法和不断校正最终才得以确立，而随着临床上精准化的进一步要求，穴位点的研究至今还在继续细化过程中；一个手穴岂能涵盖五指，一个头穴怎么可以和复杂的脑科学对接？穴位也从平面逐步走向立体，这个探讨的过程将永无止境。颊针研究的一路走来是在怀疑、批判、自我否定、重新思考、临床验证中发展和一步步在反复纠错中慢慢形成。循证医学研究的精髓，是将临床可以提取的最佳外部证据、医生自身的经验和患者的求医意图结合起来，三者同等重要。在研究过程中，治疗前后的疗效对比可作为有力的外部证据，而医生丰富的诊疗经验和精湛技术往往决定研究的成败，同时还要注意的是始终要关心患者，应当最大化满足其诉求，才是近乎完美的医学行为。今天优秀的医生不仅仅要能看好病，用自洽的理论给予符合逻辑的指导，还可在临床中进行严格的实证，学术生命力才会不断强大。

　　理论毕竟是猜测自然，而不能够直接代表真实的自然，就像纸上的地图永

远不是实际的疆土，我个人通过颊针研究和其他微针系统的学习实践对生物全息理论和全息胚的认知有些新的思考和认识：

1. 并非所有的全息胚都与周围组织有界限明确的解剖识别，像一个耳朵或者一只手，颊针全息胚在解剖学上没有明显的边界（图4-5-2），腹针也不具备，全息胚具有多元性和复杂性，全息胚的最早定义已被胀破，需要扩大其外延。

2. 全息胚与整体之间的结构比例关系不完全是按正常的解剖比例进行放大与缩小，不同系统是会有特殊变形的，颊针手、足、肘及头面的比例与实际解剖相对要放大，例如腹针的全息图就非常接近一个乌龟的形态，而脱离了人形，而这种变形的结构才是真实的生命反映。

3. 关于全息级和全息相关度的认识，个人不完全同意张教授的观点，全息相关度并不完全取决于分级，全息相关度取决于对发现全息元的具体每一构成节点的精准认识水平，全息穴点认识越精准，全息干预程度就越高。低级全息胚的全息相关度也有可能高于高级全息胚。

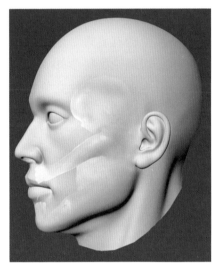

▲ 图4-5-2　颊针全息胚在解剖学上没有明显的边界

4. 全息所在的部位对全息相关度有直接影响，头、面、手、足的全息分化度要更高，还会出现同一部位的多样化全息，甚至全息套叠、全息交叉的现象，比如头针全息就至少有六种，面部、手部、足部也有全息套叠现象。生命整体不是全息胚的简单按序组装，更像是多元化的复杂镶嵌。

5. 不同于全息底片随机形成的不同大小的碎片都具有全息性，但是人体绝不是任意的局部都可以成为有意义的全息胚，需要在临床和实验中严格厘定，人体的全息胚图谱的集合将组成继解剖图谱、基因图谱之后的人体第三图谱，这是一个庞大的系统工程，需要有经验的专家团队在有组织统一部署和充分的资金支持下才能分阶段完成，值得庆幸的是，已有许多前期工作已经为此打下良好的基础，不需要再像盲人摸象般一切从头做起。

6. 人体的全息胚有三维立体的特点，为穴位更加精准的表达提供了可能性，同时也增加了研究的复杂性。二维平面表达可转化成三维信息，对临床研究及产品研发有着重要意义。

7. 全息胚的发现和确立应当摒除随意性，所有部分都能经得起可重复性验证，并形成完整的系统才有意义，真正的全息胚是临床实证加理论推演的反复试验所得出的结论，它是对人体内在隐秩序的揭示，而绝不是臆想的产物。

8. 具体的一个全息胚可能反映了不同的发育阶段，所以全息胚在形态上并不是完全一致的，有的分化程度高，有的分化程度低，不是所有的全息胚都是完整无缺的，有些局部的缺失或无法进一步细化，这是由全息胚的分化程度所决定的，不能人为地加以填充取舍。

9. 全息是指包含和蕴藏全部信息。"全息"一词来源于全息摄影技术，由于它能同时捕获光的全部属性（光的强弱、颜色及方向），故被称作"全息"。但我们知道对于极其复杂的人体，信息表达呈现多元化（其中包含声、电、光、磁、热、酸碱度、氧饱和、基因、遗传等多种属性），在技术上是不可能同时实现的。目前微针系统能做到的全息多是解剖结构上的对应，也有部分是八卦指导下的功能对应，需要大量的试验才能逐步破译其潜在信息，因此目前的微针系统都是有限全息，反映生命的全部信息还难以做到，过分的解读和要求都是脱离实际的。

10. 人体内有无数个未知的微宇宙，手、足、耳、口、眼、鼻、头、面、颊、胸、腹、腰、背、臀等，蕴含着不同层级的微宇宙，又叫全息胚。全息胚储藏的信息可以加以利用，不能用拆分解剖的方法去解读，就像打开脑袋也解剖不出思想，切开光盘也分辨不出音乐，往往信息与能量的表达是功能的传递，结构只是载体。

11. 微针系统刺激到相应的全息胚结构上就能激发同构能量而产生共振干预效应，而相邻穴位群的集体协同刺激会产生类似能级跃迁的矩阵联动放大效应。而在同一穴群，频率相通，物质和信息能够实现瞬间同步或转移，不论体内距离有多远，类似于物理学里的超距作用，是位相同步诱发出病位和穴位之间所发生的同构效应，或同频效应，中医称为同气相求。

12. 根据爱因斯坦的质能互换定律，物质与能量本为一体；构成物质之基础，既是波，又是粒子。病灶本身是个能量敏感场，与正常组织是有区别的。病灶本身是能量郁阻，虚是正能量的不足，实是负能量的太过，微针是人体小宇宙的空间场作用，通过气化作用调节能量平衡，让非正常态被郁阻的能量转化为正能量。

　　以上是我在长期实践过程的思考以及对生物全息理论的补充，将会为发现更多次级全息胚有所帮助。生物全息理论有进一步完善的空间，虽然它被现代科学所证实还需要很漫长的时间，但我始终认为生物全息思想是一个杰出的发现和总结。人体全息现象这一具有人类普遍意义的生命自组织有序现象及所展现的客观规律应当得到应有的关注和尊重，当然，也需要医学界以实事求是的勇气和态度认真去面对。尽管中、西医学对生命有各自不同的理解和诠释，但真正的经验事实是永恒的。中国的中医界应对此有所担当，吸引各个相关领域共同研究开发，成为主动的引领者，真正的启动中医学的现代化进程，为二十一世纪生命科学的发展和突破有所贡献。复杂性科学的先驱者之一霍兰在为《隐秩序》一书所写中文版序言中说："真正综合两种传统——欧美科学的逻辑、数学方法与中国传统的隐喻类比相结合——可能会有效地打破现存的两种传统截然分离的种种限制。在人类历史上，我们正面临着复杂问题的研究，综合两种传统或许能够使我们做得更好。"

第五章

大三焦理论解读

三焦是一个最能够突出中医整体思维的概念，也是最难解释清楚的概念之一，无论结构与功能、病机和诊断，都带有太多的涵括性和歧义性，明显与其他中医学所指的脏腑有所不同，历代对三焦争议纷纷，定义至今仍未统一。

一、三焦分歧源流

三焦在被誉为中医元典的《黄帝内经》中已经埋下分歧的伏笔，三焦可分为两类：第一是指"十二官之一"的三焦，《素问·灵兰秘典论》将其定义为："三焦者，决渎之官，水道出焉。"（图5-1-1）《灵枢·本输》曰："三焦者，中渎之府也，水道出焉，属膀胱，是孤之府也。"三焦功能正常，水道通畅，决渎有度，津液运行，浊液外排。《灵枢·邪气脏腑病形》云："三焦病者……不得小便，窘急，溢则为水，留即为胀。"三焦为六腑之一，《素问·五藏别论》曰："夫胃、大肠、小肠、三焦、膀胱，此五者天气之所生也，其气象天，故泻而不藏，此受五藏浊气，名曰传化之府。"六腑具有受盛和传导的共同特点，三焦具有传化运行水液、排泄浊液糟粕之功能，这是对六腑和十二官之一的三焦概念及生理病理的基本共识。第二是指由上焦、中焦、下焦共同组合的三焦，以《灵枢·营卫生会》篇"上焦如雾，中焦如沤，下焦如渎"为基准，三焦作为一个整体，将其一分为三，即上焦、中焦和下焦，各有其特定的部位划分和生理功能特点，又可合三为一，总名之为三焦。《难经》对三焦功能作了扩大补充："三焦者，原气之别使也，主通行三气，经历五脏六腑。"（六十六难）《难经》说："三焦者，水谷之道路，气之所终始也。"（三十一难）可以看出三焦在《难经》里表达的功能已不限于《内经》的"水道"，还包括水谷之道，同时还是元气通道，作用于五脏六腑，三焦已被赋予更大的功能，远远超出了单个脏腑的范围。《中藏经》对大三焦的整体功能作了《内经》《难经》之后最为全面概括和总结："三焦者，人之三元之气也，号曰中清之府，总领五脏六腑、营卫、经络、内外、左右、上下之气也。三焦通，则内外左右上下皆通也，其于周身灌体，和内调外，营左养右，导上宣下，莫大于此也。"三焦作为包罗全身无以匹配的孤府，合而为一，分而为三，各居其位，各司其能，能合能分。三焦是元气、津液、水谷的共同通道，其功能可以统领五脏六腑之气化、主导经络、营卫的内通外联，完成出入升降、吐故纳新的生命代谢功能，我们将其称为大三焦。而作为"决渎之官"六腑和十二官之一的三焦，功能仅限于"水道"，与大三焦已不可同日而语，下文内容皆将围绕大三焦进行展开。

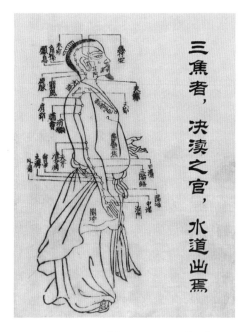

▲ 图 5-1-1 《素问·灵兰秘典论》：

"三焦者，决渎之官，水道出焉。"

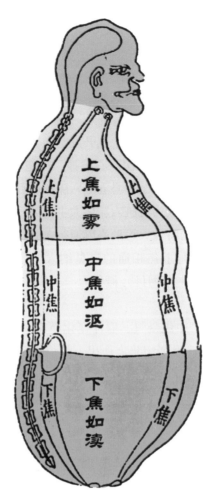

▲ 图 5-2-1　《灵枢·营卫生会》：
"上焦如雾，中焦如沤，下焦如渎。"

二、三焦之分部功能

"上焦如雾，中焦如沤，下焦如渎。"（图 5-2-1）《灵枢·营卫生会》的高度概括从理论上奠定了大三焦结构与功能的基本格局。后世《医学正传》还进一步明确了三焦的具体定位："胸中肓膜之上曰上焦，肓膜之下脐之上曰中焦，脐之下曰下焦，总名曰三焦。"《医部全录》卷一百五"藏府门三焦"引《东垣十书》："头至心为上焦，心至脐为中焦，脐至足为下焦。"把全部身体都归入三焦，可谓是大包大揽。

1. 上焦

《灵枢·决气》曰："上焦开发，宣五谷味，熏肤、充身、泽毛、若雾露之溉。"故上焦的生理特点，以开发和宣化为主，鼓动心肺之气布散津液和水谷精微，如雾露一样充养全身，惠及皮毛。《灵枢·平人绝谷论》又说："上焦泄气，出其精微。"都在阐明"上焦如雾"的气化功能。首先，肺经起源中焦，接受来自中焦的水谷精微，经由上焦开发宣布，水道通调，水津四布，如雾如露，滋润脏腑，充养全身。其次，心藏神，神能驭气，心主一身之血脉，心气鼓动气血的运行，输布气血至全身五脏六腑四肢百骸。心可以主宰、协调五脏六腑的各种生理活动，故为五脏六腑之大主。第三，肺主气、司呼吸、朝百脉、主治节、宣发肃降的特性，可助心以通行血脉，推动水谷精微输布至各个脏腑。饮食、空气通过与上焦相通的口鼻纳入，《难经》总结上焦功能为"主内而不出"，李时珍《本草纲目》概称为"上焦主纳"。

2. 中焦

《灵枢·决气》曰："中焦受气，取汁变化而赤，是谓血。"《灵枢·营卫生会》篇又说："黄帝曰：愿闻中焦之所出。岐伯答曰：中焦亦并胃中，出上焦之后，此所受气者，泌糟粕，蒸津液，化其精微，上注于肺脉，乃化而为血，以奉生身，莫贵于此，故独得行于经隧，命曰营气。"中焦脾胃功能在于受纳腐熟水谷，运化水谷精微，化生气血津液，使水谷精微通过上焦输布全身。中焦脾胃升清降浊，经胃传入肠道的食糜，经脾气的作用进一步消化后，则分为清浊。水谷精微的轻清部分，由津液和部分水谷精微组成，上输于心肺，在胸中合成宗气；水谷精微中的浊厚部分，经脾气输送至肝肾，化为精血。中焦如衡，脾升则健，胃降则和，调理中焦，最终的目的要调升降，合阴阳而致中衡。《内经》总结为"中焦如沤"，李时珍《本草纲目》称之为"中焦主化"。

3. 下焦

《灵枢·营卫生会》篇说："下焦者，别回肠，注于膀胱，而渗入焉；故水谷者，常并居于胃中，成糟粕，而俱下于大肠而成下焦，渗而俱下。济泌别汁，循下焦而渗入膀胱焉。""下焦如渎"是指下焦主排泄浊液和糟粕，如同沟渠水道。《素问·金匮真言论》曰："腹为阴，阴中之阴，肾也；腹为阴，阴中之阳，肝也。"王冰注曰："肾为阴脏，位处下焦，以阴居阴，故为阴中之阴也。""肝为阳脏，位处中焦，以阳居阴，故为阳中之阴也。"指出肝之体位于中焦，肝之用属下焦，体用分开。肝肾同源，精血互化，共居下焦，肾司二便，肾为水脏，水涵木荣。肝主疏泄，肝的疏泄功能正常，全身气机调畅，精微输布；肾为胃关而主司二便，肾旺气充，开阖有度，膀胱气化、大肠传导通降正常，水谷精微吸纳输布于体内，水谷糟粕通过二阴排出体外。《内经》归纳为"下焦如渎"，李时珍《本草纲目》概之为"下焦主出"。

《医学发明·三焦统论》对上中下三焦的分部功能作了总结："三焦，有名无形，主持诸气，以象三才之用，故呼吸升降，水谷往来，皆恃此以通达。是以上焦在心下，主内而不出；中焦在胃中脘，主腐熟水谷；下焦在脐下，主分别清浊，出而不内。"简而言之，上、中、下焦分别对心肺、脾胃、肝肾进行了初级整合，三焦的分部功能被概括为纳、化、出，在生命气化中承担着各自不同的作用。

三、三焦之整体功能

《难经·六十六难》说："三焦者，原气之别使也，主通行三气，经历五脏六腑。"（图5-3-1）明确指出三焦是人体原气（又称"元气"）升降出入的道路，人体元气是通过三焦而到达五脏六腑和全身各处；元气根于肾，是生命活动的原动力，通过三焦别入十二经脉而通行五脏六腑，故称三焦为元气之别使。《内经》言："主不明则十二官危，使道闭塞不通，形乃大伤"，所谓的

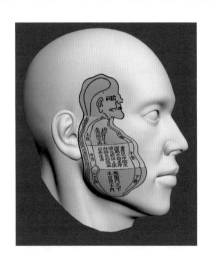

▲ 图5-3-1 《难经·六十六难》："三焦者，原气之别使也，主通行三气，经历五脏六腑。"

"使道"指的就是通行三气，充当元气别使的三焦，心康体健则一气周流，气机闭塞而百病丛生。张洁古在《脏腑虚实标本用药式》中说："三焦为相火之用，分布命门元气，主升降出入。"虞传《医学正传·医学或问》也说："人之相火，亦游行于腔子之内，上下于肓膜之间，命为三焦。"三焦是人体元气升降出入的道路，是人体气化的场所，通行于脏腑，升降出入，无器不有。不仅推动和调控着人体内部精、气、神的相互转化，糟粕浊物的排泄，使各个脏腑之间相互作用，相互感应，相互联系，从而维系了机体自组织状态的协调和稳定；并通过将元气这个生命信息载体运行于经络全身之中，发挥对机体五脏六腑、五志七情、五官九窍、四肢百骸的沟通掌控作用，实现身心一体的生命状态。

三焦是分布于胸腹腔的一个很特殊的概念性大腑，三焦惟大，囊括全身，无与匹配，故有"孤府"之称。张景岳《类经·脏象类》对其进行了概括："三焦者，确有一腑，盖脏腑之外，躯壳之内，包罗诸脏，一腔之大腑也。"《笔花医镜》亦曰："三焦者，人生三元之气，脏腑空处是也。"三焦通行元气，布散全身，为生命之源，调一焦可调分属的脏或腑，纠正个别脏腑之偏差；通调三焦就是整调一体，调动全身脏腑，牵引四肢百骸，一气周流，无处不达。三焦集气道、水道、谷道于一体，正因为三焦功能符合六腑"传化物而不藏"的特点，故归入六腑，但不与五脏相匹配。李梴《医学入门·脏腑》对三焦的评价可谓画龙点睛："观三焦妙用，而后知脏腑异而同，同而异，分之则为十二，合之则为三焦。约而言之，三焦亦一焦也。焦者，元也，一元之气而已矣。"简而言之，大三焦已经完成了对人体的二次整合，把人体全部空间和结构看作一个超大脏腑，确定了生命以整体形式出现的大格局，以气化为生命主轴，一气周流，升降出入，历经脏腑，突出生命的本质就是新陈代谢，吐故纳新。

四、三焦之有形无形

三焦还有一个无法回避的话题是围绕三焦之无形、有形、何形之争展开的，也成为有关三焦历代争议的一个热点，特别是明清以来，西方医学开始传入中国，许多医家学者受其影响开始尝试将藏象落于实处，对应到西医的具体解剖器官，三焦作为六腑之一也不例外。概括起来主要有以下代表性观点：①三焦与消化系统高度相关，根据《灵枢·营卫生会》"上焦如雾，中焦如沤，下焦如渎"和《难经·三十一难》三焦为"水谷之道路"的论述，将六腑合而为一，并以三焦代替之，认为三焦就是整个消化系统的代名词。②三焦与神经系统相关，命门为并列于脊柱二侧之交感神经节，三焦为交感神经互相连络之脊神经。认为三焦包括整个自主神经，迷走神经和脊髓的功能。③三焦与淋巴系统相关，淋巴系统循环的淋巴液如同中医所讲的津液，认为胸腹腔的淋巴干和淋巴导管，可以沟通全身组织液，符合"水道出焉"之意。④三焦是空间通道，指机体内存在的各种空隙、腠理、膜原等结构，大致相当于组织间隙、脏腑间隙、细胞间质乃至分子间隙所构成的空间通道，与其气化功能密切相关，成为物质交换、运动发生的必要场所。⑤三焦是机体体液平衡调节系统，认为三焦包括循环、呼吸、消化、排泄诸器官的功能。还把三焦作了分工，"上焦为血循环，中焦为淋巴系，下焦为排泄系"。另外，唐宗海认为三焦是人身之油膜，王清任、张锡纯也宗此说。陆渊雷、章太炎、祝味菊等认为三焦是淋巴系统、胰腺、神经系统等。还有人提出三焦：脂膜说、胸腹盆三腔说、胰腺说等，可供参考。

最近，爱尔兰科学家 J. Calvin Coffey 提出肠系膜为简单、连续结构的证据，认为应该将肠系膜作为独立器官，相关综述发表于 2017 年 1 月 13 日《柳叶刀·肠胃病学和肝病学》杂志上，他们的发现将使"肠系膜学"成为医学研究的新领域。通往肠道的血管、神经多数分布于肠系膜，研究将可能促进一些疑难性疾病治疗的进展，如炎症性肠病、大肠癌、憩室病、心血管病、克罗恩病以及肥胖、糖尿病、动脉粥样硬化和代谢综合征。肠系膜未来将作为一个独立器官来学习研究，著名的《格氏解剖学》已经更新了其定义。中医对肠系膜及大、小网膜一直有所关注，并与三焦连接在一起。清代薛生白在吴又可"邪伏膜原证"的理念上明确指出："膜原为三焦之门户。"关于何谓膜原，薛氏认为："膜原者，外通肌肉，内近胃府，即三焦之门户，实一身之半表半里也。邪由上受，直趋中道，故病多归膜原。"《素问·调经论》也说："五脏之道，皆出于经隧，以行血气，血气不和，百病乃变化而生。"贯穿五脏之经隧是由心肺之血脉，通过三焦膜原、腠理遍布脏腑形骸，无处不有，是气血津液环流脏腑之间的沟通径路。肠系膜今后作为一个单独器官，与中医的三焦膜原建立一种对应关系，极有可能会让三焦的有形落实到解剖学上（图5-4-1）。

个人认为，中国中医科学研究院孟竞璧教授在《三焦和三焦经实质的探讨》一文中对三焦的有形与无形理解非常到位："三焦在中医理论中清楚地显示，三焦是一切有生命机体的新陈代谢过程……三焦的有形是人体所有的构件，三焦均

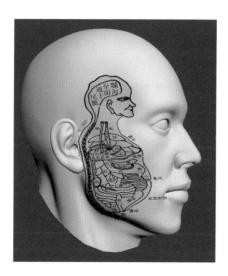

▲ 图 5-4-1　**西医的新器官-肠系膜**
与中医三焦产生相互关联

参与；所谓无形，是人体内构件修补，能量改变是不可能看见的，应该是无形的。"大三焦已经集五脏六腑于一体，所以孟教授认为有形的三焦包含"人体所有的构件"，人体所有脏腑及其附属组织均参与气化，而大三焦的气化所主导的新陈代谢中"能量改变是不可能看见的，应该是无形的。"给三焦的有形、无形说做了合理的解释，为准确全面地理解三焦提供了前所未有的视域，简单归纳：三焦的结构有形，功能无形；结构包揽全身，分为上、中、下焦；三焦的功能就是贯穿生命全过程的新陈代谢，中医谓之"气化"，升降出入，一气周流，遍历脏腑，无器不有。

五、"大三焦" 是对脏腑的高度整合

《易·系辞上》说："精气为物"，气是中国古人对世界物质本质及现象的高度概括，是天地万物统一的基础，也是万物生成的本原和存在的根据。中医对生命的认识同样基于"气"的哲学，气也是构成人体和维持生命活动的物质基础。《庄子·知北游》曰："人之生，气之聚也。聚则为生，散则为死。"生命结构与功能统一于气。《素问·宝命全形论》特别强调了气在人的生命构成中的重要地位："人生于地，悬命于天，天地合气，命之曰人。"人体是个靠外界能量输入而保持有序性的耗散结构，生命能够不断与天地外界环境进行

物质、能量及信息的交换，不断吐故纳新、自我再生的过程就是新陈代谢。

中医是以五藏为核心，精、气、神为物质基础，通过大三焦对脏腑经络气血情志的整合来完成的，最终实现生命有序和自我修复的健康目标。物理学家薛定谔在《生命是什么？》一书中说："生命有机体怎样避免腐败呢？显然的回答：是通过吃、喝、呼吸以及同化，专门的术语叫做新陈代谢。"吐故纳新是生命的本质与核心，中医术语就是气机的升降出入。《素问·六微旨大论》曰："出入废，则神机化灭；升降息，则气立孤危。故非出入，则无以生、长、壮、老、已；非升降，则无以生、长、化、收、藏。"三焦气化是维持机体新陈代谢的基础和根本，大三焦理论侧重于以元气气化为核心的整体性生命系统构建。

大三焦理论最能反映中医学的整体观，它是对藏象理论及气血津液理论的互补和完善，使人体在结构上更加趋向整体性，功能上实现整合。脏腑的整体功能不是各个脏腑功能简单叠加，两个脏腑以上的"集合行为"会引发出单个脏腑不具备的全新功能，产生从量到质的变化，这就是"整体大于部分之和"。三焦概念更像是一个中医的哲学逻辑工具，通过两次整合而统一了生命，第一次是通过上焦、中焦、下焦的概念重新配置了五脏六腑，上焦统心肺，中焦统脾胃，下焦统肝肾。第二次是把分属于上、中、下焦的脏腑组织合三为一，让三焦通行周身元气，气化五脏六腑，沟通四肢百骸，调节七情五志，通过三焦实现了中国传统医学生命的一体化，在强调整体的基础上同时还可以满足调理局部和脏腑分布的需要，可整可分，可专可统，系统比局部功能的叠加更加强大，整体会溢生出只有在系统状态才突现的功能，这样理解就更加完整准确地反映了古代中医所描述的三焦结构及功能特征，大三焦的本质也更加清晰，至此我们也明白了吴鞠通"三焦辨证"的临床实践中，为什么可以治疗温病自始至终，从上到下的全身传变，这是除三焦之外，任何单独的脏腑都无法承担的。

《中藏经·论三焦虚实寒热生死逆顺脉证之法》对大三焦的整体功能作了全面的总结："三焦者，人之三元之气也，号曰中清之府，总领五脏六腑、营卫、经络、内外、左右、上下之气也。三焦通，则内外左右上下皆通也，其于周身灌体，和内调外，营左养右，导上宣下，莫大于此也……三焦之气和则内外和，逆则内外逆。"（图 5-5-1）三焦在结构上沟通内、外、左、右、上、下，近乎全方位，在功能上具有通、灌、和、调、营、养、宣、导的不同作用。正因为三焦布相火，行气化，调升降，通行元气于全身，故称三焦有主持诸气，总司气机和统领气化的功能。三焦的气化是对五脏六腑功能的总括，是

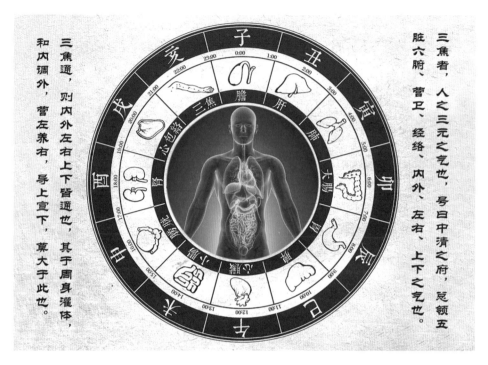

▲ 图 5-5-1　大三焦整体功能的总结

中医生命系统的整体化的表达，堪称是世界医学史上成功实现生命分析与整合的经典，值得被称之为主流医学的西医学加以思考和借鉴。西医学不仅仅在身心整合方面遇到了难以逾越的障碍，恩格尔（George Libman Engel）"生物-心理-社会医学模式"在临床的实现遥遥无期，就是在身体整合方面，瑞士学者柏斯托夫斯基（Besedovsky）提出了"神经-免疫-内分泌网络"的构想，而要得到进一步精确满意的结果也并非指日可待。

近代医家张锡纯提出"人生之气化以三焦部位为纲"，他在《医学衷中参西录》说："人之一身，皆气所撑悬也，此气在下焦为元气，在中焦为中气，在上焦为大气。"三焦气化过程是一个多因素参与的过程，以通行元气为主轴，一气周流，木升金降，水火相济，中土斡旋，调控五脏六腑、四肢百骸、五官九窍、五志七情。气化的整体运动体现了中医对生命本质的深刻理解和准确把握，三焦就是人体气化运动的执行者和推动者。从大三焦理论的整体思维格局作为切入，来治疗和干预人体脏腑的各种常见疾病及部分疑难病是中医学研究的一个重要研究思路，对针灸、中药、气功、推拿、按摩皆有裨益。

如果说以阴阳五行学说为核心的藏象理论的整体性原则还具有浓厚的哲学色彩，三焦理论所表达的系统思想则完全是根据人体生命的特点为中医学量身定做的，从哲学回归到了医学。大三焦把人体全部空间看作一个超大脏腑，以气化为主轴，贯穿新陈代谢活动的始终，升降出入，无器不有，统合五脏六腑，抓住了生命的本质，是中医学对生命整合的一个成功典范，三焦的功能实际上是整合了五脏六腑的集合功能，我们把这个整体意义和格局的三焦称为大三焦，与之相匹配的三焦理论也应当不隶属于藏象理论之下，大三焦系统是平行于藏象系统完整的独立系统，大三焦理论的学术地位和价值应当重新发掘、评估和得到更进一步的提升（图5-5-2）。

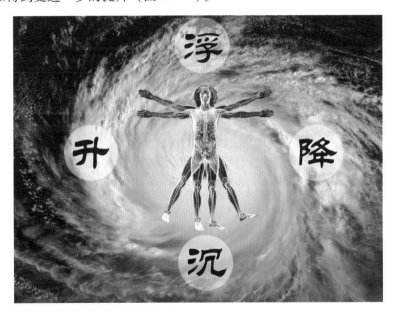

▲ 图5-5-2　三焦参与人体气机升、降、沉、浮的过程

六、大三焦与颊针

颊针研究的过程中，最为困难的阶段是确定内脏对应点，好多年都理不出头绪，刚开始按耳针研究思路把解剖器官对应到全息点，无论怎么排列，临床治疗重复性都不理想。不管是扩大治疗病例，还是多点轻刺激或一点重刺激，都无法取得可重复性的满意效果，重刺激也让病人不堪其苦，一度陷入低迷，非常怀疑这个系统是否只是幻想的产物。山重水复疑无路，柳暗花明又一村，

中间将近两年的时间，开始应用中医脉诊的左边心肝肾，右边肺脾命，作为内脏研究的新思路，逐渐进入佳境，效果和稳定性开始有所提高，但是有时候还会觉得不尽人意。直到最后看到中医三焦理论的各种论述后深受启发，特别是《中藏经·论三焦虚实寒热生死逆顺脉证之法》："三焦者，人之三元之气也，号曰中清之府，总领五脏六腑、营卫、经络、内外、左右、上下之气也。三焦通，则内外左右上下皆通也，其于周身灌体，和内调外，营左养右，导上宣下，莫大于此也。"犹如醍醐灌顶，顿时明朗。大三焦总领五脏六腑、经络营卫、传达内外、连接左右、贯通上下，中清之腑发挥着强大的气化功能和通道作用，三焦运行通畅则表里、上下、内外通达，三焦元气通道运行不畅或衰退，就会导致全身或局部的气机壅滞、气血不通而百病丛生。三焦以气化为主轴，贯穿了人体生命活动的始终，升降出入，无器不有，抓住了生命的本质。渐渐让我领悟到，中医的五脏研究应当以整体方法为切入点，五脏一气，三焦合一。当不再按西方生理解剖的系统和器官的还原论思路去各自为政地分散研究时，才走出了死胡同。于是最终决定启用三焦来囊括脏腑功能，颊针系统雏形至此初步形成，2000年立项并通过甘肃省科委成果鉴定。可以说正是有了对中医独特的三焦理论进行重新解读，才给颊针提供了全身整体调节实施的可能性，这就是颊针选择三焦为调节内脏核心穴位的初始根据。

颊针疗法以三焦为调节脏腑及全身的入手点，在临床上选取三焦穴治疗疾病，提纲挈领，力简效宏，锁定病机目标，既可对局部病理有的放矢，又可一气周流通调全身，符合中医的整体观，理论清晰明了，实践可操作性强，是临床治疗的重要靶点。腹部是三焦病机反应比较集中的部位，《灵枢·邪气脏腑病形》说："三焦病者，腹气满，小腹尤坚……留则为胀。"三焦的气化异常，则会导致全身气机不畅而百病丛生，大部分慢性病会出现腹部不同部位的胀满、气结、痞硬的病理征象，情绪异常带来的心身性疾病也会在被西方医学称为"第二大脑"的腹部出现反应，医者可以通过双手触及而判别，对于正确掌握三焦病机意义非同一般，我会专门在腹诊内容中介绍。三焦病理主要是情志不畅导致的气郁不通为主，久之血瘀、痰饮、湿浊、粪结等积聚腹部；三焦的元气不足，推动无力，也会引起气化失常，三焦不畅。生命之核心就在于气，有气则生，无气则亡，气机不畅乃是百病之源，故调畅三焦气机实为治疗一切疾病的根本大法（图5-6-1）。治疗三焦，实证通调并用，满则泄之，菀陈除之，通则不痛。虚证温煦五脏，气化有序，充盈元真，人即安和。

对中医传统三焦理论的重新解读和再提炼为颊针疗法的有效实践提供了思维上的指导，颊针的实际运用也进一步印证了三焦理论的潜在价值。然而，大三焦理论并不是为颊针疗法量身定做的，而是我在临床研究遇到瓶颈，大困大惑时，回归到理论的学习，重新研读中医经典才逐步走出了实践的困境，理论的学习是实践不能代替的。针灸无论传统、现代，都应当是理、法、方、穴、术、器六位一体的完整系统，在一个具体针法系统中理论是起灵魂主导作用的，也是其他要素终究不能替代的，理是纲，其他是目，评价一个新的针灸疗法是否

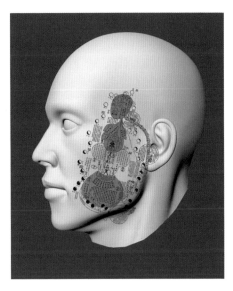

▲ 图 5-6-1　**百病皆生于气，调三焦气机为颊针治病的根本大法**

完善，除了可靠的疗效这个根本前提以外，对每一个要素都要进行深化研究，最后才能形成完整的体系构建。颊针也还在继续探索的路上，本书就是为了抛砖引玉，让更多的有识之士共同参与，将这个体系逐步完善。至此我有些小小的感触，中医理论的挖掘和解读离不开临床，最终也必须回归指导临床，解除临床困惑，使疗效得到提高，方能彰显出理论的指导价值和意义，才是一个完整的研究，也是理论研究的目的所在，我们当今所处的年代，最缺乏既能继承传统、又有时代新意、还能贴近临床的理论，理论研究不能苛求和依赖少数搞理论研究的专家，更多来自临床需要，临床医生也需要具备一定的理论思维和创新能力，会更有利于中医针灸整个学科的快速发展。

中医学大三焦将人体的各个部分与局部有机的联结为系统化的整体，同时又能分解和还原到局部，成功地建立了一个关于人体气化状态的理论模型，理论上有逻辑性，临床上有可操作性。最后，用多伊恩·法默（J. Doyne Farmer）和贝林（Aletta d'A Belin）的话作为本章的结束："生命是时空中的一种模式，而不是特殊的物质客体。对生命来说，重要的是模式和各种关系的集合，而不是特殊的原子实体；生命的组成部分之间相互依赖，这种相互依赖维持了生物体的统一性。"

第六章

心身理论解读

一、心身医学历史梗概

"心身"的概念可以追溯到古代文明中的希腊、中国、阿拉伯及印度的传统医学和哲学思想，而东西方在早期心身都保持着紧密的联系及相互作用。如今，一枝独秀的中医学依然一如既往地坚守着"心身合一"的传统，而西方医学近代在机械还原论哲学指导下走向生物医学模式，导致"心"与"身"的彻底分离，并由此产生了越来越多的问题、困惑及不可逾越的障碍，许多疾病像高血压、糖尿病、支气管哮喘、神经性皮炎及各种各样的癌症等，既无法彻底治疗又无法有效预防，医学研究也在不断分化的细节知识中失去方向，现代西方心身医学就是在这种背景下产生。

欧洲是西方心身医学的主要发源地之一。1918年，德国精神科医师海恩罗特（Heinroch）在《睡眠障碍》一书中首次提出"心身"（psychosomatisch或psychosomatik）的概念。其后，欧洲各国的学者对心身医学问题进行了许多研究，1922年，德特斯切（Felix Deutsch）提出"心身医学"（psychosomatic medicine）概念。1925年，奥地利医学家斯科沃滋（Schwarz）在其主编的《躯体症状的心理因素与精神疗法》一书中着重论述了心身之间的相关性。1943年，哈利得（Halliday）提出"心身疾病"（psychosomatic disease）概念。特别值得一提的是奥地利医生及精神分析学创始人——弗洛伊德（Sigmund

Freud，1856-1939），他认为：在我们的意识之下有广泛的无意识的世界，意识只是浮露出海面的冰山一角，而无意识是水下冰山（图6-1-1、图6-1-2）。在无意识世界里被压抑的心理矛盾支配着意识活动，被压抑的心理矛盾源自儿童时期的家庭环境和生活环境，由于当时意识中的愿望没有得到满足，因而被压抑而进入无意识世界，因此，潜伏到了成年时即成为神经症的精神症状或心身症的躯体症状。弗洛伊德非常重视情绪与躯体的联系及躯体疾病发生中的重要意义，他关于心理发展、内部冲突和无意识动机的理论，启发并推动了心身医学的发展，精神分析学成为心身医学的理论支柱之一。

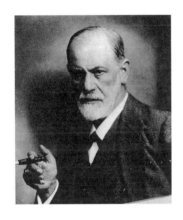

▲ 图6-1-1　奥地利医生及精神分析学创始人：Sigmund Freud

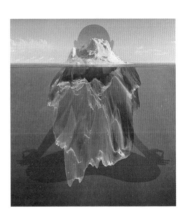

▲ 图6-1-2　意识只是浮露出水面的冰山一角，无意识则是水下冰山

　　另外，欧洲的心理分析学家Helen Flanders Dunbar（图6-1-3）和FranzAl-exander（图6-1-4）在30年代移居美国后，成为心身医学研究的先驱人物，他们结合美国心理生物学派的整体论观点，认为人的性格特点和某些特殊疾病之间存在一定相关性。提出了"经典的心身疾病"或"神圣七病"（图6-1-5），具体包括：原发性高血压、十二指肠溃疡、溃疡性结肠炎、神经性皮炎、甲状腺功能亢进、类风湿关节炎、支气管哮喘。目前人们把心身疾病分狭义和广义两种，狭义的心身疾病是指心理社会因素在发病、发展过程中起重要作用的躯体器质性疾病，用躯体化机制转化来解释少数病因和发病机制不明的躯体疾病。广义的心身疾病指：凡是疾病的发生、发展、治疗、康复各环节有受心理社会因素影响，引起躯体性器质疾病和功能障碍者，都属心身疾病，几乎涉及全部精神障碍与全部临床躯体疾病及功能性障碍。心身医学所强调的是医学各科都应该从心理和身体两个方面同时去探讨生命与疾病的形成模式，从心身一

体化的角度研究人和疾病，彻底走出生物医学的有限模式，实现医学的一场真正的革命。中国传统医学由于本身就始终贯穿着"心身合一"的理念，几千年连续不断的临床实践和经验总结，如果能够用现代语言加以规范，同时补充医学及心理学、精神分析中有用的知识细节，去粗取精，去伪存真，之后完全可以为现代心身医学提供大量的临床借鉴和理论参考。

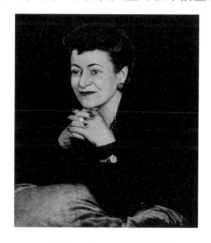

▲ 图 6-1-3　心理分析学家
HelenFlandersDunbar

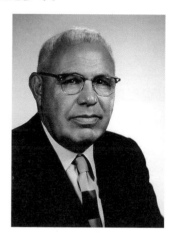

▲ 图 6-1-4　心理分析学家
FranzAlexander

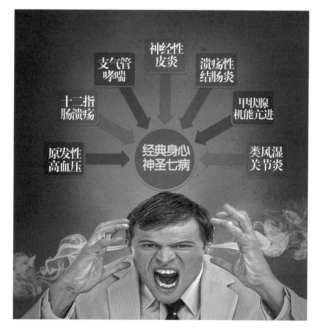

▲ 图 6-1-5　经典心身疾病的"神圣七病"

二、心身医学的意义

医学研究的是人的健康和疾病，人的生命所呈现的不单是一种生物性的自然状态，同时也包括社会、心理状态。什么叫健康？健和康是两个概念，健是健硕、体健，偏向躯体；康是讲安宁，是心安，侧重精神。健康是躯体与精神的完美状态。由于人是一种很复杂的综合生命体，其健康也就涵盖了多维内容。世界卫生组织（WHO）早在1948年成立的宣言中就明确指出："健康是指身体上，心理上和社会上的完美状态而不仅是没有疾病和虚弱的现象。"1990年WHO对健康的阐述是："在躯体健康、心理健康、社会适应良好和道德健康四个方面皆健全。"人类的疾病有躯体的，也有心理的，心身本为一体，躯体疾病可引起心理的应答，心理的疾病也可以引起躯体的反应，二者是可以相互影响的，前者称为心理疾病躯体化，后者叫做躯体疾病心理化。心身二者之间从来没有鸿沟，相反的是一刻都没有分离，心身两分是过去西方人的思考分析方法的产物，所观察的结果并不是生命本源的自然再现，好在这一切正在改变。

心身医学是将生物医学、心理学及精神分析、社会人类学、脑科学等学科的基础研究及健康理念相互整合而最终形成新的医学范式，心身疾病遵循"身心-心身模式"，它是躯体疾病的心理-生理共同联合反应，其发病及经过与心理社会因素密切相关的，并有器质或功能障碍的完整病理过程。心身医学的兴起实际上是对生物医学的反思、挑战和一定程度上的否定。心身医学研究人类疾病是把心身疾病看作先天体质遗传、后天错误成长学习和内外环境因子刺激共同作用的结果。不仅要研究人体各种心理生理机制，也要研究病人的遗传、成长经历、家庭关系、人格特征等。这种涉及生物、心理和社会多因素的观点正符合美国恩格尔（Engel）所提倡的"生物-心理-社会医学模式"。许多目前医学界棘手的疑难病，像原发性高血压、心律失常、消化道溃疡、肠易激综合征、偏头痛、支气管哮喘、帕金森病、慢性疲劳、全身慢性肌纤维质炎、类风湿关节炎、湿疹、神经性皮炎、肥胖病、厌食症、贪食症、烟酒毒品依赖症、性功能障碍、不孕症、甲亢、各类肿瘤等其实都是最为常见的心身性疾病。越来越多的研究发现：由心理因素导致的身体疾病，是造成现代人死亡率升高和许多疾病难以防治的重要原因，生物医学模式越来越难以突破自身的局限，在疾病原理解释和临床疗效继续提高上陷入双重危机。

　　需要强调的是心身医学从建立的那天起，就不是医学或心理学的分支学科，它的最终目标就是促成由各个不同专科组成的整个医学思想发生根本性的改变，逐步转换成生物医学模式主导的临床医学，摆脱以器质性疾病为中心的生物医学模式，把躯体和精神有机地整合在一起，把"生物-心理-社会医学模式"从书本上的理想变为真正的现实。由于指导思想的改变，心身疾病的范围不断扩大，心身疾病成了包纳许多疾病的集合概念，在这个大框架下，医学面对的不再是一个个孤立的疾病。在采集病史时，除了主诉及现病史外，应通过诊断性晤谈，尽可能详细了解个人就医动机、成长经历及当前工作、生活环境，经济、社会、政治状况，一般文化、教育、宗教背景，价值观、个人意愿、重大生活事件、日常困扰，甚至个人隐私。医生开始关心病人的心理社会因素并重视培养医生病人之间的信任关系和就医氛围，对取得的资料信息进行分析、归纳、总结、补充。从关心人的疾病提升到关注生病的人，实现多维度（躯体、情绪、思维、行为、信念、社会支持、职业、环境）的健康综合评价，同时，医学合作团队从各个临床专科扩纳了心理、精神分析、整脊、顺势、针灸、草药、催眠等专业，心身医学从对疾病的关注全面上升到对人的健康全方位关心。目前来看，上述医学的服务和职能的这些变化虽然进展缓慢，而且还存在着各种传统习惯造成的种种阻力，但心身整合乃大势所趋，它毫无疑问代表着医学的未来和最终发展方向。

三、形神合一是中医学的优势

　　心身问题不仅是西方医学和心理学必须面对的一个难题，也是西方哲学史上一个重要而棘手的命题，处理不好躯体与心理的相互关系可以说是西方的痼疾之一。在某种程度上来讲，心身关系问题正是中西医学争论和分歧的焦点之一，具体说就是"心身一体"和"心身二分"的不同。中医学受中国传统哲学的支配和影响，将心身关系辩证地放到健康、疾病和预防的各个方面，从人与自然、人与社会、人与人、人与自我之间的关系中去观察、认识、解决问题，这是中医学最重要的学术特征。而西方生物医学受笛卡尔"二元论"哲学思想的影响，以器质性疾病为中心而不是以人为中心，其根本特征是"心身二分"。这种"心身二分"的医学是以人的肉体为对象，而不是以人的身心整体为对象，把人看作活着的机器，有意回避了心灵精神对健康的重要影响，于是，形成"机械-生物医学模式"。

心身医学在西方还是个新理念，然而，"心身合一"在中国哲学及中医学中则有着悠久的传统，不仅是中医理论中重要的学术思想之一，也是中国哲学整体观的核心概念之一。早在先秦时期，中国思想家就已重视形神关系问题，《庄子·知北游》提出："精神生于道，形本生于精，万物以形相生。"南北朝的范缜在《神灭论》中概括总结为："神即形也，形即神也。是以形存则神存，形谢则神灭也""形者神之质，神者形之用；是则形称其质，神言其用；形之与神，不得相异也"，从而奠定了"形神合一"的中国古代哲学基础，这一思想对中医学产生了深远而积极的影响。《内经》的五脏情志论是研究情志活动与脏腑关系的理论，人体形与神相互依附，不可分离，形是神的藏舍之处，神是形的生命体现。形神合一是生命存在的保证，而一个健康的身体必须是形与神俱。比起西方文化强调躯体的重要性，中国文化及医学更加重视养心，健康很大程度上取决于心态。《素问》的首篇"上古天真论"就在健康长寿的人群中又划分了真人、至人、圣人、贤人四等，心理修炼水平越高越能健康长寿，对现代人也有非常重要的启发意义。《黄帝内经》从不同角度对人体做了分类，《灵枢·通天》和《灵枢·阴阳二十五人》分别提出了"阴阳五行人"和"阴阳二十五人"，概括了人体的复杂类型，情志因素是否诱发疾病或易发何种疾病，与个体禀赋及体质差异直接相关。

中医把"七情"作为疾病产生的内因，情志过度可以内伤五脏（图6-3-1），《素问·阴阳应象大论》中提到："人有五脏化五气，以生喜怒悲忧恐"，而《灵枢》确定了心在精神主导中的绝对地位："心者，君主之官也，神明出焉""悲哀愁忧则心动，心动则五脏六腑动摇"。而且进一步将情志与五脏直接匹配，形成了独一无二的"五神脏"理论，心主神、喜伤心，肝主魂、怒伤肝，脾主意、思伤脾，肺主魄、悲伤肺，肾主志、恐伤肾。《素问·举痛论》进一步阐述和表达了不同情绪的致病病机："怒则气上，喜则气缓，悲则气消，恐则气下""惊则气乱""思则气结"。还按照五行相克关系，在《素问·阴阳应象大论》中创造性地提出了情志相胜理论："恐胜喜""喜胜忧""悲胜怒""怒胜思""思胜恐"，为临床诊治情志疾病提供了依据。与此同时，中医很早就注意到心理疏

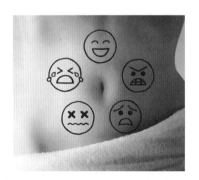

▲ 图6-3-1 《素问·阴阳应象大论》："人由五脏化五气，以生喜怒悲忧恐"。

导的重要性，在《灵枢·师传》中提到："人之情，莫不恶死而乐生，告之以其败，语之以其善，导之以其所便，开之以其所苦，虽有无道之人，恶有不听乎？"可以看作最早的中医心理疏导理论。《素问·移精变气论》还提出："古之治病，惟其移精变气"，移精变气是通过转移患者的精神意念，排遣情绪，改变心志，创造一个治愈疾病的心理内环境，除古老的祝由方法之外，对针灸、中药、气功也有直接的指导和影响。

传统中医学在面对病人的躯体的同时也强调精神与能量层面，真正高明的中医，是自觉地在整体的思维上研究有病的人，以及导致疾病的各种体内外环境因素，抓住人体整体病机，从心身两方面入手，对患者的形、气、神进行三位一体的治疗和调理，总体目标是"以平为期"，从而保障有质量的生命获得健康、愉悦、长寿和尊严，这是我们应当坚持的优势。时至今日，中医"心身合一"的传统思想不仅没有过时，而且依然具有前瞻性的指导作用，并在中药、针灸、气功、导引、推拿方面提供了大量具有临床可操作性的方法和经验，这是中国老祖宗留给后人及世界的丰厚遗产和红利。当西方医学、心理学与精神分析竭尽全力相互整合为一的时候，中医只需要在"心身合一"的路上继续走下去，因为中医学研究的生命自始至终都是"形-气-神"一体化的整体生命，无须更替医学模式。我们不得不说，先秦哲学为中医学的顶层设计赋予了大智慧，"象思维"催生的中医学是对生命长期、动态、整体地观察而形成的体系，才有了中医学两千年的稳定模式，要想打破和更新这个体系，除非有更好的哲学思维重新构建其基础。中医教育强调经典的研读和学习，是必需的传承。中医西化，无视自身的特点，给我们留下沉重的教训，创新和发展不能是无本之木，无源之水。

心身性疾病在现代疾病谱中的比例逐渐扩大已经是不争的事实，心理疾病的躯体化同躯体疾病的心理化的现代认知与实践早已在事实上彻底打破躯体与精神之间的鸿沟，心身走向统一乃大势所趋。中医针灸有不同的学派和治疗技术，都建立在调理脏腑气机的基础上。气是中国哲学和医学的特有概念，通过气可以联络沟通躯体与精神，将形、神连接为一个有机化的整体，使身心疾病的治疗具有可操作性。中医针灸是治疗身心疾病非常好的疗法，身心医学的视野也提升了我们对传统中医学的理论和实践的自信。医学的先进与落后，最终由临床效果说了算，对常见病的稳定效果和疑难病的突破是临床医学发展的必由之路和共同方向。用现代化的价值范式和语言诠释、转化以重新表达中医心身医学思想的深刻内涵，无论对正在现代化道路上发展的中医，还是需要转型的西医学，都是一件十分必要的事情。中医在宏观道路上的正确并不代表着完美，要虚心向西方医学、心理学及精神分析学习和补充必要的细节知识，不仅要承前，而且还要启后，同时为心身医学的具体实施提供有价值的参考并做出精彩的示范，这是我们这一代中医需要完成的工作。

四、应激是扩大病因视野的关键

Stress（应激）这个词汇是我在法国工作后，每天都要遇到的病人主诉，由于应用的频次非常高，意义所指的范围也非常广，比如：工作压力、夫妻关系紧张、恐怖袭击、交通堵塞、邻居噪音、子女学习与健康、天气异常、工作效率不高、考试压力、表演或演讲压力、宗教或文化冲突、经济停滞、失业等等（图6-4-1），都会用到这个词，我常常是一头雾水。为了弄清 Stress 所表达的确切含义我翻阅了几乎所有能查阅的词典和百科全书，也请教了不同专业的人对它的理解，将所有的答案和解释汇集在一起，依然不能勾勒出 Stress 的清晰轮廓。2005 年我在巴黎五大专门研读了 DU Aspects biologiques et psychosociaux du stress（应激的生物与社会心理方面研究）文凭，听了法国最好的研究心理应激的专家们从不同学科领域阐述各自对应激的认识，我才比较全面地领

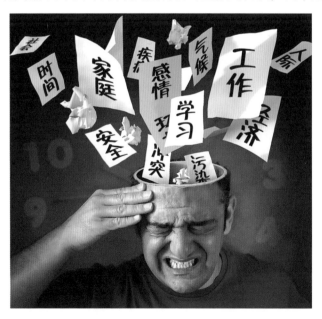

▲ 图 6-4-1　环境中充满中各种让人产生 stress 的应激原

会到应激的基本内涵。从此这个词汇在我的脑子里扎了根，它是我在西方学到的一个最有价值的词汇之一，也成为我的一个重要思维工具，从而将我所学的中西医学和心理学和医学简洁而有机地连接在一起。

Stress 在医学、生物学和心理学领域译为"应激"，对民众的通俗解释为"紧张"或"压力"，这是 21 世纪人们所面临的最普遍问题。应激理论自 20 世纪 20～60 年代，经美国的坎农 Walter Bradford Cannon 与马森 John Wayne Mason、加拿大的薛利 Hans Selye、法国的拉扎鲁斯 Richard S. Lazarus 等重要人物创立和发展，他们在学术上共同提倡多因素发病论，认为除了生物、遗传、理化因素以外，人体内在意识层面上的情绪、思维、社会及自然环境也起重要作用，每个个体对不同刺激有特定的躯体、认知、情绪、行为等生理心理联合反应，同时也强调神经、内分泌、免疫等生理环节和个体易感性引起的多种反应，当上述被称为应激原的内外刺激强度超过了机体调节适应的能力，就会导致机体的非特异性全身应激反应。所谓应激反应的医学解释是指：当生命个体受到外界不同类型应激原刺激后，信息传至下丘脑，分泌促肾上腺素释放因子，然后激发蓝斑-交感-肾上腺髓质系统和下丘脑-垂体-肾上腺皮质系统功能亢进，使心率、血压、体温、血糖升高、呼吸加促、肌肉紧张度、整体代谢水平都发生显著变化进入的心身特殊状态，主要包括自主神经反应、内分泌反应和心理情绪反应，人能够在很短的时间内充分调动自身的最大潜能，常常会表现出一种超乎寻常的力量，以应付所遇到的紧急情境。下丘脑-垂体-肾上腺这三点一线形成了人体的应激反应中心。碰到危机时，它们分泌"去甲肾上腺素""肾上腺素"等压力激素，在激素的作用下，身体中的各种"资源"被重新调配，减少消化、免疫方面的供给，将重心放到心脏的供血和肌肉的运动中去，以让我们迅速应对来自环境的各种危机。

我们把能够引起应激反应的各种内外环境刺激因素统统称为应激原，它有生物性、物理性、化学性、社会学、地理性、气候性、心理性、文化性、生态性等等，而这些外在环境刺激因子（事件或情境）本身是一种潜在应激原，只有当刺激事件打破了有机体的平衡和负荷能力，或者超过了个体的应对能力，就会引发人的心理、生理及行为病理反应，才能转化为对个体有真正意义的病理应激原。每一种应激原，必须达到一定强度才能够激发应激反应。不同的人刺激阈值不同，对于同等强度应激原的反应可以有明显的个体差异。

应激反应分为两种，良性应激（eustress）也称正面压力、积极压力，应激原的作用轻而短暂，将动员机体的非特异适应系统，增强机体的适应能力，对机体有利，还能够提供个体前进的心理动力。据研究，人的潜能激发百分之七十是靠压力，并将此称为良性应激。还有一种是劣性应激（distress），应激反应速度快，应激原的作用强烈而持久，超过了机体的负荷限度时，将耗竭机体的适应机制和适应能力，从而导致不同程度的躯体及心理障碍，此种应激称为劣性应激或应激障碍。然而，这种区分只是相对的，二者没有泾渭分明的界限，与个体状态以及反应水平有关。要注意到每个人的个性特点及机体的生理状况，这就可以解释在同样的应激作用条件下，并不是人人都会出现身体及精神障碍，而只是其中一部分身心敏感的人患病，说明人体的应激反应有个体化的特点。根据实验，当一个健康的人面对或者接触各种应激原，他会通过加强适应力来提高自然免疫能力，但有时也会对特异性免疫力功能有一定的抑制性。相比之下，当健康人面对现实生活的各种慢性压力，他会有双相性的免疫反应，会对细胞产生局部性的抑制和体液功能的非特异性炎症。

应激障碍的具体分类如下：①急性应激障碍：目击或亲历或回忆恐怖情境（涉及伤亡）。②创伤后应激障碍。③适应障碍：因适应不良、易感素质对日常应激原产生超常反应。④慢性应激障碍。对人体产生危害大的是慢性应激状态。有研究表明，长期慢性的压力状态下，因长期性心理应激所引发的各种相关疾病的发生率越来越高，发生人类多种重大致死性疾病的重要病因和诱因都与之相关。当应激因子过多或应激时间过长时，可以导致生理功能渐进性紊乱，进而引起精神疾病、心脑血管疾病、消化系统疾病和免疫内分泌系统功能紊乱等一系列疾病。人在长期压抑、愤怒的过程中，由于应对方式的不同，可以出现两种结局。如果把愤怒投射到了外界，比如投射到给自己造成愤怒的对象上，或可以倾泻情绪的对象上，则可能会对其产生报复性攻击的冲动。如果在慢性应激中把愤怒投射到了内部（即自我），则会因为过度压抑而降低自己的免疫力，久之则会出现高血压、神经性皮炎、哮喘、肿瘤等心身疾病。太多的压力或者应对不足，如外界应激因素已消失时，身体应对不能及时关闭，导致迟发型的机体功能障碍及形态损害加重恶化。而慢性的压力状态是缓慢的、不易觉察的，但在时间累积到一定程度之后，可以在很微不足道的诱因下产生严重后果，就像俗语中讲的：一根稻草压死一头骆驼。虽然压力长期以来被认为与胃溃疡危险有关联，但是幽门螺杆菌感染与胃溃疡关联的发现，让医生更少注意胃溃疡的各种心理因素。法国巴黎第五大学的简皮尔·舒斯特2010年的一项新研究发现，患有人格障碍的人罹患胃溃疡的风险增加5倍。

应激原的概念大大突破了西方医学传统的病因学视野，可以说是病因学认识上的一次飞跃，这是我个人学习应激理论的最大体会。有趣的是，如果我们尝试将通常意义上的各种疾病诱发因子都叫做应激原，这个概念已经非常接近传统中医的三因学说的病因（出自《三因极一病证方论·三因论》。六淫称为外因；七情称为内因；饮食不当、痰饮瘀血、劳倦过度、慢性传染病、外伤、虫兽伤、溺水等其他病因成为不内外因），应激原将一切自然环境、社会环境对生命发生影响的各种致病因子一网打尽。你会惊奇地发现：中医、西医和心理学不同学科所关注的不同致病因子通过应激这个非特异性反应平台，三者的界限很轻易就被打破了。从应激原的角度思考疾病的病因学，无疑是对分门别类的复杂致病因子的高度概括和简化，任何疾病的发生都需要通过应激这个非特异性的反应平台突然或缓慢地过渡到疾病的病理平台，所谓的非特异性是指无论致病因子有多么的不同，机体作出的反应和对抗都会具有相对的共同性。经过应激反应之后的病理转换，则每个患者的症状和体征都会从个体各自薄弱的系统和器官表现出来。比如：巴黎 2015 年的恐袭事件，虽然是同一个恐怖暴力袭击应激原，有人因此出现腹胀、胃痛、烧心等消化系统障碍，有人皮肤出现大量湿疹，有人表现为失眠头痛和情绪低落，有人出现全身肌肉紧张和腰背疼痛，有的妇女出现月经紊乱甚至停经，有人出现胸闷、心悸、血压不稳。应激原相同，但每个人都具有以个体性为特征的多样化反应，应激产生的躯体化和心理化使疾病的复杂多元表现得到了简化和统一的解释，让我们从混沌的无序中找到了内在规律。

同时我们也看到应激在疾病发生过程中，不仅有适应代偿和防御的积极作用，而且它本身也可以引起病理变化，造成器质性病变，即便多数时候还达不到疾病的诊断标准，也可视为疾病前期，或者称为亚健康状态，也就是中医所说的"未病"，这种超前诊断和治疗有非常积极的意义，就是可以把问题发现并解决在疾病的萌芽中。中医"证"的认识往往比西医"病"的认识超前，由于诊断的提前，治病端点也前移，往往在最佳治疗期介入，效果及预后理想，节约了大量的社会医疗成本，而这恰恰是发达国家最为头痛的社会问题之一，对发展中国家的意义更加重大。把人完全还原到与之不可分割的大生态背景中，其视野已经从关注人的疾病发展为关心有病的人，以及形成疾病的一切自然、社会大生态环境。这一点，心身医学与中医学的"大医医国，中医医人，下医医病"的境界，有着深层次的共同语言。机体的应激反应导致的病痛和障碍无论来自躯体还是心理以及行为，都是心身医学的研究和治疗对象，而不应该像以前将身体和心理分而治之。应激概念指导下的疾病视野也让医学更加化繁为简和井然有序，也让医学更加富有人性和关爱。

五、躯体化是认识疾病的新视角

在躯体疾病中，其发病及经过是与心理社会因素密切相关，有器质或功能能障碍的病理过程，我们将此称为心理疾病躯体化。心身疾病主要表现于自主神经及迷走神经支配的器官，受情绪因素影响而导致各器官生理变化。若变化过度或过久易致功能障碍，就成为心身疾病，其特点为与心理应激，内心冲突关系密切，且有器质性变化。心理疾病躯体化的深层原因在于患者生病之前所累积的心理问题长期得不到有效解决，不断在潜意识里产生的内源性心理冲突，干扰了自主神经和迷走神经系统和免疫-内分泌系统功能，从而诱发了不同生理器官的躯体症状和病理变化。用躯体化症状置换而降低对内心不愉快的心情的感受，最常见的临床表现就是肌肉及关节疼痛、消化道溃疡、皮肤病变、血压及心律失常、各类过敏、性功能紊乱、内分泌功能紊乱、饮食行为异常、烟酒毒品依赖等，通过减轻由某种原因造成的悲伤感、焦虑感、负罪感等，最后间接达到压制和部分缓解心理痛苦的目的，暂时性摆脱和部分转移了源于自我的内在个体心理冲突带来的痛苦困境。

来自 WHO 心理问题协作研究中心评估共病模式，心身疾病的共病结构模型是由内化性疾病谱系和外化性疾病谱系组成，为心身医学疾病提供了新的解释（图 6-5-1）。该模型被认为是一种结构性模型，因为人格结构（内化性和外化性谱系）和多种常见的心身疾病相互关联，有助于解释"为什么常见的心身障碍临床表现出特异性的共生共存模式"。按照此模型，内化性障碍可以理解为一种向内表达负面情绪，与自身形成冲突的倾向，表现为抑郁、焦虑等心身障碍的综合征；同样，外化性障碍可以理解为一种向外表达负面情感，与他人和社会形成冲突的倾向，表现为包括例如反社会行为、物质滥用、冲动暴力等问题的综合征，这个"内化-外化共病结构模型"对情绪和行为的形成有一定的解释力。包括抑郁、疑病、神经衰弱、焦虑担心、焦虑觉醒及危险使用酒精，各种疼痛躯体化症状（腹、背、关节、上下肢、胸部及头部等部位），以及胃肠道、心肺、神经系统、泌尿生殖系统及皮肤等一般医学无法解释的症状。可以内化投射表现为抑郁、躯体化、疑病神经衰弱、焦虑担心及焦虑警觉。

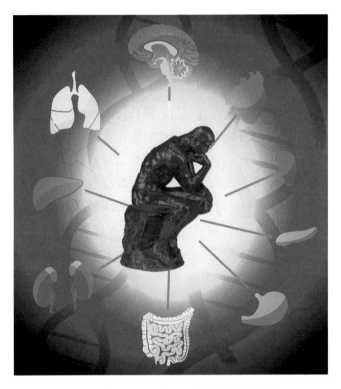

▲ 图 6-5-1　**心身内化-外化共病结构模式**

　　美国精神病学教授克雷曼 Arthur Kleinman 认为：心理疾病躯体化是一种生物-心理-社会三方面的同步演化，经由这一过程，用躯体症状来表达和解释个人和人际间的种种问题，而且表现为躯体症状。躯体症状是情绪压抑和心理冲突的转移，换言之，患者出现的是躯体症状，表达的则是社会、心理方面的问题。情绪是最常见的心理反应，由于人类情绪的表露常常受到特定的社会文化的制约和影响，负性情绪被看成无能、耻辱和丢面子而被歧视指责，尤其是东方文化族群，他们在就诊时很少主动提出心理问题，甚至极力否认与心理有关。通常，强调他人的心理性问题有时候近似侮辱，克制情绪常常被视为有教养，严重阻碍着情绪的直接表达与宣泄；而躯体不适的主诉则是一种容易被社会普遍接受和同情的合理途径。精神分析学家们推测这些躯体症状是深层心理冲突被阻抑转变而成的"躯体化反应"。最常见的躯体化症状是：①各种疼痛：头痛、胸痛、腹痛、两胁痛、肌肉痛、全身痛、四肢关节痛。②胃肠道感觉：疼痛、打嗝、反酸、呕吐、恶心等，神经性腹泻和肠易激综合征。③累及心血管系统的心脏神经官能症。④呼吸系统心因性咳嗽与过度换气伴有心慌胸闷、各种过敏及支气管哮喘。⑤神经系统不适可表现为头晕目眩、记忆力减退、入睡困难、假性抽搐、四肢无力、偏身感觉异常、出汗、肢体颤抖。⑥异常的皮肤感觉：痒、烧灼感、刺痛、麻木感、酸痛等。⑦性与月经方面的申诉也很常见：定期反复发作的膀胱炎、男性阳痿早泄、前列腺炎、女性性冷淡、顽固性痛经。⑧还有表现为咽部异物感、吞咽困难、失声、失明、失聪、肢体瘫痪，并可伴有明显的焦虑与抑郁情绪，相当一部分躯体不适和症状不能用病理发现来证实。躯体化反应是个体在心理应激反应下，会产生一种体验和表达躯体不适和症状的倾向。通过体内的防御机制将心理冲突表现在身体上的症状，这些症状可以理解为转移冲突的一种方式，各类躯体化病人都有一个共同点，即对精神刺激及相应的情绪激活主要采取了躯体性反应方式而不是认知性反应，而选择性地关注自己的躯体不适，甚至更愿意强调和夸大众多的躯体症状则是一种近乎本能的反应。

六、腹部为认识和治疗心身疾病的突破口

"腹脑"拥有大约 1000 亿个神经细胞（图 6-6-1），几乎与大脑的细胞数量相同，通过迷走神经及复杂的交感和副交感神经，与大脑相连，构成一个与大脑中枢直接连接的非常复杂的腹部神经网络，肠道有控制人类情感的 5- 羟色胺、多巴胺以及多种影响人类情绪的激素。95% 的 5- 羟色胺由肠道产生，它可以防止人类抑郁，调节睡眠、食欲和体温，参与修复肝脏和肺部的受损细胞，还能通过抑制骨骼形成来调节骨骼密度。腹脑不仅能下意识地储存身体对所有心理过程的反应记忆，使人的情绪、心理和腹部道胃肠道功能之间能互相影响，紧张、烦躁、焦虑、悲伤、愤怒、抑郁、亢奋等情绪都会在腹部不同部位反映出来。而且，腹脑还担负起抵御疫病的重任，"肠道淋巴组织"占人体全部免疫系统的 60%，肠道屏障还是人体的免疫屏障之一。绝大多数的消化系统功能紊乱、结肠炎、病变等都是因为腹部神经系统，而非中枢神经系统出了问题。除了胃肠疾病，高血压、冠心病、肺心病、糖尿病、肾炎也可以通过腹部调整而改善。甚至头痛、关节炎、痛风、过敏、皮肤病等全身性疾病也与之相关。腹脑也为我们开启了一扇研究大脑病理的窗口。研究发现，阿尔茨海默病患者大脑里找到的特征斑块或缠结，也同样存在于他们的肠道神经元里。帕金森病的患者体内莱维小体最早出现于肠道，继而经由迷走神经扩散至大脑。自闭症患者也容易患上肠胃病，引起这类肠胃病的，正是那些

影响大脑神经元的基因突变。如果肠胃神经系统衰退，会引起整个生命的衰退，这与中医"脾胃为后天之本"的观点不谋而合。中医认为"胃不和则卧不安"，失眠也是情绪反应，但常常通过胃肠不适间接影响到睡眠。

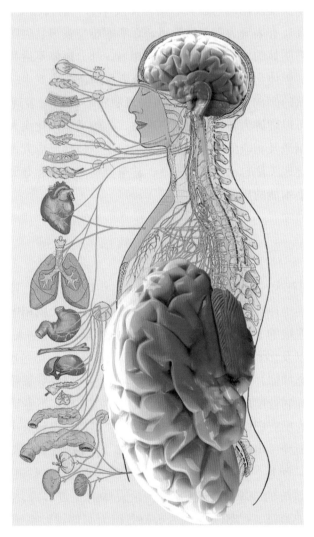

▲ 图 6-6-1 　"腹脑"拥有大约 1000 亿个神经细胞

中医认为，胸腹为脏器所藏之处所，脏腑之气血皆生发于胸腹。胸中聚有宗气，大腹又有中气充盈其中，且脾胃为后天之本，为气血生化之源；肾居脐腹两侧，又为先天之本，中藏元阴元阳，又受五脏六腑之精而藏之，所以，胸腹为阴阳气血之发源。腹部与脏腑尤其脾胃的关系极为密切，脾胃位居腹部，为人体元气生化之源，元气是健康之本，若脾胃之气受到损伤，必然造成元气衰惫。使阴阳平衡遭到破坏，脏腑经络，气血营卫等相互关系失调而诸病丛生。脾胃的升降出入失常，则清阳之气不能上升和敷布，后天之精不能归藏，饮食清气无法进入，脏腑组织无气以养，浊阴之气不能下降，废浊之物不能排出。腹部先天就是阴经聚合的地方，根据十二经脉这种分布规律，阴经与阳经在手足交接，阳经与阳经交接在头部；而阴经与阴经交接在腹部。腹部正是六条阴经聚会的地方，阴属寒，寒则凝，凝则结，结则聚，聚则不通，不通则百病丛生。《丹溪心法》总结为："气血冲和，万病不生，一有怫郁，诸病生焉。"另外外邪入侵，情志不随，脏腑失衡，气血不通，长此以往痰湿瘀毒、脂肪凝积于腹部，堵塞经隧、经脉，造成气血不通，气机升降不畅，所以说腹部积聚的成为万病的根源。

《医断》中特别强调："腹者，有生之本，百病根于此焉。"《通俗伤寒论》也指出："胸腹为五脏六腑之宫城。"腹诊，不仅仅是为了诊断腹部疾病的问题，更是针对全身状况做出诊断，它可以看作是局部给出整体缩影的全息诊断方法，所以腹诊在对于全身机体状态，尤其是心身共病的诊断有不可替代的特殊作用。正确的诊断是有效治疗的前提和保障，我在日常医疗工作中以腹诊为重要独立判断依据，不仅可以避免在接受患者问诊信息时受到误导，腹诊更加利于与患者产生良性互动，也相对客观，可以增加患者的参与感以及医患的合作与信任。难经派腹诊是以《难经》为理论根据，重视诊察胸腹间动气，将腹部分区与五脏虚位相配，辨位以定脏，以五脏为中心，调控全身气血。《难经·五十六难》曰："五脏之积，各有名乎？以何月、何日得之？然：肝之积，名曰肥气，在左胁下，如覆杯，有头足……心之积，名曰伏梁，起脐上，大如臂，上至心下……脾之积，名曰痞气，在胃脘，覆大如盘。肺之积，名曰息贲，在右胁下，覆大如杯。肾之积，名曰奔豚，发于少腹，上至心下，若豚状，或上或下无时……此五积之要法也""百病皆生于气"，疾病的产生，主要是因为气的升降出入失调，而在五脏之虚位上，则是左肝木、右肺金、上心火、下肾水、中脾土。肝升肺降、肾升心降、脾居中主斡旋，从而形成一气周流，其中任意一个环节出现问题都会影响到气机的升降出入。身体的伤害引起精神的损伤，精神的损伤又表现为身体的疾病，二者的转换均以气为媒介。对更深一层的疾病病理，《素问·六微旨大论》总结为："出入废，则神机化灭；升降息，则气立孤危。"神机是生命存在的根本，是主宰生命活动的内在调控机制；而气立则是生命通过新陈代谢得以维持的条件。二者相辅相成，共同维持着人体的正常生命，西医学的内稳态和自适应机制对此做了很好的解读。

七、颊针与心身医学

我在多年的颊针实践中深切地体会到，许多疑难病的突破思路之一，就是从心身同时入手认识和处理疾病，由此产生的实际效果常常令人意想不到。对于复杂顽固疾病我在诊断时很少从临床症状表现和体征直接得出一个最终医学诊断，而是临床推理经过一系列的中转，然后发现症状表现、病理生理过程和心理情绪之间潜在的关联，从而成为自己的诊疗常规。普通医学通常只从生物学以及形态学因素方面考虑疾病，缺乏对病人社会及心理角度的考量和评估。医学似乎有意识地忽略了许多临床过程中心与身之间的重要关联或者干脆不予理会，这是目前医疗中普遍存在的问题。心身医学的实现是完成"生物－心理－社会医学模型"向临床可操作的转换，最终改变现行的生物医学模式主导的临床医学模式，摆脱以器质性疾病为中心的思想，并从某些症状和体征中做出心身双重解读，打破生物医学和心理学各自为政的局面。在临床诊疗过程中，将患者视为合有共同诉求的合作伙伴，这种新型医患关系模式，让患者有对疾病的知情权，增加参与感，并向患者提供相应的健康咨询和教育使其自觉接受自我健康管理方面的指导建议，真正实现个性化的治疗，可促进患者在思维方式和行为方式上做出积极改变，这常常比治疗更重要。

心身疾病的根源最后都要落实到脏腑，具体到颊针疗法上，左颊心脾肝，右颊肺胃肾，各自分工，而五脏又分别可以整合为上中下三焦，上焦心肺，中焦的脾胃，下焦肝肾。颊针对三焦穴的应用，采取一体化的治疗，三焦气机通畅，患者的精神情绪也可以得到改善。有许多的患者在治疗的过程中有哭泣、叹息、入睡、欣快等不同反应，治疗结束后躯体症状改善的同时精神也出现从未有过的轻松快乐安静。头穴区域是个丰富而神秘的部位，不仅可以治疗腹部的躯体化不适，通畅人体气机，还会同时对痛苦记忆、睡眠障碍、运动障碍、知觉障碍、记忆障碍等重要身心症起到直接治疗作用。

在颊针的适应证中疼痛类疾病占据重要比例，而疼痛是一种复杂的心身体验，受情感、认知以及行为因素的影响，并且有广泛的神经生物学改变。国际疼痛研究会将疼痛定义为"一种与实际的或潜在的组织损伤有关的不愉快的感觉和情感的体验"。大量研究发现，慢性疼痛与心理压力所致的抑郁相关，患有广泛慢性疼痛者精神障碍的发生率比那些不伴疼痛者高 3 倍，高达 65%

的因肌肉骨骼疼痛而住院康复治疗的患者与慢性心理障碍有关。我们如果把这些疼痛当作肌腱炎、韧带劳损、滑膜炎、骨质增生来处理，其中一部分会解决得比较理想，一部分会很快地出现反复，还有一少部分几乎没有改善。而后面两种情况往往是不同程度的心理疾病躯体化的表现，所以在治疗方面必须涉及到心理因素、情绪因素以及相关脏腑的调理，才有可能做出满意效果。包含在躯体化症状群中疼痛症状的研究结果提示，许多医学难以解释的顽固性疼痛是心理疾病躯体化的一个重要因子，而疼痛这个看似单纯的症状有一部分恰恰是心身交叉产生的复杂性结果。

　　颊针对一般的急慢性疼痛能产生良好甚至不可思议的效果，按西方医学语境理解：除了一般的镇痛消炎作用之外，它还通过降低各种心理原因导致的持续性应激反应，解除了患者因心理疾病躯体化导致的肌肉紧张，使全身处于松弛状态，把被医学界长期忽视而又的确在慢性疼痛中扮演重要角色的心理因素巧妙地处理了。也就是说，许多慢性顽固性疼痛只不过是心理疾病躯体化的一个结果，对一部分心因性疼痛，西医学用抗焦虑药也能取得不错效果。颊针对情绪异常、心理应激状态、认知障碍、抑郁症、焦虑症等心理精神性疾病疗效是肯定的，因为颊针本身既能调气，又可治神，心身双调是颊针疗法的特殊优势之一，除此之外，哮喘、久咳、湿疹、神经性皮炎、心律不齐、痛风、不安腿综合征、慢性腹痛、结肠炎、肥胖、厌食症、类风湿关节炎等，颊针都具有明显的效果，期待将来有条件的单位部门能一起合作做进一步的研究。具体到技术层面，一个好的针灸师除了"调气"之外，还需可以"治神"，此处的"治神"不仅是医者对自身心理的调控，同时也要对患者精神层面进行诱导和支配。关于治神，我在之后的章节中会有专门介绍。如果说中医学与西医学相比还有一些高明之处，"心身同治"就是其中之一。以中国哲学为指导的中医学始终以"心身合一"为原则来理解完整的生命，中医的五脏系统同时又称为"五神藏"，它以气为自然纽带，连接和统一了人的形和神之间的关系，在调理气机升降出入的过程中，对五脏为核心的躯体及情志为代表的精神进行同步干预，使生理功能与心理状态达到有机调节、同步优化，从养生预防到治疗调理，始终强调和贯彻心身同治，这是中医学值得坚持的长处和优势，也是颊针始终遵循和坚持的原则。

第七章

颊针诊断

肌肉诊断是颊针全息层面最重要的靶点，诊断是治疗的前提，只有正确诊断才能选准靶点，取得预期效果，治疗也是对诊断的评判，如果效果不佳，有可能需要修正诊断。学习颊针要对每一块重要肌肉的起止点和功能准确掌握，这是基本功，对肌群联合运动及功能检查判断有重要意义；颊针腹诊是对内脏疾病及部分心理疾病的特殊诊断方法，与西医腹诊有很大的不同，与普通的中医腹诊也有区别，要在实践中不断积累完善。

一、常用肌肉检查

（一）颈部肌群

1. 枕下肌群（参见图 7-1-1-1）
肌肉：头后大直肌、头后小直肌、头上斜肌、头下斜肌
支配神经：枕下神经后支（颈 1 ~ 2）。
起点：头后大直肌与头下斜肌起于第 2 颈椎棘突，头后小直肌起于寰椎后结节，头上斜肌起于寰椎横突。
止点：头下斜肌止于寰椎横突，其他肌肉止于枕骨下项线。
功能：使头部旋转和后仰。

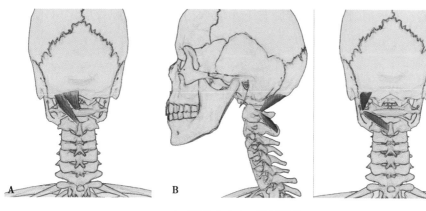

▲ 图 7-1-1-1　**枕下肌群**

A. 头后大、小直肌　B. 头上、下斜肌

2. 颈夹肌、头夹肌（参见图 7-1-1-2）

支配神经：颈神经后支的外侧支（颈 2～5）。

起点：颈夹肌起于第 3 颈椎到第 6 胸椎的棘突，头夹肌连接乳突和紧邻乳突的枕骨的一小部分。

止点：颈椎 1～3 横突。

功能：转头和伸展颈部。

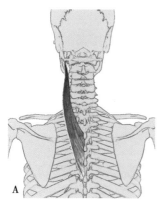
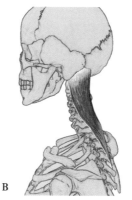
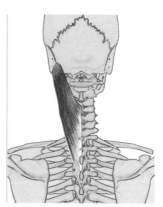

▲ 图 7-1-1-2　**颈夹肌、头夹肌**

A. 颈夹肌　B. 头夹肌

3. 肩胛提肌（参见图 7-1-1-3）

支配神经：肩胛背神经（颈 2～5）。

起点：颈椎第 1～4 横突后结节。

止点：肩胛骨内角和脊柱缘的上部。

功能：上提肩胛骨并使肩胛骨下角转向内上方，肩胛骨固定时可使颈侧屈。

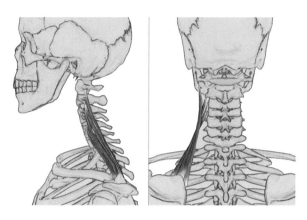

▲ 图 7-1-1-3　肩胛提肌

4. 胸锁乳突肌（参见图 7-1-1-4）

支配神经：副神经、颈 2 ~ 3 神经前支。

起点：胸骨柄和锁骨胸骨端。

止点：颞骨乳突。

功能：一侧收缩使头转向对侧，双侧收缩头向后仰。

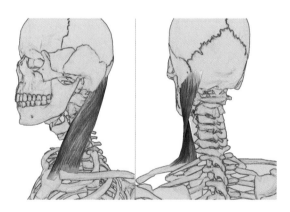

▲ 图 7-1-1-4　胸锁乳突肌

5. 斜角肌（参见图 7-1-1-5）

肌肉：前斜角肌、中斜角肌、后斜角肌。

支配神经：颈 5 ~ 6 神经前支。

起点：前斜角肌起于第 3 ~ 6 横突前结节，中斜角肌起于颈 3 ~ 7 横突后结节,后斜角肌起于颈 5~6 横突后结节。

止点:前斜角肌止于第 1 肋骨前斜角肌结节,中斜角肌止于第 1 肋骨中部,后斜角肌止于第 2 肋骨中部。

功能:一侧斜角肌收缩可使该侧颈椎侧屈、侧旋,两侧斜角肌收缩使颈前屈,颈部固定则上提第 1 肋骨和第 2 肋骨。

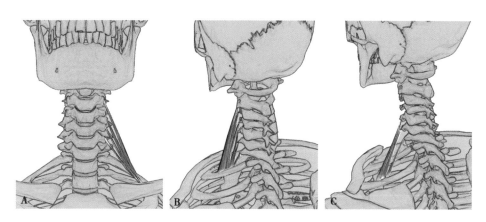

▲ 图 7-1-1-5 **斜角肌**

A. 前斜角肌 B. 中斜角肌 C. 后斜角肌

(二)胸腹肌群

1. 胸大肌(参见图 7-1-2-1)

支配神经:胸内外侧神经(颈 8~胸 1)。

起点:锁骨内侧半、胸骨前面第 1~6 肋软骨。

止点:肱骨大结节。

功能:使肩关节内收、旋内和屈曲。

2. 胸小肌(参见图 7-1-2-2)

支配神经:胸内侧神经(颈 8~胸 1)。

起点:第 3~5 肋骨前面。

止点:肩胛骨喙突。

功能:使肩胛向前下方,提肋。

3. 前锯肌(参见图 7-1-2-3)

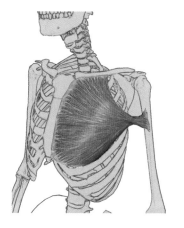

▲ 图 7-1-2-1 **胸大肌**

支配神经：胸长神经（颈 5 ~ 8）。

起点：第 1 ~ 9 肋骨外侧面。

止点：肩胛骨内侧缘和下角前面。

功能：固定肩胛骨于胸廓。

4. 腹直肌（参见图 7-1-2-4）

支配神经：第 5 ~ 12 肋间神经和肋下神经。

起点：耻骨上缘。

止点：胸骨剑突及第 5 ~ 7 肋软骨前面。

功能：前屈脊柱，降胸廓，增加腹压。

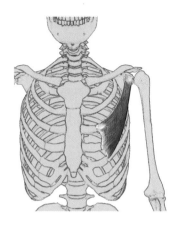

▲ 图 7-1-2-2　胸小肌

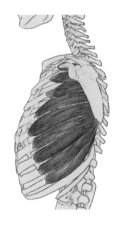

▲ 图 7-1-2-3　前锯肌

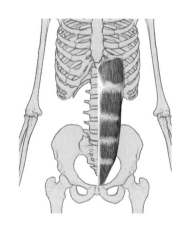

▲ 图 7-1-2-4　腹直肌

5. 腹外斜肌（参见图 7-1-2-5）

支配神经：肋间神经和肋下神经。

起点：第 5 ~ 12 肋骨外侧面。

止点：髂嵴、耻骨结节及白线，其腱膜参与构成腹直肌鞘前壁。

功能：前屈、侧屈脊柱，旋转脊柱，增加腹压。

6. 腹内斜肌（参见图 7-1-2-6）

支配神经：髂腹下神经（胸 12 ~ 腰 1）。

起点：胸腰筋膜，髂嵴和腹股沟韧带外侧 1/2。

止点：第 10 ~ 12 肋骨下缘和白线，其腱膜参与构成腹直肌鞘前、后壁。

功能：前侧屈脊柱，旋转脊柱，增加腹压。

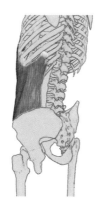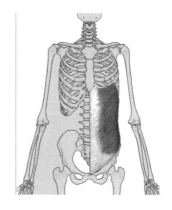

▲ 图 7-1-2-5　腹外斜肌

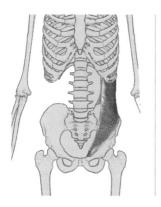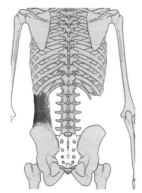

▲ 图 7-1-2-6　腹内斜肌

7. 腹横肌（参见图 7-1-2-7）

支配神经：髂腹股沟神经（胸 12 ~ 腰 2）。

起点：第 7 ~ 12 肋骨内面，胸腰筋膜、髂嵴和腹股沟韧带外侧 1/3。

止点：白线。其腱膜参与构成腹直肌鞘后壁。

功能：前屈、侧屈脊柱，旋转脊椎，增加腹压。

（三）肩臂肌群

1. 三角肌（参见图 7-1-3-1）

支配神经：腋神经（颈 5 ~ 6）。

起点：锁骨外侧段、肩峰和肩胛冈。

止点：肱骨三角肌粗隆。

功能：使臂外展。

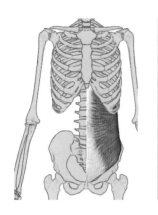
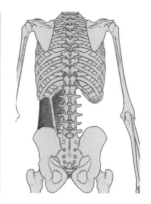

▲ 图 7-1-2-7　**腹横肌**

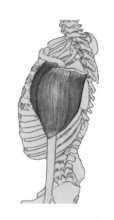

▲ 图 7-1-3-1　**三角肌**

2. 冈上肌（参见图 7-1-3-2）

支配神经：肩胛上神经（颈 4 ~ 6）。

起点：肩胛骨冈上窝。

止点：肱骨大结节。

功能：使臂外展。

3. 冈下肌（参见图 7-1-3-2）

支配神经：肩胛上神经（颈 4 ~ 6）。

起点：肩胛骨冈下窝。

止点：肱骨大结节。

功能；使臂旋外。

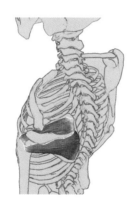

▲ 图 7-1-3-2　**冈上、下肌**

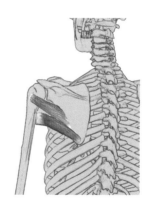

▲ 图 7-1-3-3　**大、小圆肌**

4. 大圆肌（参见图 7-1-3-3）

支配神经：肩胛下神经（颈 5 ~ 7）。

起点：肩胛骨下角背面。

止点：肱骨小结节。

功能：使臂后伸、内收、内旋。

5. 小圆肌（参见图 7-1-3-3）

支配神经：腋神经（颈 5 ~ 6）。

起点：肩胛骨外侧缘背面。

止点：肱骨大结节。

功能：使臂旋外。

6. 肩胛下肌（参见图 7-1-3-4）

支配神经：肩胛下神经（颈 5~7）。

起点：肩胛骨前面。

止点：肱骨小结节。

功能：使臂旋内。

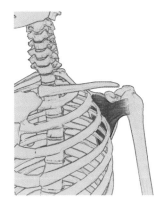

▲ 图 7-1-3-4 肩胛下肌

7. 肱二头肌（参见图 7-1-3-5）

支配神经：肌皮神经（颈 5~7）。

起点：长头起自肩胛骨盂上结节，短头起自肩胛骨喙突。

止点：桡骨粗隆。

功能：屈肘，使前臂旋后。

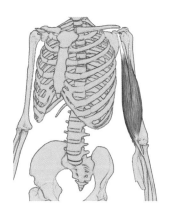

▲ 图 7-1-3-5 肱二头肌

8. 喙肱肌（参见图 7-1-3-6）

支配神经：肌皮神经（颈 5~7）。

起点：起于肩胛骨喙突。

止点：止于肱骨中部。

功能：使臂屈曲和内收。

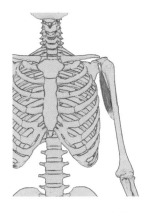

▲ 图 7-1-3-6 喙肱肌

9. 肱肌（参见图 7-1-3-7）

支配神经：肌皮神经（颈 5~7）。

起点：肱骨下 1/2。

止点：尺骨粗隆和冠突。

功能：屈肘。

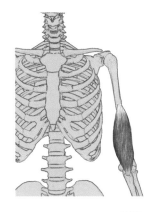

▲ 图 7-1-3-7 肱肌

10. 肱三头肌（参见图 7-1-3-8）

支配神经：桡神经（颈 6 ~ 胸 1）。

起点：长头起自肩胛骨盂下结节，外侧头起自肱骨体后面桡神经沟外上方，内侧头起自桡神经沟内下方。

止点：尺骨鹰嘴。

功能：伸肘。

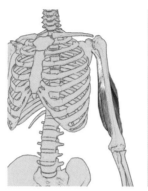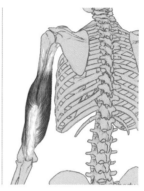

▲ 图 7-1-3-8　肱三头肌

（四）前臂前肌群

1. 肱桡肌（参见图 7-1-4-1）

支配神经：桡神经（颈 6 ~ 胸 1）。

起点：肱骨外上髁上方。

止点：桡骨茎突。

功能：屈肘。

2. 旋前圆肌（参见图 7-1-4-2）

支配神经：正中神经（颈 6 ~ 7）。

起点：肱骨内上髁和尺骨冠突。

止点：桡骨外侧面中部。

功能：使臂旋前。

3. 旋前方肌（参见图 7-1-4-2）

支配神经：正中神经（颈 7 ~ 8、胸 1）。

起点：尺骨。

止点：桡骨。

功能：使前臂旋前。

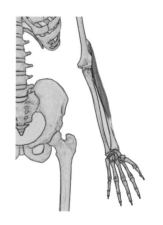

▲ 图 7-1-4-1　肱桡肌

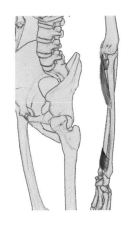
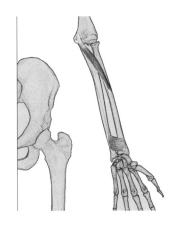

▲ 图7-1-4-2　旋前圆肌、旋前方肌

4. 掌长肌（参见图7-1-4-3）

支配神经：正中神经（颈6~7）。

起点：肱骨内上髁。

止点：腕部屈肌支持带和掌筋膜。

功能：拉紧掌筋膜，在腕部屈曲手，屈曲前臂。

5. 桡侧腕屈肌（参见图7-1-4-4）

支配神经：正中神经（颈6~7）。

起点：肱骨内上髁。

止点：第二掌骨底。

功能：屈腕，手外展。

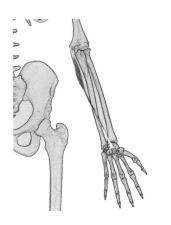

▲ 图7-1-4-3　掌长肌

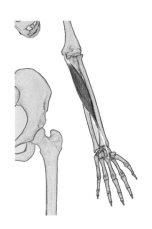

▲ 图7-1-4-4　桡侧腕屈肌

6. 指浅屈肌（参见图7-1-4-5）

支配神经：正中神经（颈7~8、胸1）。

起点：肱骨内上髁。

止点：第2~5指中节指骨底。

功能：屈近侧指间关节，屈掌指关节，屈腕。

7. 尺侧腕屈肌（参见图 7-1-4-6）

支配神经：正中神经（颈8、胸1）。

起点：肱骨内上髁、前臂筋膜和

尺骨鹰嘴。

止点：豌豆骨、第二掌骨底。

功能：屈腕，使手内收。

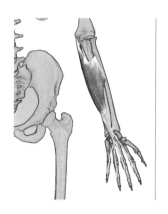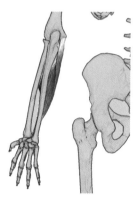

▲ 图 7-1-4-5　**指浅屈肌**

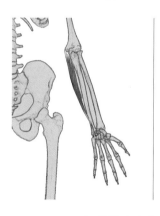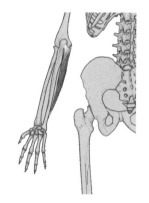

▲ 图 7-1-4-6　**尺侧腕屈肌**

8. 拇长屈肌（参见图 7-1-4-7）

支配神经：正中神经（颈 7～8、胸1）。

起点：桡骨与前臂骨间膜。

止点：拇指末节指骨底。

功能：屈拇指。

9. 指深屈肌（参见图 7-1-4-8）

支配神经：正中神经（颈 7～8、胸1）支配桡侧部分，尺神经（颈8、胸1）支配尺侧部分。

起点：尺骨与前臂骨间膜。

止点：第 2～5 末节指骨底。

功能：屈远侧和近侧指间关节，屈掌指关节，屈腕。

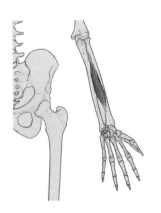

▲ 图7-1-4-7 **拇长屈肌**

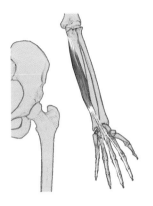

▲ 图7-1-4-8 **指深屈肌**

（五）前臂后肌群

1. 桡侧腕长伸肌（参见图7-1-5-1）
支配神经：桡神经深支（颈5~8）。
起点：肱骨外上髁。
止点：第2掌骨底。
功能：伸腕，使手外展。

2. 桡侧腕短伸肌（参见图7-1-5-2）
支配神经：桡神经深支（颈5~8）。
起点：肱骨外上髁。
止点：第3掌骨底。
功能：伸腕。

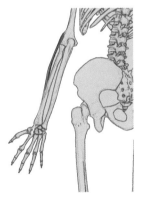

▲ 图7-1-5-1 **桡侧腕 长伸肌**

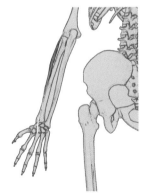

▲ 图7-1-5-2 **桡侧腕 短伸肌**

3. 指伸肌（参见图7-1-5-3）
支配神经：骨间后神经（颈6~8）。
起点：肱骨外上髁。

止点：第2~5指指背腱膜。
功能：伸指，伸腕。

4. 小指伸肌（参见图7-1-5-4）
支配神经：骨间后神经（颈6～8）。
起点：肱骨外上髁。

止点：小指指背腱膜。
功能：伸小指。

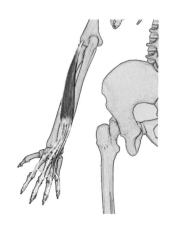

▲ 图7-1-5-3　指伸肌

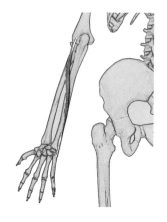

▲ 图7-1-5-4　小指伸肌

5. 尺侧腕伸肌（参见图7-1-5-5）
支配神经：骨间后神经（颈6～8）。
起点：肱骨外上髁。
止点：第5掌骨底。
功能：伸腕，使手内收。

6. 旋后肌（参见图7-1-5-6）
支配神经：桡神经深支（颈5～8）。
起点：肱骨外上髁与尺骨。
止点：桡骨上部。
功能：前臂旋后。

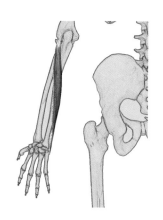

▲ 图7-1-5-5　尺侧腕伸肌

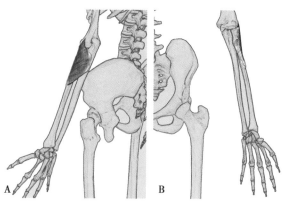

A　　　　B

▲ 图7-1-5-6　旋后肌

7. 拇长展肌（参见图 7-1-5-7）

支配神经：骨间后神经（颈 6～8）。

起点：尺、桡骨及骨间膜。

止点：第 1 掌骨底。

功能：拇指外展。

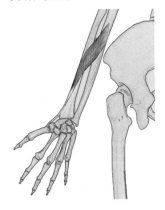

▲ 图 7-1-5-7　**拇长展肌**

8. 拇短伸肌（参见图 7-1-5-8）

支配神经：骨间后神经（颈 6～8）。

起点：尺、桡骨及骨间膜。

止点：拇指近节指底。

功能：伸拇指掌指关节。

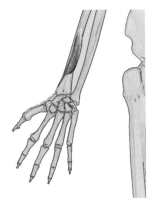

▲ 图 7-1-5-8　**拇短伸肌**

9. 拇长伸肌（参见图 7-1-5-9）

支配神经：骨间后神经（颈 6～8）。

起点：尺、桡骨及骨间膜。

止点：拇指末节指底。

功能：伸拇指。

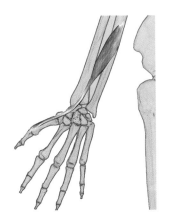

▲ 图 7-1-5-9　**拇长伸肌**

10. 示指伸肌（参见图 7-1-5-10）

支配神经：骨间后神经（颈 6～8）。

起点：尺、桡骨及骨间膜。

止点：示指指背腱膜。

功能：伸示指。

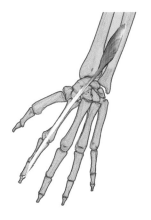

▲ 图 7-1-5-10　**示指伸肌**

（六）手部肌群

1. 拇短展肌（参见图 7-1-6-1）

支配神经：正中神经（颈 6~7）。

起点：屈肌支持带和舟骨。

止点：拇指近节指骨底。

功能：外展拇指。

2. 拇短屈肌（参见图 7-1-6-2）

支配神经：正中神经（颈 6~7）、尺神经（颈 8）。

起点：屈肌支持带和小多角骨。

止点：拇指近节指骨底。

功能：屈拇指掌指关节。

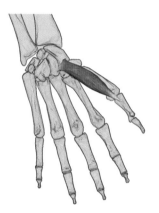

▲ 图 7-1-6-1 **拇短展肌**

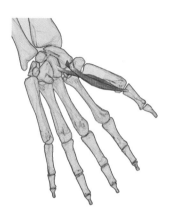

▲ 图 7-1-6-2 **拇短屈肌**

3. 拇对掌肌（参见图 7-1-6-3）

支配神经：正中神经（颈 6~7）。

起点：屈肌支持带和小多角骨。

止点：第 1 掌骨。

功能：拇指对掌。

4. 拇收肌（参见图 7-1-6-4）

支配神经：尺神经（颈 8）。

起点：头状骨、屈肌支持带和第 3 掌骨。

止点：拇指近节指骨底。

功能：拇指内收。

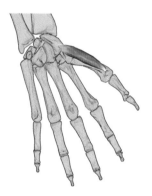

▲ 图 7-1-6-3 **拇对掌肌**

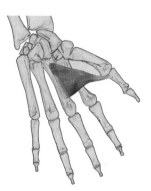

▲ 图 7-1-6-4 **拇收肌**

5. 手蚓状肌（参见图7-1-6-5）

支配神经：正中神经（颈6~7）、尺神经深支（颈8）。

起点：指深屈肌腱。

止点：第2~5指指背腱膜。

功能：屈掌指关节，伸指间关节。

6. 骨间掌侧肌（参见图7-1-6-6）

支配神经：尺神经深支（颈8）。

起点：第2、4、5掌骨。

止点：第2、4、5指的指背腱膜和近节指骨底。

功能：使第2、3、5指向中指靠拢。

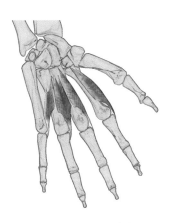

▲ 图7-1-6-5　手蚓状肌

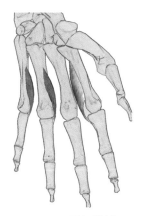

▲ 图7-1-6-6　骨间掌侧肌

7. 骨间背侧肌（参见图7-1-6-7）

支配神经：尺神经深支（颈8）。

起点：起于第1~5掌骨的相对缘。

止点：第2、3、4指的指背腱膜和近节指骨底。

功能：使第2、4指以中指为中线外展。

8. 小指展肌（参见图7-1-6-8）

支配神经：尺神经深支（颈8）。

起点：豌豆骨和屈肌支持带。

止点：小指近节指骨底。

功能：小指外展。

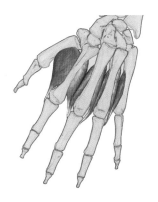

▲ 图7-1-6-7　骨间背侧肌

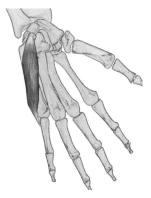

▲ 图7-1-6-8　小指展肌

9. 小指短屈肌（参见图 7-1-6-9）

支配神经：尺神经深支（颈 8）。

起点：钩骨和屈肌支持带。

止点：小指近节指骨底。

功能：屈小指。

10. 小指对掌肌（参见图 7-1-6-10）

支配神经：尺神经深支（颈 8）。

起点：钩骨和屈肌支持带。

止点：第 5 掌骨。

功能：使小指对掌。

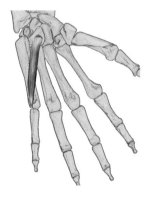 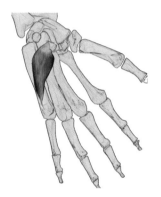

▲ 图 7-1-6-9　小指短屈肌　　　　　▲ 图 7-1-6-10　小指对掌肌

（七）腰背肌群

1. 斜方肌（参见图 7-1-7-1）

支配神经：副神经（颈 3 ~ 4）。

起点：枕骨上项线，枕外隆凸，项韧带，第 7 颈椎和全身胸椎的棘突和棘上韧带。

止点：锁骨，肩峰，肩胛冈。

功能：上部纤维上提肩胛骨；下部纤维下降肩胛骨；全部肌纤维收缩，使肩胛骨向脊柱移动。

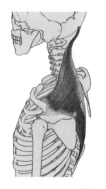 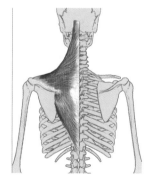

▲ 图 7-1-7-1　斜方肌

2. 菱形肌（参见图 7-1-7-2）

支配神经：肩胛背神经（颈 4~5）。

起点：第 6~7 颈椎棘突、第 1~4 胸椎棘突。

止点：肩胛骨的脊柱缘。

功能：使肩胛骨向脊柱靠拢。

3. 背阔肌（参见图 7-1-7-3）

支配神经：胸背神经（颈 6~8）。

起点：第 7~12 胸椎及全部腰椎棘突、骶正中嵴、髂嵴后部和第 10~12 肋外侧面。

止点：肱骨小结节嵴。

功能：肩关节后伸、旋内和内收。

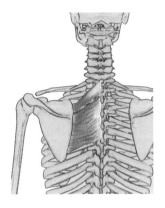

▲ 图 7-1-7-2　菱形肌

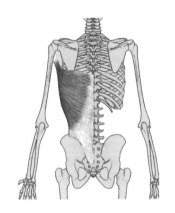

▲ 图 7-1-7-3　背阔肌

4. 竖脊肌（参见图 7-1-7-4）

支配神经：全部脊神经后支。

起点：骶骨背面、髂嵴后部、腰椎棘突和胸腰筋膜。

止点：颈、胸椎的棘突与横突、颞骨乳突和肋角。

功能：一侧收缩，使脊柱向同侧屈曲；两侧收缩，使脊柱后伸，竖直躯干。

5. 腰方肌（参见图 7-1-7-5）

支配神经：肋下神经、腰神经前支（腰 1~4）。

起点：髂嵴。

止点：第 12 肋骨和上位 4 个腰椎横突。

功能：下降肋骨，使脊柱侧屈。

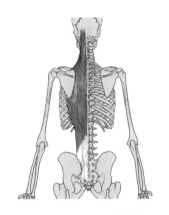

▲ 图 7-1-7-4　竖脊肌

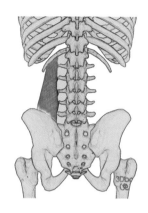

▲ 图 7-1-7-5　**腰方肌**

6. 髂肌（参见图 7-1-7-6）

支配神经：腰神经（腰 1 ~ 4）、股神经（腰 2 ~ 4）。

起点：髂窝，部分起自髂筋膜、髂前下棘和骶骨翼。

止点：股骨小转子和髋关节囊。

功能：屈大腿并旋外。

7. 腰大肌（参见图 7-1-7-7）

支配神经：腰神经、股神经。

起点：腰椎体。

止点：股骨小转子和髋关节囊。

功能：屈大腿并旋外。

补充：髂肌与腰大肌常合称为髂腰肌。

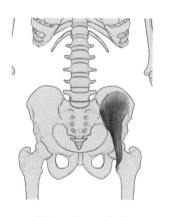

▲ 图 7-1-7-6　**髂肌**

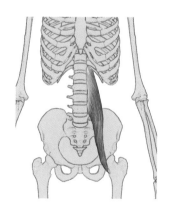

▲ 图 7-1-7-7　**腰大肌**

（八）臀肌群

1. 臀大肌（参见图 7-1-8-1）　　　　止点：股骨粗隆和髂胫束。
支配神经：臀下神经（腰 5 ～骶 2）。　功能：使大腿后伸和旋外。
起点：髂骨外面和骶骨背面。

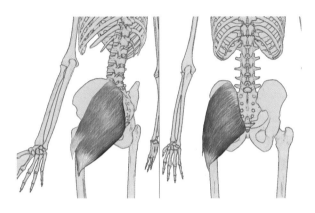

▲ 图 7-1-8-1　**臀大肌**

2. 臀中肌（参见图 7-1-8-2）　　　　止点：股骨大转子。
支配神经：臀上神经（腰 4 ～骶 1）。　功能：使大腿外展。
起点：髂骨外面。

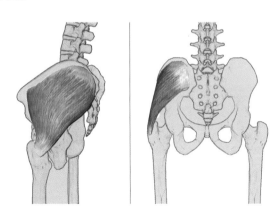

▲ 图 7-1-8-2　**臀中肌**

3. 臀小肌（参见图 7-1-8-3）　　　　止点：股骨大转子。
支配神经：臀上神经（腰 4 ～骶 1）。　功能：使大腿外展。
起点：髂骨外面。

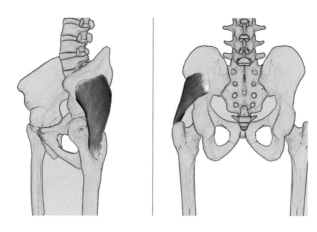

▲ 图 7-1-8-3　**臀小肌**

4. 阔筋膜张肌（参见图 7-1-8-4）

支配神经：臀上神经（腰 4 ~ 骶 1）。

起点：髂前上棘。

止点：经髂胫束止于胫骨外侧髁。

功能：紧张阔筋膜和屈大腿。

5. 梨状肌（参见图 7-1-8-5）

支配神经：梨状肌神经（骶 1 ~ 2）。

起点：第 2 ~ 5 骶椎前侧面。

止点：股骨大转子。

功能：使大腿旋外。

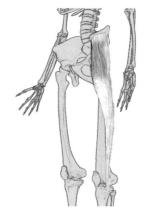

▲ 图 7-1-8-4　**阔筋膜张肌**

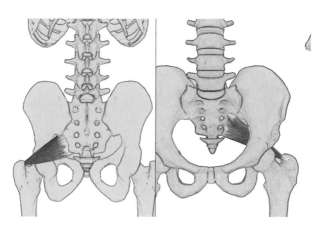

▲ 图 7-1-8-5　**梨状肌**

6. 上孖肌（参见图 7-1-8-6）

支配神经：闭孔内肌神经（腰 5~骶 2）。

起点：坐骨小切迹。

止点：股骨转子窝。

功能：使大腿外旋。

7. 下孖肌（参见图 7-1-8-6）

支配神经：闭孔内肌神经（腰 5~骶 2）。

起点：坐骨小切迹。

止点：股骨转子窝。

功能：使大腿旋外。

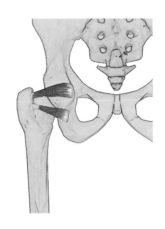

▲ 图 7-1-8-6　上、下孖肌

8. 闭孔内肌（参见图 7-1-8-7）

支配神经：闭孔内肌神经（腰 5~骶 2）。

起点：闭孔膜内面及周围骨面。

止点：股骨转子窝。

功能：使大腿旋外。

9. 股方肌（参见图 7-1-8-8）

支配神经：股方肌神经（腰 5~骶 2）。

起点：坐骨结节。

止点：股骨转子间嵴。

功能：使大腿旋外。

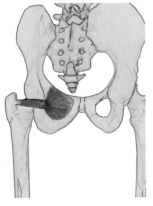

▲ 图 7-1-8-7　闭孔内肌

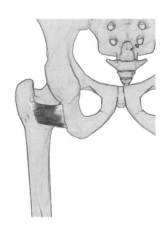

▲ 图 7-1-8-8　股方肌

10. 闭孔外肌（参见图7-1-8-9）

支配神经：闭孔神经（腰2~4）。

起点：闭孔膜外面及周围骨面。

止点：股骨转子窝。

功能：使大腿旋外。

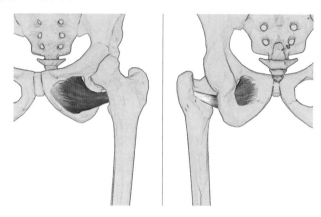

▲ 图7-1-8-9　闭孔外肌

（九）大腿肌群

1. 缝匠肌（参见图7-1-9-1）

支配神经：股神经（腰2~4）。

起点：髂前上棘。

止点：胫骨上端内侧面。

功能：屈大、小腿。

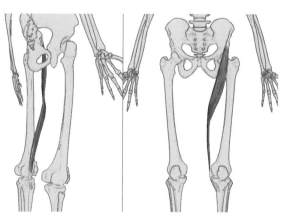

▲ 图7-1-9-1　缝匠肌

2. 股直肌（参见图7-1-9-2）

支配神经：股神经（腰2~4）。

起点：髂前下棘。

止点：借助髌韧带止于胫骨粗隆。

功能：伸小腿，屈大腿。

3. 股外侧肌（参见图7-1-9-2）

支配神经：股神经（腰2~4）。

起点：股骨粗线外侧唇和转子间线。

止点：借髌韧带止于胫骨粗隆。

功能：伸小腿。

4. 股内侧肌（参见图7-1-9-2）

支配神经：股神经（腰2~4）。

起点：股骨体粗线内侧缘。

止点：借髌韧带止于胫骨粗隆。

功能：伸小腿。

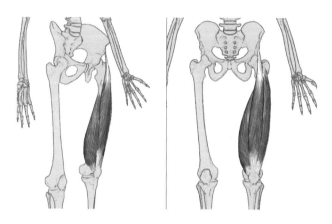

▲ 图7-1-9-2 股直肌、股外侧肌、股内侧肌

5. 股中间肌（参见图7-1-9-3）

支配神经：股神经（腰2~4）。

起点：股骨体前面。

止点：借髌韧带止于胫骨粗隆。

功能：伸小腿。

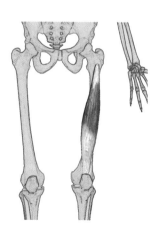

▲ 图7-1-9-3 股中间肌

6. 耻骨肌（参见图 7-1-9-4）

支配神经：股神经与闭孔神经（腰 2～4）。

起点：耻骨梳附近。

止点：股骨粗线。

功能：使大腿内收并旋外。

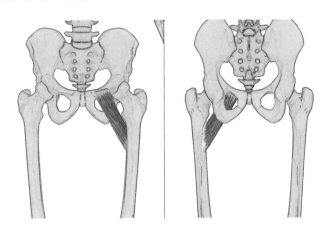

▲ 图 7-1-9-4　耻骨肌

7. 长收肌和短收肌（参见图 7-1-9-5）

支配神经：闭孔神经（腰 2～4）。

起点：长收肌起自耻骨上支外面，短收肌起自耻骨下支外面。

止点：长收肌止于股骨粗线中部，短收肌止于股骨粗线上部。

功能：使大腿内收并旋外。

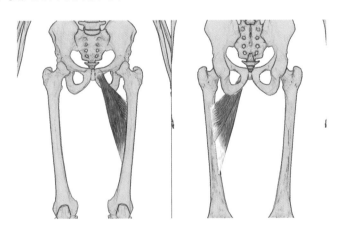

▲ 图 7-1-9-5　长收肌和短收肌

8. 大收肌（参见图 7-1-9-6）

支配神经：闭孔神经（腰 2 ~ 4）。

起点：坐骨结节。

止点：股骨粗线。

功能：使大腿内收并旋外。

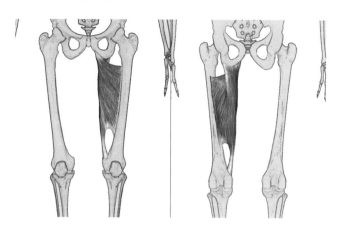

▲ 图 7-1-9-6　**大收肌**

9. 股薄肌（参见图 7-1-9-7）

支配神经：闭孔神经（腰 2 ~ 4）。

起点：耻骨支联合部及坐骨支耻骨部。

止点：胫骨上端内侧面。

功能：使大腿内收、使小腿旋前。

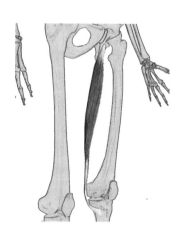

▲ 图 7-1-9-7　**股薄肌**

10. 股二头肌（参见图 7-1-9-8）

支配神经：坐骨神经（腰 4 ~ 骶 3）。

起点：长头起于坐骨结节，短头起于股骨粗线。

止点：腓骨头。

功能：伸大腿、屈小腿并微旋外。

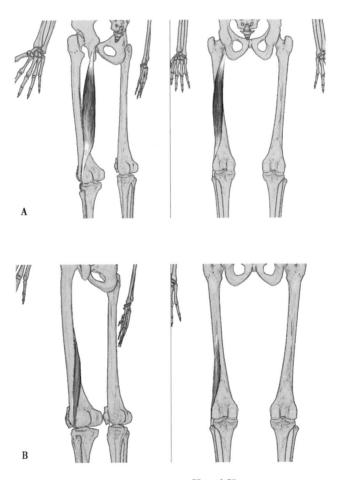

A

B

▲ 图 7-1-9-8　股二头肌

A. 短头　B. 长头

11. 半腱肌和半膜肌（参见图 7-1-9-9、图 7-1-9-10）

支配神经：坐骨神经（腰 4～骶 3）。

起点：坐骨结节。

止点：半腱肌止于胫骨上端内侧，半膜肌止于胫骨内侧髁后面。

功能：伸大腿、屈小腿并旋内。

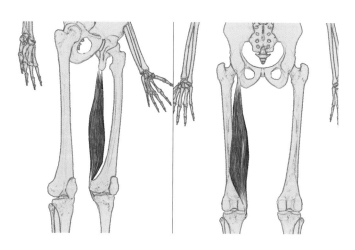

▲ 图 7-1-9-9　半腱肌

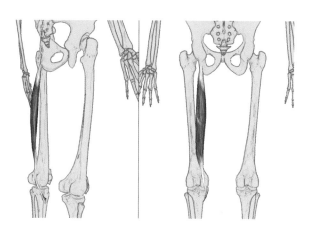

▲ 图 7-1-9-10　半膜肌

（十）小腿肌群

1. 胫骨前肌（参见图 7-1-10-1）
支配神经：腓深神经（腰 4～骶 2）。
起点：胫骨外侧上 2/3。
止点：内侧楔骨内和第 1 跖骨底。
功能：足背屈并内翻。

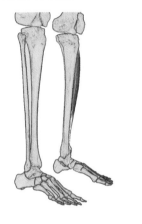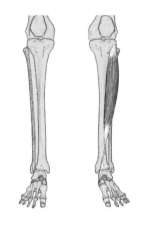

▲ 图 7-1-10-1　**胫骨前肌**

2. 趾长伸肌（参见图 7-1-10-2）
支配神经：腓深神经（腰 4～骶 2）。
起点：胫、腓骨上段前面及骨间膜。
止点：第 2～5 趾中节和远节趾骨底。
功能：足背屈和伸第 2～5 趾。

3. 踇长伸肌（参见图 7-1-10-3）
支配神经：腓深神经（腰 4～骶 2）。
起点：小腿骨间膜腓骨内侧面中份。
止点：踇指远节趾骨底。
功能：足背屈和伸踇趾。

4. 腓骨长肌（参见图 7-1-10-4）
支配神经：腓浅神经（腰 5～骶 1）。
起点：腓骨外侧面上 2/3 部。

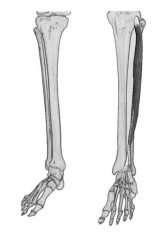

▲ 图 7-1-10-2　**趾长伸肌**

止点：内侧楔骨和第 1 跖骨底。

功能：足跖屈并外翻。

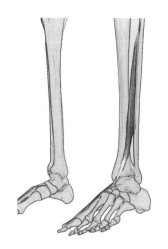

▲ 图 7-1-10-3 蹬长伸肌

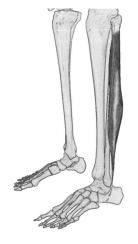

▲ 图 7-1-10-4 腓骨长肌

5. 腓骨短肌（参见图 7-1-10-5）

支配神经：腓浅神经（腰 5 ~ 骶 1）。

起点：腓骨。

止点：第 5 跖骨粗隆。

功能：足跖屈并外翻。

6. 腓肠肌（参见图 7-1-10-6）

支配神经：腓神经（腰 4 ~ 骶 3）。

起点：内侧头起于股骨的腘面（内侧髁近侧）；外侧头起于股骨的腘面（外侧髁近侧）。

止点：跟骨结节。

功能：足跖屈和屈小腿。

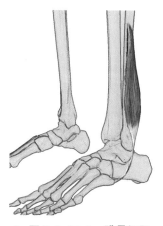

▲ 图 7-1-10-5 腓骨短肌

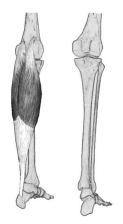

▲ 图 7-1-10-6 腓肠肌

7. 比目鱼肌（参见图 7-1-10-7）

支配神经：腓神经（腰 4 ~ 骶 3）。

起点：胫，腓骨。

止点：跟骨。

功能：使足跖屈。

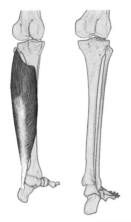

▲ 图 7-1-10-7　比目鱼肌

8. 蹈长屈肌（参见图 7-1-10-8）

支配神经：胫神经（腰 4 ~ 骶 3）。

起点：腓骨。

止点：蹈趾远节趾骨底。

功能：足跖屈和屈蹈趾。

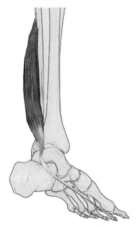

▲ 图 7-1-10-8　蹈长屈肌

9. 胫骨后肌（参见图 7-1-10-9）

支配神经：胫神经（腰 4 ~ 骶 3）。

起点：胫腓骨及骨间膜。

止点：舟骨和楔骨。

功能：足跖屈并内翻。

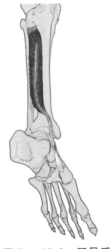

▲ 图 7-1-10-9　胫骨后肌

10. 趾长屈肌（参见图 7-1-10-10）

支配神经：胫神经（腰 4 ~ 骶 3）。

起点：胫骨。

止点：第 2 ~ 5 趾远节趾骨底。

功能：足跖屈和屈第 2 ~ 5 趾。

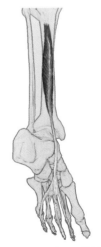

▲ 图 7-1-10-10　趾长屈肌

（十一）足肌群

1. 姆短伸肌（参见图 7-1-11-1）
支配神经：腓深神经（腰 4 ~ 骶 2）。
起点：跟骨。
止点：姆趾近节趾骨底。
功能：伸姆趾。

2. 趾短伸肌（参见图 7-1-11-2）
支配神经：腓深神经（腰 4 ~ 骶 2）。
起点：跟骨。
止点：第 2 ~ 4 趾远节趾骨底。
功能：伸第 2 ~ 4 趾。

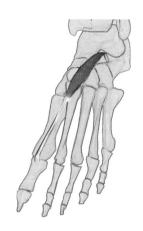

▲ 图 7-1-11-1　姆短伸肌

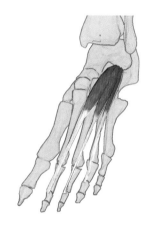

▲ 图 7-1-11-2　趾短伸肌

3. 姆展肌（参见图 7-1-11-3）
支配神经：足底内侧神经（腰 4 ~ 5）。
起点：跟骨、舟骨。
止点：姆趾近节趾骨底。
功能：外展姆趾。

4. 姆短屈肌（参见图 7-1-11-4）
支配神经：足底内侧神经（腰 4 ~ 5）。
起点：内侧楔骨。
止点：姆趾近节趾骨底。
功能：屈姆趾。

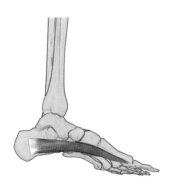

▲ 图 7-1-11-3　姆展肌

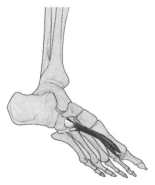

▲ 图 7-1-11-4　姆短屈肌

5. 蹬收肌（参见图 7-1-11-5）

支配神经：足底外侧神经（骶 1~2）。

起点：第 2~4 跖骨。

止点：蹬趾近节趾骨底。

功能：内收蹬趾。

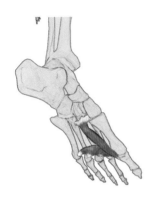

▲ 图 7-1-11-5 　蹬收肌

6. 趾短屈肌（参见图 7-1-11-6）

支配神经：足底内侧神经（腰 4~5）。

起点：跟骨。

止点：第 2~5 趾中节趾骨底。

功能：屈第 2~5 趾。

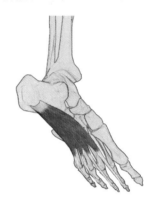

▲ 图 7-1-11-6 　趾短屈肌

7. 足底方肌（参见图 7-1-11-7）

支配神经：足底外侧神经（骶 1~2）。

起点：跟骨。

止点：趾长屈肌腱。

功能：屈第 2~5 趾。

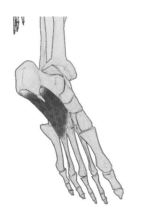

▲ 图 7-1-11-7 　足底方肌

8. 足部蚓状肌（参见图 7-1-11-8）

支配神经：足底内外侧神经。

起点：趾长屈肌腱。

止点：第 2~5 趾背腱膜。

功能：屈跖趾关节，伸趾间关节。

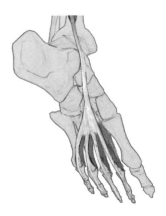

▲ 图 7-1-11-8 　足部蚓状肌

9. 骨间足底肌（参见图7-1-11-9）

支配神经：足底外侧神经（骶1~2）。

起点：第3~5跖骨。

止点：第3~5趾近节趾骨底和趾背腱膜。

功能：内收第3~5趾。

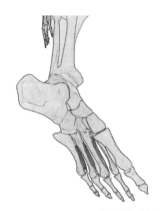

▲ 图7-1-11-9 骨间足底肌

10. 骨间背侧肌（参见图7-1-11-10）

支配神经：足底外侧神经深支（骶1~2）。

起点：相邻跖骨相对面。

止点：第2~4趾近节趾骨底和趾背腱膜。

功能：外展第2~4趾。

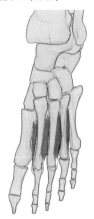

▲ 图7-1-11-10 骨间背侧肌

11. 小趾展肌（参见图7-1-11-11）

支配神经：足底外侧神经（骶1~2）。

起点：跟骨。

止点：小趾近节趾底骨。

功能：外展和屈小趾。

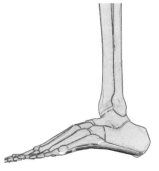

▲ 图7-1-11-11 小趾展肌

12. 小趾短屈肌（参见图7-1-11-12）

支配神经：足底外侧神经（骶1~2）。

起点：第5跖骨基底。

止点：小趾近节趾骨底。

功能：屈小趾。

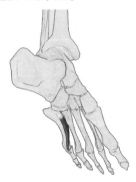

▲ 图7-1-11-12 小趾短屈肌

二、颊针与腹诊

腹诊是通过按、摸、触、压、探、靠等手法，医生以手寻找患者腹部病理靶点所在，对胸腹部因气机逆乱而出现的各种征象及内脏疾病反映于胸腹部的各种症状辨别分析而得出的腹诊判断结果，为治疗提供相对客观的临床依据。腹诊发源于中国，在《内经》《难经》《伤寒论》中都有详细论述，《医断》认为："腹者，有生之本，百病根于此焉，是以诊病，必候其腹。"

（一）以脐为中心的腹部为生命之源

中医理论认为，冲任督三脉均起于小腹之内胞宫之下，形成"一源三歧"的人体生命原点，任脉有统任全身各阴经，为阴脉之海，主调节五脏的作用；督脉有总督全身各阳经，为阳脉之海，统管六腑的作用；冲脉有总领全身气血的作用，为十二经之海。在任督的共同调节下，通过经络营养全身五脏六腑。十二经脉好比江河，奇经八脉则犹如湖泊。所以，小腹之内胞宫之下的人体生命原点是人体经脉气血运行的源头。脐部对中医来说是一个非常特殊的部位，有很神奇的医疗价值，表面的脐带遗迹部分叫神阙，《道藏》对此有专门解释："神者变化之极也，故名之以神，阙为中门，出入中门，以示显贵，人身以神志为最贵，此穴为心肾交通之门户，故称之神阙。"脐下深层的部分是肓之原穴，古称脖胦，为肾间动气发出的部位，脐者齐也，神阙与命门前后齐平之意，脐部有培元固本、回阳救逆、理气和肠、补益脾胃之作用。《灵枢·四时气》："气盛则厥逆，上冲肠胃，熏肝，散于肓，结于脐。故取之肓原以散之……"肓与脐是内外表里的关系，人体膜原布散于内部为肓，集结于体表为脐。

薄智云教授在 1993 年发表了题为《神阙布气说与腹针关系》的文章，文章中提出："以神阙为核心的经络系统是形成与胚胎期的调控系统，也是经络系统的母系统，因此，具有向全身输布气血的功能与机体宏观调控的作用。"并指出："以神阙为轴心的大腹部不仅有一个已知的与全身气血运行相关的循环系统，而且还拥有一个被人们所忽略的全身高级调控系统（即脑系统）。"神阙是全身经气聚集之所在，神阙，为任脉之要穴，任脉为阴脉之海，循行于胸腹正中，上连心脏，中经脾胃，下通肝肾，与督脉一源三歧。任、督、冲、带、足太阳、足阳明、手太阴、足少阴之气皆会聚于此，脐通百脉，内走五脏六腑，外络四肢百骸、五官九窍，腠理通畅，上至百会，下达涌泉，上下贯行，左右通达，无微不至。由此可见，以肚脐为中心的腹部是元气发出的源头，当源头出现问题时，元气无法正常通达到其他地方，例如波及四肢头部，随之其他地方亦会出现问题。《腹证奇览》中说："病之所根在腹，探以知其壅滞"，几乎一切慢性病都是可以在腹部找到能够反映疾病深层病理的聚结点。

（二）腹部为"第二大脑"（图7-2-1）

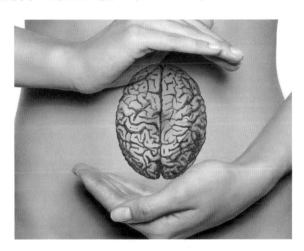

▲ 图7-2-1　腹部为"第二大脑"

腹部在当今西方医学界给予了一个特殊的称谓"第二大脑"，是目前西方医学及心理学的研究热点。研究表明：肠神经系统不仅可以自主运作，而且还能影响大脑。事实上，在迷走神经传递的信号中，大约90%都并非来自"头顶颅脑"，而是来自肠神经系统，将其称为"腹脑"。这里的腹脑是指位于食管、胃、小肠与结肠之间的腹丛盆丛神经。能独立活动的腹脑含有神经细胞、神经传递质、蛋白质和复杂的环形线路，许多肠胃疾病都是源自腹脑内产生的问题。科学家认为人生来有两个脑，即颅脑与腹脑。他们研究明确了两脑之间的相互作用和影响：例如颅脑面临惊恐释放出的应激激素会冲击胃发生痉挛；惊恐又引起交感神经影响腹脑的血清素分泌量；应激激素的过分刺激还会导致腹泻。当情绪压抑时，食管神经受到高度刺激会感到吞咽困难；颅脑释出的应激激素还会改变胃与食管之间神经功能，其结果导致胃灼热。由此也可看出人的情志方面的变化是对腹部有着很直接的影响。作为人体第二大脑，腹部的重要性日益被人类所认识。颊针通过治疗前后的对腹部及病理反应点的触诊可以直接帮助医生对治疗质量和效果作出基本判断，以确保单次治疗的有效性，增强患者的治愈信念，让医生也能做到心中有数，即便是沉疴旧疾、疑难杂症，如果腹部病理得到改善，意味着深层病理病机的改善，所以效果也出现得很快。中医的五藏又称五神藏，不同于西医的器官，腹部与人的情志也有着最直接的联系。《素问·阴阳应象大论》中说："人有五脏，化五气，以生喜怒悲忧恐。"情志的剧烈反应会作用到脏腑上，如怒伤肝、喜伤心、忧伤肺、思伤脾、恐伤肾，中医学古老传统认识与西方最新研究成果在此碰撞而相互融合。

（三）腹诊与五脏（图 7-2-2）

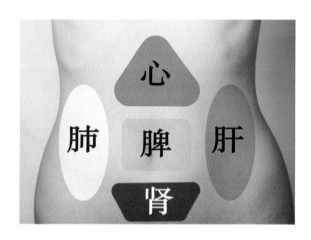

▲ 图 7-2-2　腹诊与五脏

中国清朝著名医家俞根初《通俗伤寒论》指出："胸腹为五脏六腑之宫城。"我个人比较推崇难经派腹诊，它是以《难经》为理论根据，重视诊察胸腹间动气，将腹部分区与五脏虚位相配，辨位以定脏，以五脏为中心，调控全身气血。《难经·五十六难》曰："五脏之积，各有名乎？以何月、何日得之？然：肝之积，名曰肥气，在左胁下，如覆杯，有头足……心之积，名曰伏梁，起脐上，大如臂，上至心下……脾之积，名曰痞气，在胃脘，覆大如盘。肺之积，名曰息贲，在右胁下，覆大如杯。肾之积，名曰奔豚，发于少腹，上至心下，若豚状，或上或下无时……此五积之要法也。"

左肝木、右肺金、上心火、下肾水、中脾土，此为五藏虚位，与脏腑的解剖定位指的不是一回事，是五藏气机的功能定位。肝左肺右、肾下心上、脾居中主斡旋，从而形成一气周流。其中一环出现问题都会影响到气机的升降出入。在《黄帝内经》中，精神、心灵只是身体活动的自然作用，身体脏腑的功能影响着精神活动。在身心二者中，它更重视身心的交互作用。身心是一体的，身体就像一个器具，气的出入就像器物的吐纳，"出入废，则神机化灭；升降息，则气立孤危。"（《素问·六微旨大论》）《黄帝内经》也主张身心互相影响，身体的伤害引起精神的损伤，精神的损伤又表现为身体的疾病。腹部与脏腑尤其脾胃的关系极为密切，脾胃位居腹部，为人体元气生化之源，元气是健康之本，若脾胃之气受到损伤，必然造成元气衰惫，使阴阳平衡遭到破坏，脏腑经络、气血营卫等相互关系失调而诸病丛生。脾胃的升降出入失常，则清阳之气不能上升和敷布，后天之精不能归藏，饮食清气无法进入，脏腑组织无气以养，浊阴之气不能下降，废浊之物不能排出，从而变生诸病，脏腑失调是一切疾病发生的根本原因。

《素问·刺禁论》："肝生于左，肺藏于右，心部于表，肾治于里，脾为之使，胃为之市。"唐代王冰在补注的《黄帝内经·素问》中亦云："肝象木，旺于春，春阳发生，故生于左也。""肺象金，旺于秋，秋阴收杀，故藏于右。"左肝右肺者，以肝之用在左，肺之用在右也。肝主升发，肺主肃降，左升右降，为人体气机升降的动力。心之象为火，热性扬散，心部于表，阳气主外之意。肾之象水也，寒性沉敛，肾治于里，阴气主内之意。脾胃者土也，应之中央，居四藏之中，交通如市，中州为枢，受遭四藏，助力升降出入。调节腹中脏腑之气，全身气血经络皆动，动则生变，变异为常，异则病，常则健，健则脏调腑通，诸病全消，疾病自无。而五脏又分别可以整合为上中下三焦，左颊心脾肝，右颊肺胃肾，各自分工，三焦一体，完成一气周流。

（四）腹诊与三焦（图 7-2-3）

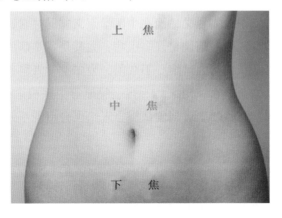

▲ 图 7-2-3　**腹部与三焦**

　　明代虞抟《医学正传》的三焦定位："三焦者，指腔子而言，包涵乎肠胃之总司也。胸中肓膜之上曰上焦，肓膜之下脐之上曰中焦，脐之下曰下焦，总名曰三焦。"胸腹为脏器所藏之处所，脏腑之气血则皆汇聚胸腹。胸中聚有宗气；大腹又有中气充盈其中，且脾胃为后天之本，为气血生化之源；肾居脐腹两侧，又为先天之本，中藏元阴元阳，又受五脏六腑之精而藏之，所以，胸腹为阴阳气血之发源。《难经·八难》中对腹诊的阐述："谓肾间动气者，五脏六腑之本，十二经脉之根，呼吸之门，三焦之原""谓肾间动气者，乃天所受之原气也；经脉、脏腑、呼吸、三焦四者，均由肾间动气所发动，通行内外，如树之有根，茎叶则茂生矣。"此皆由腹部之由来也。故其两叶之始，察其根本，《难经·六十六难》中说："脐下肾间动气者，人之生命也，十二经之根本也。"此处说的肾间动气者其实就是指的腹内脐下的命门真火，乃生命之根本，三焦为元气之通道。腹部之募穴为脏腑之气集聚于体表的部位，背部之俞穴为脏腑之气输注与体现的部位。《难经本义·六十七难》曰："阴阳经络，气相交贯，脏腑腹背，气相通应。"腹部先天就是阴经聚合的地方，也是奇经八脉所过之处，人体有九条经脉从腹部经过，是机体上下左右沟通的主要交通要道，也是先天最容易寒凝之处，腹部为阴，阴属寒，寒则凝，凝则结，结则聚，聚则气血不通，不通则痛，百病丛生。由此可见，一旦腹部形成各种痰湿结节或气血瘀阻、条索硬块、脂肪堆积等异常病理，就会堵塞经脉，经脉不通，气机升降不畅，严重影响了经脉正常运行，久积成病，所以说腹部积聚的形成便成为万病的根源。《丹溪心法》："气血冲和，万病不生，一有怫郁，诸病生焉。"《内经》有"疏其血气，令其调达，而致和平"之论，强调治疗疾病的重点应着重于疏通脏腑气血，消除腹部积滞。笔者个人体会，肓膜和脐虽然在西医解剖没有赋予太大意义，而在中医学意义非同寻常，膈肌持续性紧张和肚脐附近的胀满、气结、痞硬是许多疾病，尤其是疑难病的共同病理，这将有利于对三焦形成特殊结构的理解。不久前，爱尔兰学者科菲 Dr. Calvin Coffey 发现肠系膜为人体的新器官，对三焦、肓、膜原等中医概念提供了解释空间，支持了我们的认识，对膈的生理病理认识，未来也会出现新的理解。

（五）腹诊的中医描述

　　腹部中轴对元气判断非常重要，以鸠尾、中脘、神阙、气海、关元为顺序依次并指触摸。按之无碍，呼吸相随，举手皮肉浮起，隐然有力者，元气充盈之象。按之松软，呼吸不应，指下无力，举手皮肉不起者，为元气虚损之征。

按之腹痛，随呼吸加重，手下有结聚感，举手痛轻者，元气受阻，滞而有瘀之征，病根所在。按之腹部虚软发凉，毫无抵抗感者，元气衰败之象，难治之征，预后不佳。医者应当心中有数。查腹当先察虚实之情，再别死生之异，三辨瘀结之处。

中医对腹部症状、体征的字义的描述与现代医学临床的含义有区别。中医腹诊部位分为心下（剑突至中脘）、脐上（中脘至脐）、脐下（脐至曲骨）、左腹（左侧季肋至腹股沟）、右腹（右侧季肋至腹股沟）。腹诊也为此创立专门术语，为了准确了解传统腹诊的内容，必须将这些概念加以明确界定。

（1）满：满与闷基本相同。一是主观感觉，如胸闷。二是充盈，即膨胀感。现在称腹胀，古代称腹满，也是主观感觉，但按压腹部可能伴有轻度抵抗。

（2）痞：《伤寒论》说："但满而不痛者，此为痞。"痞也指病机为气机阻滞不通，或指自觉症状，即窒塞感；或指腹内结块，即痞块。痞与满的为胀满感相比，以手触按，痞比满阻力感要大。

（3）胀："胀"在古代是客观体征，是看得到的皮肉鼓张。如《灵枢·胀论》说："夫胀者，皆在于脏腑之外，排脏腑而郭胸胁、胀皮肤，故命曰胀。"胀往往是视觉上能够看到的腹部鼓突的形态改变。

（4）硬：按压腹部有明显抗拒坚实之感，轻者如木，重者如石，疼痛明显，伴腹壁紧张，多为瘀血、蓄水、燥屎、内痈等实邪。

（5）支：原义是支持、支撑，可理解为有抵抗感。

（6）结：原义是凝聚，如有物结聚于里，按之有结团，可理解为梗阻感，无法推动。

（7）急：原义是紧张，与弛缓相对，可理解为急迫感。心下急则欲呕吐，腹中急则欲大便，小腹急则欲小便的急迫感。

（8）痛：按压时病人有难以忍受的不适感，通常拒按为实，喜按为虚。

（六）颊针腹诊的特点

我对腹诊的实践和思考受益于刘合群教授的"周身诊法"。所谓"周身诊法"顾名思义它以全身为视野，以患者的主诉为引导，把主要症状和相关症状与导致这些疾病的深层病理联系在一起，通过手的触诊来感知人体内部由于栓塞、占位，挤压与形变所出现的物理应力变化，通过周身一体的勘察，找到引发疾病问题的所在之处，即与疾病和症状发生的相关病位，在病患处有结节、瘀塞、痉挛、扭转、异位等形变，就是问题的关键点，也是指导施针的靶点，最后利用针灸予以纠正和解除，它是刘合群先生运用了物理学中"应力"的概念而创立的寻找病源的独门绝技。

腹部是刘合群教授用来诊查全身疾病的重点部位，也是合群针术施针的主要效应部位。通过治疗前后的对腹部及病理反应点的触诊可以直接帮助医生对治疗质量和效果作出基本判断，以确保单次治疗的有效性，增强患者的治愈信念，让医生也能做到心中有数，即便是沉疴旧疾，疑难杂症，如果腹部病理得到改善，意味着深层病理的改善，所以效果也出现得很快。治理人体内环境是预防和治疗人体疾病的不二途径，要从整体、系统、状态着眼，不孤立地看待一病一症。该诊法最大的特点是对人体包括脏腑、筋脉、骨骼、肌肉、腠理、皮肤、气血运行等在内的人体的各个方面进行整体勘查，为的是能全面、准确、具体地了解它们在人体处于运动中的各种状态，洞察它们彼此之间那种不可分割的相互联系和相互制约的关系，最终对人体疾病的病因作出更为科学、合理、准确的诊断，每一个简单的表象背后都有复杂的本质，这种整查整治的思路更加符合中医整体恒动生命观和疾病观，是中医"象思维"的产物。反观今天的许多中医由于受西医还原思维方式的影响，反而一脏一腑的诊病治病，越来越偏离中医的整体模式。

人体内外的形变是一切疾病的征象和成因，也是诊治的目标；周身诊法不同于一般医学的触诊，一般的触诊要实实在在地触摸到实体组织，形状、大小、质地，而合群诊法是触虚，通过轻轻的触探产生的波动回传到医生的指尖，就能判断堵塞的深度、密度、大小、旋拧的方向，当然这种触摸是需要功力的，练功可以提高手指触摸的敏感性，刘合群教授本人触摸时更像是做超声波探查，触觉很轻浅，这与他从小习武练功有直接关系。根据应力原理，人体内所有的有形物质组成的器官均有一定的弹性，也有相当的伸缩位移空间，只有挤压到一定强度，产生的形变超过了自我恢复的能力，也产生了有别于一般医学概念的另外一种形式的"器质性"病变，它造成的疾病是相当顽固的，如高血压、哮喘、痛风等，这些重要病理往往不能被仪器所捕捉而"逍遥法外"，周身诊法能够通过训练有素的医生的仔细探查找到深层病理，直接指导临床治疗，同时也通过治疗效果来反馈验证诊断是否正确全面。正是这些组织器官的严重力学形变最终可导致各种病理性栓塞，除了已被广泛认知的血栓，还有水、气、痰、宿便等物质的栓塞。其中，对气的堵塞引起的气占位性病理，比较费解，其实想想，一个篮球充气前后体积及硬度的变化，就会从中领悟，气也可以有形，并完全可以引起腹部堵塞。"象思维"是中医的本体思维，人通过练功训练可提高手的敏感性，准确捕捉到动态的人体腹部信息及治疗前后变化，这种医患主客一体的检查，对理解中医的动态气机可以做到相对的客观准确。

颊针的治疗以诊断为前提，我在日常医疗工作中以腹诊为重要独立判断依据，以免在接受患者信息时受到误导，个人认为，腹诊更加利于与患者产生良性互动，也相对客观，可以增加患者的参与感，并得到及时的病理信息反馈，同时起到调神治心的作用。我采取诊疗一体化的方式进行腹诊，人体的大部分疾病，尤其是慢性疾患，通常都可以在腹部找到相应的阻滞点。腹诊一开始需要用整力推按来寻找聚结点，不能只从局部开始，双手整体按于腹部，由轻到重推按整个腹部，按层次深度寻找腹部是否有聚结点，当感受到阻滞点大概部位时，再单手在阻滞部位局部按压，以感受阻滞部位的深浅和大小，同时也可询问病人此处是否有疼痛感，确定好范围和硬度，然后用颊针治疗腹部相对应的聚结点，治疗完后需再次推按整个腹部以及之前有抵抗感的区域，医者自己先作判断，再询问病人是否有改善。效果不满意时，强化治疗或重新寻找靶点，直至产生局部改善。对脏腑病和心身病根据靶点有的放矢是颊针的技术核心。

临床发现，许多慢性疾患都可以在腹部找到相应的气结点，也就是说，慢性病大都可以在腹部找到其对应的气结点。由此，当我们的慢性病迁延不愈，尤其有很深心理背景的疑难病，可以去寻找这个腹部的聚结点，也许是一个硬块，也许是一个痛点，也许是一个"气团"，可以理解为引起气机不畅的病理原发部位，只要通过不同的针法把它解开，慢性病的症状也就随之消失了，立竿见影，即《内经》所描述的："夫善用针者，取其疾也，犹拔刺也，犹雪污也，犹解结也，犹决闭也。疾虽久，犹可毕也。言不可治者，未得其术也。"针灸有不同的学派和治疗技术，都建立在调理脏腑气机的基础上。气是中国哲学和医学的特有概念，通过气可以联络沟通躯体与精神，将身心连接为一个有机化的整体，使身心疾病的治疗有可实施性，针灸是治疗身心疾病非常好的疗法，身心医学的视野也提升了我们对中医学的理论基础和实践的自信。医学是门实践科学，先进与落后，最终由临床效果说了算，对常见病的稳定效果和疑难病的突破是颊针的基础和临床发展的目标。

（七）腹诊操作要求

1. 腹诊要求环境安静，室温适宜，床位舒适，光线充足，以便观察及检查的进行。

2. 为了确保医患双方的权益，在有些国家，检查异性要有护士在旁。

3. 病人平躺静卧，松开腰带，腹部的检查腹诊前先问询病人为食前空腹或食后不久，大小便情况，如贮尿内急，应先让患者排空后再行检查；如远途步行来诊或有精神紧张等情况，可使病人适当休息后再行检查。

4. 医者需认真、和蔼，调息均匀，注意力集中，医生手要干净温暖。腹肌放松检查时要注意不要突然地以手指强压病人腹部，这样容易引起病人腹部突然紧张畏痛或怕痒，影响检查。须先以手掌轻贴腹壁，徐徐向腹部按抚。

5. 有局部皮肤破损不宜使用腹诊，对于孕妇尽量避免腹诊，尤其不能在胎位处施压。

第八章 🍊

颊针治则与操作

一、颊针治疗原则

《灵枢·根结》指出："用针之要，在于知调阴与阳，调阴与阳，精气乃光，合形与气，使神内藏。"针刺为什么能够治病？受中国古代哲学"中""和"思想的影响，"调阴与阳"，使体内阴阳达到正常而和谐的目标，《老子》说："万物负阴而抱阳，冲气以为和。""和"是指不同事物之间的相互补充和相互调剂。《春秋繁露·循天之道》中说："中者，天地之所终始也。而和者，天地之所生成也。夫德莫大于和，而道莫正于中。中者，天地之美达理也，圣人之所保守也。"守中用和，调气治神，以保持生命的平衡和稳定。

1. 用针之类，在于调气

《灵枢·刺节真邪》认为的"用针之类，在于调气"，气是维持生命的物质基础。人的后天之气来源于水谷，水谷之气首先蓄积于脾胃中焦，化生的营气和卫气，各自在一定的道路运行，营行于里，卫行体表。《类经·解结推引》中张景岳进一步解释："凡用针者，必在调气，人受气于谷，故气积于胃。然气义有三：曰营气，曰卫气，曰宗气。清者为营，营在脉中，浊者为卫，卫在脉外，故各行其道也。宗气，大气也。大气者，留止于上下之气海。其下者蓄于丹田，注足阳明之气街而下行于足；其上者积于胸中，出于息道而为呼吸。凡此三者，皆所谓气，当各求其属而调之者也。"采用针刺来治病，

149

主要通过调节局部和全身的气机，具体可细分为卫气、营气、元气。通常情况下所采用的方法：调卫气浅刺，调营气深刺，调元气要调三焦。《素问·六微旨大论》云："升降出入，无器不有"，人体气化活动的基本形式是升降出入。气机升降失调是机体各种病理变化之重点所在，"出入废则神机化灭，升降息则气立孤危"。用针调气，不仅要调经络内外营卫之气，更重要的要调元气，元气通调则上下贯通，脏腑运化有常。气机调畅、升降出入有序是"阴平阳秘"的前提。《灵枢·终始》曰："凡刺之道，气调而止。"历代医家均认为，针灸调人体之气是在得气的基础上使全身的气机升降恢复到相对有序的状态，达到"以平为期"的目的，调理气机升降是临床治疗的重要法则，而我们必须要关注人体气旋运动左升右降的规律，并体现在具体针法之中。

2. 凡刺之真，必先治神

《素问·宝命全形论》指出："凡刺之真，必先治神。"针灸的治神，首先，为医者需全神贯注，明察秋毫，嘱意于患者的精神意念，贯穿针刺治疗始终，这是治神的第一个层次。杨上善的《太素·知针石》中对治神的理解有特殊见解："凡得针真意者，必先自理五神，五神既理，五脏血气安定，九候已备于心，及可存心针道。"他强调针灸医生本人先要自调神气，宁心定志，然后再施针道。《灵枢·终始》说："深居静处，占神往来，闭户塞牖，魂魄不散，专意一神，精气之分，毋闻人声，以收其精，必一其神，令志在针。浅而留之，微而浮之，以移其神，气至乃休。男内女外，坚拒勿出，谨守勿内，是谓得气。"故《灵枢·官能》篇强调："用针之要，无忘其神。"

治神不仅仅是调治心神，而是针对广义的五脏神（魂、神、意、魄、志），《太素·知针石》："魂神意魄志，以神为主，故皆名神。欲为针者，先须理神也。故人无悲哀动中，则魂不伤，肝得无病，秋无难也；无怵惕思虑，则神不伤，心得无病，冬无难也；无愁忧不解，则意不伤，脾得无病，春无难也；无喜乐不极，则魄不伤，肺得无病，夏无难也；无盛怒者，则志不伤，肾得无病，季夏无难也。是以五过不起于心，则神清性明，五神各安其脏，则寿近遐算，此则针布理神之旨也。"喜怒情志太过在先，则脏腑中病在后，神乱为因，形伤为果，治疗也需以此为序，治神为先。《素问·汤液醪醴论》："帝曰：形弊血尽而功不立者何也？岐伯曰：神不使也。帝曰：何谓神不使？岐伯曰：针石，道也，精神不进，志意不治，故病不可愈。今精坏神去，营卫不可复收何者？嗜欲无穷，而忧患不止，精气弛坏，营泣卫除，故神去之而病不愈也。"治患者之神贯穿于针灸治病的全过程，安魂定魄、顺意达志，神乃治也，神治则五脏皆安，百病可除，这是治神的第二个层次。

治神的最高层次是遵循天道自然，人类试图接近并掌握其变化规律。科学家发现我们周围的世界及宇宙，一切是那么精确而有序。《素问·五常政大论》曰："根于中者，命曰神机，神去则机息。"它既不是鬼神，也不是供人膜拜的祭坛之神，而是自然的内在变化规律及最高法则，神为道之用，《周易·系辞上传》中称"阴阳不测谓之神"，韩康伯注："神也者，变化之极，妙万物而为言，不可形诘者也，故曰阴阳不测。"针灸在于有效地借助躯体的智慧，通过人体本身的内稳态和自适应来维护健康，防病治病。《周易·系辞》曰："知变化之道者，其知神之所为乎？"道法自然，抓住人体内在神机之所在，天机自动，"阴平阳秘，精神乃治"，平阴阳，通气血，和精神，从根本上解决疾病。

二、颊针特殊针法

《尚书·说命中》："非知之艰，行之惟艰。"不是理解认识难，要把知识付诸实际行动才是真正难。我们在前面已经解释了颊针的理论依据，但是知易行难，而技术追求的是确定性及精准性。往往细节决定成败，除了了解必要的理论之外，实操训练是取得治疗效果的必要保障。近年来，我办学习班重点放在示范教学和纠正学员的错误上，通过大量的病例示范和让学员直接动手，缩短学习周期，及时发现学员的错误，大家对这种教学给予了正面肯定，真正回到了师带徒的有效传承轨道。

颊针疗法首先要求明确诊断，在此基础上形成靶点治疗，颊针将穴位理解为穴区，根据病灶的大小及牵涉部位，作为选择穴位的依据。同时，颊针以隐形针感为主，为了达到有效干预，而会在同一穴区采用多针刺的方法加以强化，常见的有双针、三角刺（图 8-2-1），特殊情况会有菱形刺、梅花刺、单排刺、双排刺等，这些针法的使用主要针对病理程度较严重、病程久远、病变范围较大者。可以围绕患者的主诉症状和主要病理针刺后根据反应调针、补针，以确保疗效。针刺深度问题比较复杂，原则是根据病位，病轻则浅，病重则深，并结合腹诊判断。先脏腑，后四肢，局部病用患侧，全身病用双侧三焦，并根据三焦隶属的对应部位，必要时配合腹诊，在气结郁阻部位重点强化，然后有的放矢，突出重点，达到左升右降，一气周流，阴阳平衡。明·李梴《医学入门》云："补则从卫取气，宜轻浅而针，从其卫气……泻则从营置其气，宜重深而刺，取其营气。"《针灸大成·经络迎随设为问答》云："刺阳部者，从其浅也，系属心肺之分。刺阴部者，从其深也，系属肾肝之分。凡欲行阳，浅卧下针，循而扪之，令舒缓，弹而努之，令气隆盛而后转针，其气自张布矣，以阳部主动故也。凡欲行阴，必先按爪，令阳气散，直深内针，得气则伸提之，其气自调畅矣，以阴部主静故也。"这些理论虽是用来指导传统针灸的，对颊针也有一定的参考价值。水平较高的针灸师可以将手法运用于颊针调神导气，但注意请勿过多提插捻转。

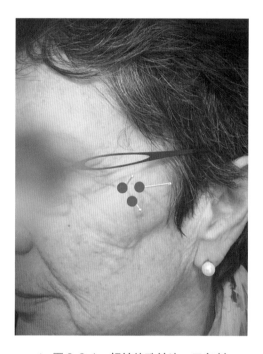

▲ 图 8-2-1　颊针特殊针法：三角刺

三、颊针穴位运用方法

1. 同位对应法

与同名穴位保持完全一致，如左肩病变时，取左侧面颊的肩穴。

2. 左右对应法

以缪刺法取穴，如左侧偏头疼时，取右侧面颊部的头穴。

3. 前后对应法

根据人体解剖前后对应取穴，如腰痛时，可选择下焦穴。

4. 交叉对应法

依照全息论的相似相应原理取穴，如左侧髋关节痛时，取右侧肩穴。

5. 上下对应法

依照全息论的两极相关原理取穴，如头痛时，可选用骶穴。

6. 相关对应法

根据病变部位的解剖结构连续性取穴，如下肢静脉曲张，取髋、膝、踝穴。

7. 针效对应法

可一穴一针，也可一穴（区）多针，可多穴一病，视临床情形而定气至，以有效为度。

8. 协同对应法

颊针可同其他微针系统及传统针灸配合使用，使疗效增强，不拘一法。

四、颊针疼痛治则

"不痛则通，通则不痛"是中医关于疼痛的经典性病机及治疗原则。但由于疼痛问题自身的复杂性、广泛性、多样性，加之近年来临床疼痛学研究的不断深化，各种新疗法及新技术的出现，"不通则痛，通则不痛"显得比较笼统，临床医生需要更加全面、精确、富有预见性和可操作性强的理论作指导。笔者参阅有关文献，并结合个人的实践，对于全息层面四肢脊柱部位的软组织损伤所引起的急慢性疼痛，按病理和病程分为一、二、三期，归纳和总结出不同阶段的主要病机，并提出相应的治则及各种可以相互配合的临床有效治疗方法。

1. 滞则痛生，通则不痛

在软组织损伤性疾病的一期，由于体内环境因素的改变，致使人体经络瘀滞，气血不通，产生疼痛及伴随不同程度的功能障碍。早期疼痛的特点是时轻时重，气候、劳累等因素可诱发加重，疼痛部位可以不固定，伴困重疲乏、局部发凉等症状。现代医学的生理病理认为，局部血液循环受阻，病变部位缺血、缺氧，钾、5-羟色胺、缓激肽、组织胺、前列腺素等多种致痛物质在局部析出释放，使痛阈降低，疼痛敏感性增加，同时这些致痛物质又可收缩血管，导致缺血、缺氧，渗出水肿加重，从而走向恶性病理循环，这点中西医学是有所共识的。由于"滞"是疼痛一期产生的病理根源，我们以舒经通络、行气导滞为治则，颊针通常对此期病理引起的症状、体征立竿见影。

2. 挛则痛剧，松则不痛

二期的软组织损伤疼痛，其病理核心常常为肌痉挛，它与疼痛互为因果，临床上将其概括为"因挛增痛，因痛增挛"。此期疼痛以剧烈而持久为特点，疼痛相关区域的运动障碍较明显，就诊率也较高。若治疗及时方法得当，效果理想；如果治疗不当或不够彻底，反复发作可迁延日久转为慢性疼痛，局部发生粘连及软组织挛缩变短，而持续性的肌收缩会触发疼痛。二期疼痛以"挛"为主要病理，治则当松筋解挛，消痛止痉，颊针对此有一定的效果，但要找准病理靶点，通过触诊确定痉挛局部的范围，必要时增加针数，以提高疗效。

3. 结则痛痼，散则不痛

反复的软组织外伤及慢性劳损，迁延日久，往往形成挛缩、粘连、瘢痕等病理改变，中医统称为"结"。这常常是软组织损伤的三期阶段，以疼痛顽固、迁延难愈为其特点，我们将此期的病机概括为"结则痛痼"。现代医学认为，反复的暴力外伤，积累性损伤及病理性、术损性软组织粘连，都会不同程度地损伤各类软组织，造成肌肉、骨骼、神经、韧带、血管之间的交互粘连。将其做病理切片检查，往往呈现透明样变性缺血，少数游离末梢轴突鞘细胞破坏，胶原纤维增生，成纤维细胞内弥散着许多糖原颗粒面丰富的粗面内质网，胞外黏液样成分增多，部分胶原纤维变性，红细胞浸润，血小板浓缩、聚集，有嗜酸粒细胞，中性粒细胞未见。软组织粘连结疤后引起的疼痛常常顽固不愈，许多治疗方法只能奏效一时，难以彻底根治，对此必须对其特殊的病理表现采取更加具有针对性的手段和技术。据此我们对三期软组织的疼痛，以"结"为主要病理靶点，以消结除痛为治则，颊针有即时效果，但需要多次治疗，可取得满意的效果，有时要结合腹诊，通过调理内脏消除腹部结点加强效果。

五、颊针针具及操作

面部皮肤柔软细薄，富有弹性，含较多皮脂腺、汗腺和毛囊。浅筋膜由疏松结缔组织构成，浅筋膜内有神经、血管和腮腺管穿行。由于血供丰富，故面部创口愈合快，抗感染能力亦较强，但创伤时出血较多，面部的小动脉丰富，大量感觉运动神经分布，反应敏感。面静脉与颅内的海绵窦借多条途径相交通，因此当面部感染时有向颅内扩散的可能，所以要注意严格消毒和选择合适

的针具:

1. 提倡使用一次性消毒针具和质量有保障的针具品牌,要求针体纤细光滑,具有弹性,不易折曲。通常选用针具:毫针直径0.14~0.20mm,长度7~30mm,今后将会有不同规格的颊针专用针具。

2. 针刺深度:直刺0.2~0.5寸,斜刺0.5~1寸,透刺0.5~1.5寸,针刺深度问题比较复杂,原则是根据病位进行调整,病轻则浅,病重则深,检查病灶并结合腹诊判断,具体参照疾病的性质和部位以及患者个人情形而定。

3. 操作手法:颊针疗法所强调的气至而有效,重视调神调气,不追求针感,着眼于病理靶点的变化。根据效果作为得气判断,将有效视为得气,无效者尚未得气,纠错后继续治疗。提倡无痛进针,选择快速进针,无痛进针,飞针和套管进针都可以。

4. 出针:出针后用干棉球压迫片刻,切忌揉挤,以防出血、渗血,特别是在靠近眼周围组织疏松部位,有出血倾向者禁针,可使用灸法或点压揉按,畏针者和小儿可用手指按压或橡皮刮擦对应穴区。

5. 留针时间:20~40分钟。留针期间,可根据患者的反应调针、补针,以确保疗效。慢性、顽固性疼痛,以及需要精神放松者留针时间应长一些;其他则留针时间短一些。

6. 疗程:通常三日一次,五次为一疗程。在国外工作的医生治疗时间要根据不同国家具体情况适当延长,1~3周一次。

六、颊针适应证

颊针的适应证分三个层面。第一个全息层面,以四肢脊柱部位的急慢性疼痛为主,首先是各种软组织损伤引起的急慢性颈、肩、腰、腿疼痛,这是临床的常见病、多发病,也包括一部分复杂的颈椎病及腰椎间盘突出、椎管狭窄等。第二个是三焦层面,主要针对胸腹腔的内脏病机及症状,如:胸闷、心悸、咳喘、痰多、乳房胀痛、胃痛、泛酸、烧心、腹胀、腹泻、便秘、尿频、尿急、痛经等,部分与内脏疾病相关联的颈、背、腰、骶疼痛。第三个是身心层面,如:烦躁、紧张、焦虑、情绪化变态反应性疾病、风湿类风湿、内分泌疾病、顽固性皮肤病、慢性过敏性哮喘、顽固性失眠、记忆衰退、老年痴呆、头痛、偏头痛等。这三个层面通常是合为一体的,疾病可能以某一层面为主,有时是两个层面相互影响作用的结果,比较复杂的慢性病会出现三个层面相互交织，需要在临床中以诊断为依据，甄别取舍，有的放矢，以效验证。

七、颊针禁忌证

1. 面颊部破损性皮肤病及局部感染。

2. 高热、惊厥、心肺衰竭及各种急腹症。

3. 生理及化验指标严重超出正常指标者。

4. 血小板减少，有出血倾向者。

5. 对已经整容或注射瘦脸针、抗皱针的患者要详细询问，评估风险后再决定是否采用颊针。

6. 对三叉神经痛及面肌痉挛的患者尽量慎重使用。

7. 针灸期间禁止吃东西，以防咀嚼而造成滞针或断针。

8. 孕妇，特别是有流产史或人工受孕者。

第九章

中西医学模式思考

一、什么是医学模式

医学模式就是医学观，主要研究医学的属性、职能、结构和发展规律，它是对人类健康与疾病的特点及本质在不同时期所产生的哲学水平上的高度概括，是对不同的社会经济发展时期和医学发展阶段，认识和解决医学问题的共同思考方式。医学模式包括医学认识论和医学方法论，前者是人们思考和研究医学问题时所遵循的总原则和出发点，是从众多能够代表整个医疗体系最高水平的实践中抽象总结出的最高原则及核心理论；后者是在前者的指导下，在医学实践中的具体执行及运用。医学模式形成的思维和方法主导着整个医学领域的社会实践，具体可以分为人体观、生命观、健康观、疾病观、诊断观、治疗观、预防观等方面。医学模式不仅有时代特征，还受不同文化背景的影响，各自所属文化的哲学内涵差异对其产生了决定性影响。以欧洲为发祥地的西医，自文艺复兴以来借势于科学而一路狂飙，所向披靡，占有全球绝对主导地位而被尊为主流医学或正规医学。通常从西方医学史的角度对医学模式做出如下分类：①神灵主义医学模式；②自然哲学的医学模式；③机械论的医学模式；④生物医学模式；⑤生物-心理-社会医学模式。有着悠久历史传承的中医学，作为古代四大传统医学中的唯一延续，自发形成的东学西渐、一骑绝尘，特别是在20世纪70年代开始，在西方医学拥有绝对主导权的今天，不可思议地席卷全球，渗透到 180 多个国家和地区，产生了前所未有的广泛影响，其内在的强大学术生命力值得我们重新去做全方位的研究与思考。中医学通常被学者们归类到比"机械医学模式"还低级的"自然哲学医学模式"，这种分类方法对中医是不恰当的，明显存在着西方文化"居高临下"的优越感，缺乏对中医形成的文化背景进行认真地实际考察，把西方医学的发展轨迹简单化地套用在中医学上，需要认真进行反思。想要真正地理解中西医学模式的差异，理性预测未来医学思想的发展趋势，最直接的方式就是探究两种医学模式形成的历史及其文化背景，理清各自主要源流脉络，如此才能提纲挈领、分辨异同。西方神灵主义和自然哲学医学模式，对当今西方医学影响式微，在此不再多费笔墨，我们直接从西方机械医学模式开始梳理。

二、西方医学模式

1. 西方机械医学模式的历史溯源

西方近代医学的发展自 16 世纪始，在伽利略、惠更斯、开普勒、牛顿等科学天才的努力下建立的经典力学，成为文艺复兴时期自然科学的主轴，它不仅构成了后来科学的基础，更重要的是它萌生了一种新的世界观。机械革命带来的成功成为一种无所不能的神话，对医学产生了直接的影响，在当时盛行着以机械运动解释一切的思想潮流，把人体生命也看成是许多零件组成的大机器，通过大脑来进行指挥，这使处于萌芽中的西方医学受到了积极影响。由于当时的哲学家与医学家把机械运动规律视为人类必须普遍遵循的自然规律，用机械力学的模式来说明人体的各种生命现象，机械论医学模式代表当时先进学术思想的主流。机械论医学模式（mechanistic medical model）的形成主要归功于人体研究中的两场革命：第一是解剖学革命，与哥白尼齐名的比利时人维萨里（Andreas Vesalius，图 9-2-1）认为解剖学知识是每一个医生必须具备的，他亲自动手实施尸体解剖，他的《人体构造》一书（1543 年）与哥白尼的《天体运行论》同年出版，该书真实地记录了人的实体结构，书中部分精美的插图据说出自意大利文艺复兴时期著名画家提香的高徒之手。在他的推动影响下，到 17 世纪，进行解剖学研究逐渐成为许多医学家的自觉行为，绘制出美轮美奂的人体解剖图谱，把解剖学与临床观察密切结合，开辟了医学的新时代，为后来形成器官、组织与细胞的病理学，打下了坚实的基础。第二是生理学革命，生理学的奠基者英国人哈维（William Harvey，图 9-2-2）通过机械力学的应用原理，证明了心脏和动脉构成一个循环运输血液的机械系统，成功地发现了人体的血液循环，他的《心血运动论》（1628 年）的出版标志着构成西方医学基础学科之一的近代生理学诞生。后来的生理学家继续沿着哈维的研究方向，自觉运用机械论来解释机体的肌肉运动、消化乃至整个机体的活动，力图把机械运动规律应用到人体研究的其他问题上。

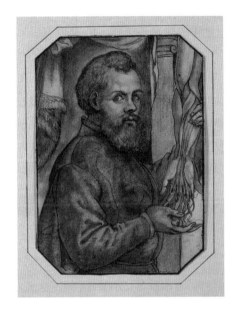

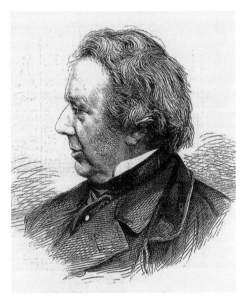

▲ 图 9-2-1　维萨里 Andreas Vesalius　　　▲ 图 9-2-2　哈维 William Harvey

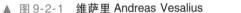

机械论医学的另一个创始人法国的笛卡尔（René Descartes，图 9-2-3）是哈维的同时代人，笛卡尔在《论宇宙》（1644 年）一书中把动物和人看成是宇宙的重要组成部分，除了人类的思想外，机体其他所有的生理功能被看作和钟表一样的机械运动，在他眼中，整个宇宙就像是一架庞大的机器，无机的自然界是机械的，有机的植物界是机械的，由此再往上推演，他力图用机械运动的规律去解释一切自然现象，便自然地得出了动物也是"机器"的结论。他在《论人类》和《论胚胎的形成》两文中用机械论观点解释了动物生理，笛卡尔认为人也是一架具有"理性灵魂"的特殊机器，心脏里含有一种"无光之火"能使进入心脏的血液膨胀和加温，并将血液散布到肺部和全身；肺组织和火热的心脏相反，热血在肺部与空气作用而冷却，然后一滴一滴地注入心脏的左室中；松果腺被认为是灵魂的所在地，是非物质的灵魂和肉体机器相互作用的唯一场所。但笛卡尔最终没有把人看作和动物一样的只是一种纯粹的物质过程，他只提出"动物是机器"的口号；他毕竟看到了人除了物质实体之外，还有思想、情感、意志和灵魂，而这些都不能简单地用机械规律来加以解释。笛卡尔认为人是一种二元的存在物，既会思考，也占有空间；因此人既有灵魂，也有一个扩延的三维躯体。他认为：所有的物质，都应当受机械规律的支配，人体同样如此；同时他还指出除了机械世界以外，还有一个独立精神世界的存在，"我思故我在"，旨在强调不能怀疑以思维为根本属性的独立精神实体的存在。在笛卡尔的想法中，人的身体十足就是一部机器，但人也有一个灵魂可以独立运作，心灵与身体是完全有别的两种东西，任何一个都可以不依赖另一个而独立存在。他还依此作出了"灵魂不随身体的毁灭而消失"，即"灵魂不灭"的结论。将心、身截然对立和分离，不但使这个问题变得比以往任何时候更明确、更尖锐，而且使人们认识到，这个问题的解决并不像原来想象的那样容易。笛卡尔提出了"心身二元论"，他将心身关系问题尖锐地摆在了哲学和医学面前，成为从那时起西方心灵哲学和医学关注的最主要问题。

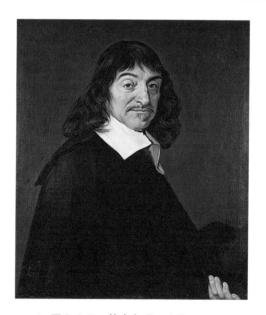

▲ 图 9-2-3 笛卡尔 René Descartes

不过，尽管笛卡尔对人与动物进行了一定的区分，他的"动物就是机器"的论断却依然具有极大的影响性，比如拉梅特里（J. Lamettrie），法国 18 世纪著名的哲学家、启蒙思想家和临床医师。他在 1748 年出版了一本名为《人是机器》（L'homme- Machine）的小册子，在当时确实有些惊世骇俗，从积极意义上来讲，该书是第一部以公开的无神论形式出现的机械唯物主义著作；他试图通过人与机器的类比来阐述人的物质统一性，并用机械观来解释所有的人体功能及现象。他把人比作机器，认为疾病仅是这架"机器"某部分机械失灵。他认为："人体是一架会自己发动自己的机器……体温推动它，食料支持它。没有食料，心灵便渐渐瘫痪下去……喂一喂那个躯体……和这些食物一样丰富开朗的心灵，便立刻勇气百倍了。"当时，《人是机器》虽然只是一本小册子，但其思想，尤其是其大胆的书名成为机械论进入医学领域的重要标志，也几乎达到机械医学观的顶峰。拉梅特里说："人是一架如此复杂的机器，很难一开始便对它有一个明确完整的概念，也就是说，不可能一开始就给它下定义。就是因为这个原因，那些最大的哲学家们先天的，也就是说想借助于精神的羽翼做出来的研究，最后证明都是枉费心机。因此除了后天的，是别无办法可想的；也就是说，只有设法，或者说，通过从人体的器官把心灵解剖分析出来，这样才有可能，我不说这样便无可争辩地发现了人性本身，但至少是在这个问题上接近最大程度的必然性。"拉美特里凭借十分有限的经验事实做出了许多大胆的推论，他曾观察过动物肠管的蠕动和肌肉因刺激而收缩的现象，认为人这部机器完全是根据物理化学规律活动的，甚至精神活动也直接依赖于物理化学过程，就像鸦片、吗啡、酒精的刺激不仅能影响人的机体，而且能影响人的精神，如情绪、思想和意志。如果人与机器是一样的，人之心灵居于何处？人的心灵与身体又是什么关系？二者到底是一回事还是两种不同的属性和实体？在人与机器的类比中，无论是哲学家、科学家，还是医学家不可回避的一个问题就是身心问题，精神的独特性与我们所见的任何其他物质现象都不同，致使人们觉得它是与物质完全不同的东西。拉美特里否定了人类本质上不同于动物的观点，也否定了笛卡尔的身心"二元论"，使生理学和医学中的机械论更加完全彻底。在"人是机器"这种观念的指导下，人的精神本质被定义为一种物质现象，精神活动不过是大脑活动的结果而已，就像大肠蠕动后排便、膀胱收缩后排尿一样。人的心灵只是寄生于肉体，必须完全服从于肉体，成为肉体的一部分，它既不能独立存在，也不能对肉体有任何作用。于是，我们思考也意味着是躯体在思考；我们高兴也就是躯体在高兴；我们痛苦也就是由物质组成的躯体在痛苦，包括精神活动在内的一切生命现象都不过是物质现象而已。由于当时的科学只以实体为研究对象，作为具有科学属性的医学也只能以探求人体的解剖结构与生理功能为目的，科学为身体的认识提供了有效的工具和手段，并作为一种楷模和准则，身心分离也就变得顺理成章，对于人心灵的人文关怀则完全交给神学和宗教。我们应当看到正是在机械论指导下，医学将病因从神秘的天罚中拯救出来，最终将其交给了细菌；将治疗从上帝的洗礼和救赎中解放出来，最终由物理化学作用来合作承担；将护理从祈祷和爱抚中赋予了专业化的技术操作。而此前对病人的治愈：一是依靠人体自身具有强大的自我调节修复能力；二是对患者悉心的关怀将这种能力激发调动起来。受机械论影响的医学模式是欧洲文艺复兴运动的成果之一，推动了当时医学的进步，彻底摆脱了神学的束缚，让人体结构越来越清晰地成为功能研究的载体，也直接影响和蕴育了后来的生物医学模式。

2. 西方生物医学模式的蓬勃发展

法国的克洛德·贝尔纳于（Claude Bernard，图9-2-4）于1865年出版了一部杰出的理论医学著作《实验医学研究导论》，他从实验方法出发进一步对19世纪之前的医学科学成就做出总结，又为实验医学的发展奠定了科学和哲学的基础，是一部划时代的著作，可以说是19世纪医学的巅峰之作，也是现代生理学的奠基之作。贝尔纳认为："生命的研究包含两件事：一是细胞特性的研究，二是有机的内环境研究，也就是说，可以表现生命活动的环境条件的研究。"随着医学对人的认识的"身心二分"，医学研究逐渐由对人的心灵和肉体的关注变成只关注肉体，由对人的研究变成了对疾病的研究。而且随着实验医学的确立，对人的研究由整体进入了局部，特别是细胞生物学的发展使得

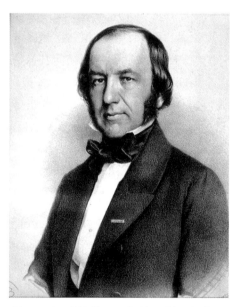

▲ 图9-2-4　**克洛德·贝尔纳于 Claude Bernard**

医学的研究集中于没有精神意志的细胞。于是，贝尔纳通过精致的理论推理将医学聚集于身体的内环境和精细结构，甚至不再提及通过结构寻找灵魂，从而将心灵彻底地排斥在医学科学的视野之外。

列文虎克发明的显微镜对医学研究起到了实实在在的帮助，西方医学与新知识、新技术的结合所迸发出的巨大能量，开辟了细菌学、细胞病理学的新视野，西方医学从此走上了"微观"研究的道路，以"实证精神"（positivism）及"实验精神"（experimentalism）的科学方法建立了近代生物医学，而且一直影响到 20 世纪进入分子生物学与遗传基因的研究。德国病理学家魏尔啸（Rudolf Virchow，图 9-2-5）是细胞病理学的开创者，而细胞学说的确立被誉为 19 世纪三大科学发现之一（另两大发现为：能量守恒和转化定律、生物进化论），他把细胞学说和显微镜技术应用于人体的生理过程与病理过程的研究，把医学的认识发展到细胞水平。细胞既然是生命形态结构的实体单位，一切生命功能都由细胞产生，那么，细胞的非正常活动是各种疾病的根源，因此他提出："细胞的不正常活动是各种疾病的根源。"

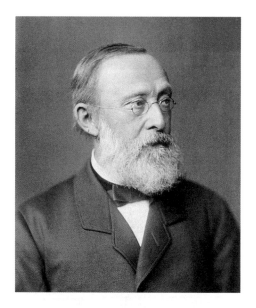

▲ 图 9-2-5　**魏尔啸 Rudolf Virchow**

对病因的解释是与疾病的分类联系在一起的，法国的巴斯德（Louis Pasteur，图 9-2-6）在研究牛奶和酒的发酵过程时，率先认识到了细菌的作用，循此前进，在战胜狂犬病、鸡霍乱、炭疽病、蚕病等方面都取得了空前的成功。从此，他带领整个医学进入了细菌学时代，巴斯德对微生物20年的探索研究，促进了细菌学与传染病因学说的产生与发展，被后人誉为"微生物学之父"。这些科学事实也加深了人们对健康与疾病的正确理解，对传染病的认识及病原微生物的发现，从生物学角度明确了疾病原因，形成了对机械医学模式有所改良与补充的生物医学模式。医学的进步，使一些由生物因子（细菌、病毒、寄生虫）所致的疾病既找到了真正的病因，也找到了应对的方法，以青霉素为代表的抗生素的出现，有效地遏制了传染病及感染性疾病，挽救了无数的生命，人类在与疾病尤其传染病的斗争中首次获得明显优势。例如20世纪初，世界上大多数国家人口的主要死亡原因是传染病，其死亡率为580人/10万；而到20世纪后期，大多数国家传染病的死亡率已降至30人/10万以下，天花等烈性传染病被完全消灭。在临床医学方面，借助细胞病理学手段对一些器质性疾病做出定性诊断，另外，无菌操作、麻醉剂和抗菌药物的联合应用，让外科学的发展成为了可能，还成功地减轻了手术痛苦，有效地防止了伤口感染，提高了治愈率。对其积极意义要予以充分肯定，这些科学事实使人们对健康与疾病有了较为正确的理解。人类相继发明和使用显微镜、听诊器、血压计、温度计、心电图、X光机、眼底镜、内窥镜、CT、核磁共振等仪器，同时也促进了病理解剖学、生理学、微生物学、生化学、免疫学、微循环学等

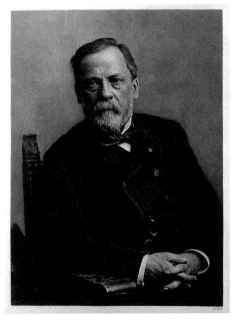

▲ 图 9-2-6　**巴斯德 Louis Pasteur**

医学基础理论相继发展和完善，内科学、外科学、妇科学和儿科学等传统学科发展迅猛，传染病、消毒法、输血、麻醉、护理学、公共医学等新兴学科不断涌现，抗生素、新型影像技术、分子生物学、基因工程等为人类战胜微生物和化学因素形成一种势不可挡的进步力量。可以说，生物医学模式在20世纪对人类的健康作出了不可磨灭的伟大贡献。微生物学的发展，揭示了传染病的原因，但也让医生们常常只看到外因对机体的损害，却不注意内、外因相互作用，以及环境因素对微生物和机体的影响，甚至对免疫的理解，也只限于外因。在临床工作中往往只依赖于各种针对性强的药物和手术直接消除病灶，形成了对抗医学，而忽视了多年进化的人体自身具有的智慧，不能辩证地对待内因和外因、局部和整体、疾病与自愈等关系，因而在科学实验和临床实践中引发层出不穷的问题，出现一系列不可调和的矛盾，这就促使人们突破旧思维的束缚，寻求更理想的医学解释。

生物医学模式受"还原论"和"心身二元论"的影响，这种知识论指导下的科学观，存在的最大缺陷在于将科学看作是一种与生命个体无关的纯粹客观的知识，而不是用文化论的观点来理解科学。这种科学观指导下的医学，是以人们所认定的知识为中心，而不是以生命为中心，以疾病为中心，而不是以人为中心的医学，其根本特征是"线性因果"和"身心二分"，而"线性因果"论对复杂性人体的解释力从根本上来讲是力不从心的，"身心二分"的医学关注的重点在于人的肉体，而不是以有躯体也有精神灵魂的完整的人为对象，由"生物因子决定论"产生的强大惯性，对精神引起的疾病病因学与病理学的解释无力甚至完全无视是生物医学模式的最大短板。将心灵排除在人体之外，其片面性和局限性的后果一直在持续性发酵，生物医学模式的弊端在于：①仅仅从生物学的角度去研究人的健康和疾病，只注重人的生物属性，忽视了人的心理、社会属性。②在临床上只注重人的解剖结构和生理功能，而忽视了人的心理功能及心理社会因素的致病作用。③在研究中只重视躯体的生物活动过程，很少注意行为和心理过程。④思维的形式往往在疾病与健康中二选一。因而对某些功能性或心因性疾病，无法得出正确的解释，更无法得到满意的治疗效果，最后采取故意忽略的方式，无法对疾病和健康做出更加全面满意的解释，也失去了有效救治的最佳时机。

3. 西方"生物-心理-社会"医学模式的希望曙光

在当代社会中，传染病、寄生虫病、营养缺乏病已经不再是威胁生命的主要疾病，它们在"疾病谱"和"死因谱"中所占的地位已显然不重要，相形之下，与心理性、社会性因素相关，对人类健康构成严重威胁的慢性、非传染性疾病显著增高，以目前死因排于前三位的心血管疾病、恶性肿瘤和脑血管疾病来说，都与紧张、压力、吸烟、环境及食品污染等心理、社会因素有很高的相关性。至于公害病、交通事故、自杀、吸毒、酗酒、饮食过度、因犯罪率升高和家庭破裂以及其他种种心理社会原因而引起的心因性疾病广泛发生。比如，已经超过 10 亿人口的高血压病，谈之色变的各种癌症、死亡率较高的心脑血管疾病，它们的风险因素包括社会、文化、心理因素，以及内分泌、代谢、遗传等生理因素，两者密切相关。对这些患者的求医动机和病情转归，社会、心理因素则更占有较重要的成分，预防和解决上述疾病，必须对个人的行为、性格、生活方式、家庭及工作环境的紧张状态等予以极大重视，有效地干预和疏导，单纯生物医学的观点不足以胜任对上述疾病正确地理解和诊断，防治的最终效果及高昂成本也难以令人满意。

1993 年的《医学的目的国际研究计划》尖锐地指出："当代世界性的医疗危机，根本上由于近代医学模式只是针对疾病的技术统治医学的长期结果。"于是，WHO 在关于《迎接 21 世纪的挑战》报告中认为："医学正从'疾病医学'向'健康医学'发展，从重视治疗向重视预防发展，从针对病源的对抗治疗向整体治疗发展，从重视对病灶的改善向重视人体生态环境的改善发展，从群体治疗向个体治疗发展，从生物治疗向心身综合治疗发展，从强调医生作用向重视病人的自我保健作用发展，医疗服务方面则是从以疾病为中心向以病人为中心发展。"医学危机产生的根源，对人是极其复杂的生命系统，认识不足，以不变应万变的还原分析方法越来越行不通。克劳斯在《复杂性思维》一书中谈到："我们的医生和心理学家必须学会把人看作心和身的复杂非线性实体，线性的思维可能有损于作出成功的诊断。医疗中采取局部的、孤立的和'线性的'疗法，可能会引起负面的协同效应，因此，值得注意的是，为了救死扶伤，对于复杂的医学和心理学情形进行建模必须要保持高度的敏感性和谨慎从事。复杂系统探究方式不可能给我们解释生命是什么，但是它向我们表明，生命是如何复杂和敏感。因此，它可以帮助我们自觉意识到我们的生命价值。"

西方机械生物医学将人体看成一架机器，疾病被看成是机器发生故障，认为人身上的每种疾病都必须而且也可以在器官、组织、细胞、生物大分子或基因上找到可测量的形态及化学的变化，都可以确定出生物的或理化的原因，并借此而找到治疗的手段。医生的工作则如同对仪器的维修，一切都在掌控之中，心身二元论指导下的生物医学，在策略上成功地摆脱了复杂系统不确定性的弊端，将疾病与病人进行简单分离切割，曾经有助于医学寻找各种有效手段来控制和消灭疾病，所取得的成绩也是有目共睹的，曾经对促进医学发展的贡献是不可磨灭的，但也带来了不利的后果，它的负面影响在一百多年后逐渐显现出来，特别是今天，迫使人们不得不回到医学的近代源头去寻找它缺陷产生的基础。

生物医学模式在解释上存在着一个先天不足，那就是精神心理疾病的病因学与病理学的缺失，美国纽约州罗彻斯特大学医学院精神医学教授恩格尔（George L. Engel）就是从这里找准其"软肋"，1977 年 4 月在《科学》刊发的《呼唤新的医学模式，对生物医学模式的挑战》的文章中，正式提出"生物-心理-社会医学模式（Biopsychosocial Model）"，对生物医学模式的"普适性"与"真理性"给予致命一击。恩格尔是一位临床精神病专家，不是从事医学理论的学者，现代医生对实验室指标的过度依赖，而不太倾听患者的倾诉，恩格尔擅长于对精神疾病大量非实验室指标的深层理解与富有个性化经验的解释，他依据传统心理分析对于病人倾诉的格外重视，不满于现代医学研究与疾病分析的"唯一性"解释，在面对人类许多慢性和重大疾病时，生物医学企图提供"一切说明"和"说明一切"的现实可能性是有限的，虽然全体医学界也做了大量的探索和不懈的努力，全社会为其提供了巨大的财力支持，但社会民众的责难与不满也越来越强烈，他热切希望医学走向多元解释、多元关怀，由此构造多元模型，于是"生物-心理-社会"医学模式，让人眼前一亮，一些医学史家对此给予高度评价："恩格尔开启了一个新的时代。"人们期望新的医学模式可以为研究提供新的蓝图，为医学教育提供新的框架，成为设计医疗保健事业的新的行动准则。

四十年过去了，尽管在许多场合，"生物-心理-社会医学模式"依然只是个美好的愿景，并未能够真正成为基础医学与临床各个学科真正的研究和行动纲领，目前尚缺乏可操作性的模型与成熟的介入路径，但令人乐观的是，心理、行为、社会、环境因素对躯体健康与疾病的影响目前已基本成为医学界的共识。随着当今医学研究的深入，疾病谱、死亡谱都发生了根本性的变化，心身分离策略下的生物医学模式受到了前所未有的挑战，如果不打破这个模式的束缚，大型医疗设备的不断更新，生物工程及医疗技术的日益精密和医学研究的局部突破也只能算得上是修修补补。今天医学模式革新的阻力主要来源于生物及医学中机械还原论研究方法仍具有强大的惯性，来源于物质决定论过去的辉煌带来的优越感，来源于医学依仗着高科技所寄予的无限希望，这也如实反映了医学模式进行转变的长期性与艰巨性。"生物-心理-社会"医学模式试图让医学走向多元解释、多元关怀、多元解决人类健康和疾病中出现的问题，它以系统观和整体观为指导，从人的身体和心理两方面同步出发，全面把握人和疾病的本质，不再把复杂系统的问题继续停留在为简单系统提供的思考方法和解决手段，而是直面生命的复杂性，学会按照复杂系统的方式分析和处理问题，使"完整的人"在医学意义上得以实现，回归到人的真实世界。

三、中医学模式

关于"什么是中医学模式"这个命题，它所提出和产生的思考要晚的多，就如同"中医是不是科学""针灸作用是否等同于安慰剂效应"类似问题的提出并不源自中医学内部，更多的来自于外界的质疑和否认，以及不同医学门类之间比较研究的需要，而中医学内部则是"日用而不知"。虽然近年来也有一些关于中医学模式的定义与论述，但对西方医学模式的复制痕迹过于明显，因此中医学模式的整理必须要从对中医学至今仍具有主导性地位的《黄帝内经》中去作原创性的挖掘，才有可能逐步还原一个真正的中医学模式（图9-3-1）。

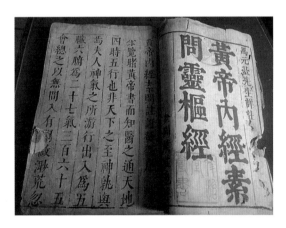

▲ 图9-3-1　《黄帝内经》对中医学至今
仍具有主导性地位

1. "象思维"是中国传统的固有思维模式

王树人先生提出"象思维"是中国传统文化的主导思维，其特点就是自然状态下通过"象"（征象、表象）的归纳和梳理，对世界的整体性把握，象思维将宇宙自然的规律看成是宏观的、整合的、全息的、动态的，具有普适性、包容性、统一性、互补性。以阴阳为主导，借助气、道、无极、太极、五行、八卦、九宫、六十四卦、河图洛书、天干地支等一系列自成体系的象数符号图式，构建出包纳天地万物的宇宙统一象数模型。中华文明绵延数千年而独立于世，与它的指导是分不开的。中华文明是世界唯一长期延续而从未中断的文明，这种强大的文化生命力的维持，依靠的就是以象思维为根基的整体化知识体系。

象思维从"观物取象"入手，再通过"取象比类"，进而借"象以尽意"。利用人的视、听、嗅、味、触等感官来感知、捕捉各种外在信息，把不能以直接方式反映的本质世界，用动态、整体、多元的"象"加以表达，从而不断接近事物的真相。《道德经》说："道之为物，惟恍惟惚。惚兮恍兮，其中有象；恍兮惚兮，其中有物；窈兮冥兮，其中有精；其精甚真，其中有信。"老子以象类物，以物载精，以精寓信。道虽然是抽象的宇宙规律，但是能够通过象-物-精-信的途径来认识它，象思维注重整体各种征象及相互联系，在自然状态下凭借人的各种感官捕捉精细完整的信息，感触大地，思接万物。不以人为的方式割裂和破坏所研究对象的完整性，探索和把握宇宙间和生命中视之不见、触之不有、闻之无声、嗅之无味的本真世界。"象"是一种直觉、感知、体验的综合，从表象出发探讨事物的内在规律及本质，是中国传统文化及科技的特质。从具有直观性实物代表的气、阴阳、五行、八卦等抽象为各种便于说理的功能模型，赋予庞大的集散吸纳能力，而这些模型的抽象几乎接近现代数理模型，比如，五行由木火土金水五种具体物质而来，但五行早已脱离五种物质的概念，用 ABCDE 代替木火土金水也无不可，象思维就是这样一步一步由直观、感知、体验升华为抽象的符号，形成自己的逻辑体系。万物法象，道不可言，大道无形，象思维用曾经的"有"（万象世界）来揭示现在的"无"（无形大道），"以有观无"来体证和推衍世界的本真。通过可循之物，可聚之精，可征之信，感知收集各种神隐微妙的"表象""征象"，找到事物与人内在的秩序与规律，最终目的是要体验道、理解道、认识道、把握道。

"象思维"是一个开放性思维，要求观察者上知天文，下知地理，中知人事，具有百科全书式的博物学知识结构，打破学术的严格分野，这是中西方学术的最大区别。例如中医学对人的定义就是以天地大生态为背景，《素问·宝命全形论》指出："人生于地，悬命于天，天地合气，命之曰人。"（参见图 9-3-2）研究生命必须以此为前提将多种感官提取的零碎、分散、不全信息，依靠用象思维的方法与话语体系在大生态体系中去罗织和填充缺少的事实，用象思维逻辑中的联系去沟通尚属未知的实际联系，心无是非，不留形迹，在多象印证中勾勒出一幅比较完整的生命真实图景。象思维并不排斥逻辑思维，我个人并不认同中国人逻辑思维差的观点，诸子百家的墨家、名家对此研究的并不比希腊人、罗马人逊色，中国人讲究"吾道一以贯之"的逻辑统一性，但是中国古人没有完全受形式逻辑限制而带来的思维机械固化，不会为逻辑而逻辑，这并非缺乏严谨，而是更加以道的本原与存在真实性为目标，而不拘于细枝末节，更不会以辞害意、削足适履。黑格尔在他的《哲学讲演录》中说："中国是停留在抽象里面的；当他们过渡到具体者时，他们所谓具体者在理论方面乃是感性对象的外在联结；那是没有（逻辑的、必然的）秩序的，也没有根本的直观在内的。再进一步的具体者就是道德。从起始进展到的进一步的具体者就是道德，治国之术，历史等等。但这类的具体者本身并不是哲学性的。这里，在中国，在中国的宗教和哲学里，我们遇到一种十分特别的完全散文式的理智。"黑格尔这种对中国哲学及文化方法带有偏见的认识在西方非常有代表性，他认为中国哲学缺乏严谨的逻辑，根本不配与西方哲学相提并论。其实，他不明白中国"道法自然"的高明就在于：人类要谦卑的以自然为师，形式逻辑不过是人类的规则，并不一定符合自然的秩序，不该放在至高无上的位置。他所说的中国文化"完全散文式的理智"一句，却恰恰反映出宏观的"道"可以包揽一切，只有发散性的思维才可以面对以相互联系为实质的本真世界，线性因果对世界的解释是远远不够的。

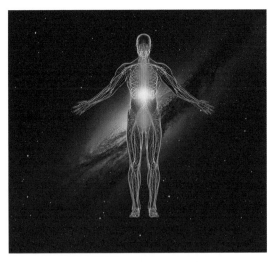

▲ 图 9-3-2　《素问·宝命全形论》指出："人生于地，悬命于天，天地合气，命之曰人。"

《周易·系辞》采取"仰则观象于天，俯则观法于地""近取诸身，远取诸物"的直观原则，尊重大千世界以及生命"生生不已"的特点，重视取象，这个象是未经人为破坏的具有完整性的自然生态之象、连续动态之象，透过纷繁复杂的各种征象，再用已经抽象的气、阴阳、五行、八卦等数术模型归纳演绎（参见图 9-3-3），不断接近事物的终极奥义。英国科技史家李约瑟提供的研究表明：古代中国占据了世界一半以上的首创性和独创性的科技发明与发现，证明了指导科技发明与发现的中国整体象思维的哲学方法有非常高的价值和潜力。西方科学发展到今天却不断地受到困扰，传统分析还原方法在解决各种各样科学前沿的问题，特别是涉及到有机整体等复杂问题时已经越来越无能为力，比如从大脑中是解剖不出思想和情感的，无论是神经元还是神经介质也都无法表达。越来越多的西方科学家哲学家和心理学家，如海森堡、海德格尔、普利高津、荣格等，在东方特别是中国传统思想文化中，惊奇地发现了能够解决复杂性问题的思路和钥匙。他们屡屡完成从逻辑到直观，从概念到现象的回归，并从中国传统文化中找到灵感与共鸣，而完全不同于西方以理性逻辑为前提的实体思维。后者理想化地将研究对象看作是规则、有序，符合逻辑表达的局部静态实体，二者之间有很强的排他性。

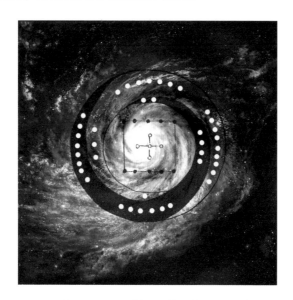

▲ 图 9-3-3 **通神明之德，类万物之情**

从整体把握观察对象内在规律的东方式体验，常常被现代物理学家所认同，卡普拉在他的《现代物理学与东方神秘主义》一书中是这样说的："在

（东方）神秘主义传统中的推崇观察，这不能从字面上去理解而应该从它隐含的意义上去理解。因为对于现实的神秘主义经验从本质上讲是一种无法感觉到的经验。当东方神秘主义谈到见的时候，是指一种感觉的状态。它可以包括视觉，但常常从本质上超越它而成为关于实在的无法感觉到的经验。但是当他们讲到看见或观察时都是强调他们知识的经验特点。看来科学研究的实验阶段对应于东方神秘主义的直接洞察。而科学模型及理论对应于以各种方式解释这种洞察。如果考虑到这两种观察方式根本不同的性质，那么这两种经验的相似性看来是难以置信的。物理学家做实验需要精心的配合和极为复杂的技术，而神秘主义者只是通过反省、通过个人的沉思而不需要什么器械。而且科学的实验在任何时候可由任何人来重复，而神秘主义的经验只局限于个别人，而且只在特定的机会中。然而进一步的考察表明，这两种观察的区别仅仅在于探索的方式不同，它们的可靠性或复杂性都是相同的。"也许西方思想家对异种文化解读所表达的观点和思考赋予了一些客观和冷静，但有一点他们理解得并不十分准确，他们所描述的"反省"和"沉思"并不是全部过程都在思考，比如号脉，像是在苦思冥想，其实是在仔细分辨手指下的微妙差别，淳朴用心，见微知著，同时把典型脉象和症状通过人的病机联接在一起，帮助完成一个诊断的部分过程。"象思维"既是思考同时也是实践，二者难以分开。

文化是国家和民族存在的基础，中国是一个相当稳定的"文化共同体"。吕嘉戈在《中国哲学方法》绪论里的一段话我非常赞同："中国哲学方法不是重建的问题，而是怎样复兴的问题。重建意味着过去的架构全部倒塌了、毁灭了，需要重新建立。而复兴则是过去的架构全部完整地保留在那里，只是因为今人对它视而不见、视之无用或日用而不知罢了。"自秦始皇"车同轨、书同文、行同伦"的行政手段推进之后，中国具有了文化上的大一统，在风云际会、城池变幻中，国都常常流动，疆土时大时小，民族时合时分，皇帝汉蕃更替，而正是有了这个文化共同体，中国的文化虽然也经受各种外来文明的挑战征服，但是始终保持着稳定性。作为中国文化代表，中医学也是通过长期的、宏观的、整体的、直接的、动态的、主客一体的象思维研究，经过干预-观察-结果-纠正-再干预-再观察-新结果-再纠正的反复过程，不断验证或扩充，获得对生命本质和疾病的认识，具有长期性、稳定性及超前性。对于《内经》《伤寒论》这类经典是每一位中医都需认真研究学习的，这对象思维的建立是十分必要的。代代相承、薪火相传是许多中国绝学技能的延续方式，我们可以将中医学这个"综合感象-多元思维-形气神一体-大生态方法"的象思维为灵魂的优越性总结为"会通以超胜"（借明代徐光启语）。

2. "象思维"对中医学的影响

中医学理论是象思维在人体及医学上的应用，它重视关系结构超过肉体结构，强调功能超过实体，分而不离，分而必合，以整体为视野，以整合为目标。藏象理论是中医学的核心理论，可以说是中医学的灵魂，《素问·六节藏象论》说："象，形象也。藏居于内，形见于外，故曰藏象。"藏象的"藏"，是指隐藏于体内的各个脏腑；而"象"，是指内脏的生理、病理可以通过身体的外在表征显现于外的征象、表象，《灵枢·本脏》采用这种模式"视其外应，以知其内脏，则知所病矣"了解人体与疾病，简而言之就是司外揣内。《丹溪心法》说："欲知其内者，当以观乎外；诊于外者，斯以知其内，盖有诸内者形诸外。"这里的"形"还与脏腑相联系的肢体官窍密切相关：筋、脉、肉、皮毛、骨以及目、舌、口、鼻、耳等等，都可以看作脏腑外在的延续，依靠十二经络、奇经八脉的维系，联接为有机而统一的整体。中医的藏象学说中把情志分属于五脏，这是它的又一个亮点，奠定了形神合一的基础。《灵枢·天年》篇说："血气已和，营卫已通，五脏已成，神气舍心，魂魄毕具，乃成为人。"张景岳在《类经》中说："人禀天地阴阳之气以生，借血肉以成其形，一气周流于其中以成其神，形神俱备，乃为全体。"可见，人体生命运动的特征，是精神意志和躯体活动的统一，只有血气、五脏、精神、魂魄毕具，才会是一个生命完整的人。中医的"五藏"虽然有一定的古代解剖知识为基础，但其发现主要基于司外揣内的观察研究方法，中医学除了生理的五藏-五体-五官-五华的联结，还有心理的五藏-五神-五志的统一，这是象思维的逻辑下的生命整体性表达，通过形-神-气的一体化将躯体功能和精神情志同步研究，并逐步在现实中不断扩展。中医后学要感谢先贤们在《黄帝内经》就已经完成的"心身合一"的顶层设计，它比今天西方医学及心理学认识的整体理念要领先一步，给中医留下升级的空间，而无需另辟一种新的医学模式。

象思维模型渗透于中医学，最终形成了阴阳、五行、藏象、经络、元气、三焦等中医理论模型，人体在这些不同的理论模型里互生、互有、互变、互联而融合成为一个和谐有机化的整体。《周易·系辞传上》说："书不尽言，言不尽意……圣人立象以尽意。"《素问·五运行大论》指出："天地阴阳者，不以数推，以象之谓也。"则反映了象在解决复杂问题时的特殊作用和意义，也就是说利用象进行思维的目的就是要"尽意"，即可以帮助达到深刻认识人和事物本质的意境。我们把中医的"象思维"借助现代控制论的"黑箱方法"

进行比较来帮助大家理解，凡客观事物，当人们还未深入解剖其内部细节和详情时，都可以看作是黑箱。控制论方法研究非线性复杂性系统常常用到"黑箱方法"是指：对研究对象不直接打开其内部结构，主要是通过对系统输入刺激并观测该系统的反应或行为，来研究和进行推论认识对象系统的结构、功能等特性，发现和掌握其内部规律，实现对黑箱的控制。"藏象学说"的形成与黑箱方法可以说有惊人的相似，有人说现代"黑箱"理论是几千年前中国传统中医理论的翻版。藏象学说正是把人作为活的有机整体为研究对象，在不割裂整体、不干扰正常生命活动的情况下，用司外揣内的关联性推导加以研究。黑箱是内部结构虽然无法直接观测，但可以从外部去认识的方法，中医在两千多年前就采用此方法，一直沿用至今，让"黑箱"灰化并逐渐向白化（透明化）的方向努力，因此中医是长期观察的积累和集体智慧的结晶。除脏腑之外，经络、穴位、症候的确定以及微针（耳针、头针、眼针、腹针、颊针等）、微诊（舌诊、面诊、脉诊、眼诊、手诊、腹诊等）系统的大量发现也都是遵循此法，取得了一系列的成功，不仅构建了中医学的理论基础，还指导着其丰富的实践活动。

中医学对人体生理病理的认识，并非以实体工具测量为直接依据，而是以"四诊"的方法通过多种感官的直接感受进行信息采集，来构建人体的关系系统。司外揣内是中医最常用的象思维方式，中医医生要把自己修炼成一个高灵敏度且可思考、判断、物我不分的高级诊断"仪器"，通过象思维构建的藏象系统、经络系统、气血系统、三焦系统等，在不破坏各个局部关系的前提下以象揣藏、以虚致实，不仅克服了因时代的工具局限对人体结构细节认识的不足，又满足了自然状态下的整体研究。《灵枢·本脏》指出："视其外应，以知其内脏，则知所病矣"，《素问·阴阳应象大论》中介绍了以象识病的具体方法："善诊者，察色按脉，先别阴阳；审清浊，而知部分；视喘息，听音声，而知所苦；观权衡规矩，而知病所主。按尺寸，观浮沉滑涩，而知病所生；以治无过，以诊则不失矣。"通过这段诊病的具体内容，我们可以看出：第一，象思维的建立必须凭借医者的感知找到色、脉、音、息等实实在在的证据，绝不是凭空臆想的推论。第二，"别阴阳""审清浊""观权衡规矩"等程序是一套在实践中提炼出的"以象叠象"推理和归纳方法，以确保诊治无误。中医的四诊合参，多管齐下，就是为了确保和强化诊断的准确性。至今，还没有什么精密仪器真正做到可以取代中医人工的"四诊"，当然我们也绝不排斥高科技参与的脉诊仪、舌诊仪对脉象和舌象的研究，如果有一天它们可以像心电图、

X光片、核磁共振对于西医的意义和价值，相信每个中医都将乐观其成。

象思维的实践是以人体各种感官为工具，可以通过练功打坐等特殊方法的修炼，儒释道有不同的修炼法门，通过强化修炼者的感官功能，觉察出普通人不能感知的信息，见人之未见，闻人之未闻，触人之未觉，可以做到见木成林，涉流悉源，落叶知秋，全息观人。我在跟师学习过程中深有体会，在跟随薄智云先生学习腹针中发现，他手下调针的技术非常细腻，许多别人做的没有效的腹针病例，他只是轻轻地调调针效果就大不一样，有些病例他只用手快速抚擦上一两下，症状就立刻减轻。这种临床上的演示他在意大利、法国、西班牙都做过，西方人更是看得目瞪口呆。我跟随刘合群教授学习他的"周身诊法"与"合群针术"时看到，他只需用手在病人后背前胸轻轻扫过就能感知病灶所在。他的腹部触诊更是一绝，由浅及深地触探几下，马上就能确定病灶，腹内组织的结节大小、深度、范围，甚至扭转方向都一清二楚，然后用12寸的长针在腹部进退自如，游刃有余，把需要解开的病灶结点一一松开。当深部病理解除以后，许多症状就像日出云开、冰消雪融般消除。我起初对长针入腹的危险性顾虑重重，在他耐心讲解、手把手示范之后，才逐步理解要领，随后又多次在他的指导下练功，直到完全掌握了下针过程特别是针尖的感知及控制，风险也随之大大降低。还有许多高级中医的脉诊、望诊，针灸大师的手法，按摩高手的点穴也都以感官为媒介捕捉信息、寻奥探幽，心无滞碍，无求自得。《医宗金鉴》讲到正骨手法也提到："一旦临证，机触于外，巧生于内，手随心转，法从手出。"

即便在当今高科技时代，人的一部分感观优势依然不能被精密仪器所替代，比如制造香水的闻香师、酒窖的品酒师、高级乐器的调音师等，再精密的仪器也无法与经过特殊训练的人相提并论，这就是为什么中医学的许多传统实践至今依然保持着某种先进性。我建议每个学习中医的人都应当读一下《庄子·养生主》的"庖丁解牛"，这对我们由技入道、提升境界大有裨益，庖丁解牛，文惠君赞叹其技艺之妙："哎呀，你解牛的技术怎么竟会高超到这种程度啊？"庖丁放下刀说："我探索的是道，早已经超出一般技术追求。我最初宰牛，眼里看到的是整牛；三年以后，目中再无全牛，都是牛的结构细节。现在，我只凭心神和牛交流，而不需用眼睛去看，用刀切入牛体筋骨相接的缝隙，只是依照牛体本来的构造而已。牛的骨节间隙虽小，对我的刀刃来讲宽绰有余！每当碰到筋骨交错聚结的地方，我看到那里很难下刀，就小心翼翼地集中内视，看准以后果断动刀，牛的骨和肉一下子就解开了，就像泥一样散落在地上。我的刀用了十九年，所宰的牛有几千头了，但刀刃锋利如新。"如果我们能透彻领悟了庖丁解牛"以神遇而不以目视，官知止而神欲行"的意境，就能化繁为简、自由自在，看病如果也能这样"游刃有余"该是多么美好的境界。

清代的龚自珍在《明良论四》提到："庖丁之解牛，伯牙之操琴，羿之发羽，僚之弄丸，古之所谓神技也。"要想练成这些绝技，修行的重点首先在于放空自己，《庄子·天地》曰："机心存于胸中，则纯白不备。"能够遇到身怀绝技的高师指点，乃三生有幸，师传是今天的院校教育不能替代的。某些独特的体验只能在修道有成的人之间交流，对普通人和外人看来则是不可思议的神奇，这种神秘感并非不能打破，只要通过合适方法的训练，多数人都能做到或者部分做到。不过也不排除一些独门绝技，需要特殊的训练方法，秘而不传，通常中医名师对徒弟的德才都有很高的要求，"非其人不传"。中医业内有许多特殊技能不属于公共知识，是个人长期探索的结果，具有稳定性及长远的时效性，许多甚至都是几代人的心血，中医知识产权的问题至今在中国没有得到很好的解决，在国外，中医技术更是如同"免费的午餐"，不受任何保护，严重损害了技术原创者的积极性，不利于中医的传播和发展，中医学术的师传至今仍有难以估价的意义。

3. 中医学的思维模式——"阴阳应象"

《素问·阴阳应象大论》指出："阴阳者，天地之道也，万物之纲纪，变化之父母，生杀之本始，神明之府也。"作为《内经》最重要的七篇大论之一，正式确定以阴阳为研究生命与天地的总纲。马莳《素问注证发微》解释："此篇以天地之阴阳，万物之阴阳，合于人身之阴阳，其象相应。"吴昆在《素问吴注》认为："天地之阴阳，一人身之血气；应象者，应乎天地，而配乎阴阳五行也。""象"是指事物的形象、物象、表象、征象、现象，《易传·系辞传》"见乃谓之象"通过"象"带来的外在信息可以让我们以"象"为媒介，接近和了解事物的内在本质，"象思维"通过观物取象-取象比类-以象尽意等步骤，形成了符合当时生产力水平的一种具有可操作性的实用研究方法，而这个传统一直延续至今，在中医领域中继续发挥着重要作用。

"道"为宇宙、天地、万物、生命之本原，是中国哲学一个重要概念，《易经》的定义是"一阴一阳谓之道"，阴阳为道之衍化。今天我们所说的医学模式相当于古代的医道，张介宾云："道者，阴阳之理也。阴阳者，一分为二也。太极动而生阳，静而生阴，天生于动，地生于静，故阴阳为天地之道。"阴阳的概念派生于古代中国人的自然观，《道德经》总结为"道生一，一生二，二生三，三生万物，万物负阴而抱阳，冲气以为和"，他们观察到宇宙中各种对立又相互关联的自然现象，如天地、日月、昼夜、寒暑、男女、表里、上下等，以哲学的抽象思维，总结和归纳出"阴阳"的概念。《荀子·礼记》说："天地和而万物生，阴阳接而变化起。"阴阳交感是万物化生的变化和根本条件，天地阴阳之间的相互作用乃是万物生成和变化的肇始。大千世界逐层分化，从单纯到复杂始终是一个互相联系的整体，犹如根-干-枝-叶，只是"合"与"衍"的区别，所谓"合一衍万"。阴阳既可简化为道、气、无极、太极，又可衍化为五行、六经、八卦、九宫，以术数为方法，结合"象"思维的以外揣内，将人体的研究由表及里，层层深入（参见图9-3-4）。象思维也给中医带来一定的负面影响，那就是在关注整体、关系的同时，往往无力对个体、局部、构成元素的细节、深层的研究，分析能力始终欠缺，"详于气化而略于行迹""精于穷理而拙于格物"，中医学的短板就是对物质结构细节的认识能力受感官的局限，阻碍了认识进一步向精细化发展，对"象、物、精、信"的格物层面需要向西方分析方法虚心学习并借鉴其科学成果，学人之长，补己之短，中医学还会有更大的发展与提升空间。

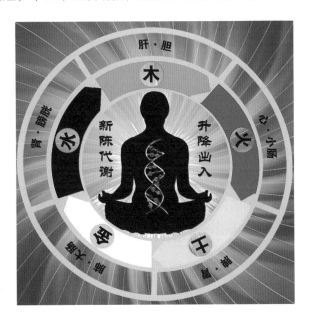

▲ 图9-3-4　阴阳既可简化为道、气、无极、太极，又可衍化为五行、六经、八卦、九宫，以术数为方法，结合"象"思维的以外揣内，将人体的研究由表及里，层层深入

中国人的象思维传统是以整体性为核心，无论看待宇宙还是生命都是宏观视野下的大思维：吾道一以贯之，知其要者，一言而终；不知其要，流散无穷。《淮南子》对"道"进行了总结："夫道者，覆天载地，廓四方，柝八极；高不可际，深不可测；包裹天地，禀受无形。"人一旦以整体性的视角俯视所要观察的事物，那么事物中的各个层次的大轮廓都将一览无遗，这就是提纲挈领，一以贯之。《淮南子》又谓："故以天为盖，则无不覆也；以地为舆，则无不载也；四时为马，则无不使也；阴阳为御，则无不离也。"阴阳是天地之大道，以象应人是使人道合乎天道，即《周易》所说的"顺乎天而应乎人"。象思维作为动态整体直观的悟性思维，是创新灵感的源泉，中国传统的"道思""禅思"等都借象思维以开悟，它属于逻辑概念思维方式之外的另一思想天地。不仅西方人对此难以领会，即使是中国人，现在能完全进入象思维者，也属于少数。象思维不仅是一种方法、一种实现目标的手段，更重要的是一种中国人特有的思维方式与境界。

"合一"（不可分割性）是中国传统思维的根本性原则，宇宙是不可以随意拆分的整体，物我同样不能分离，主体和客体是统一的一元之体，体现在中国人的思维方式和学术研究方面特别强调整体性，这就是象思维产生的认知基础。因此，只能从宏观整体上动态地对客体所表现出来的各种现象、形象以及功能状态进行认识。同时，对非人为控制的自然现象进行记录、描述和分析，并从关系背景上去分析理解。强调整体不意味着不可以分析，阴阳、五行、八卦等都是具体的理论分析工具，要点在于有分辨而无分离，分而必合，坚持一元整体的信念。中医是中国文化与哲学在医学中的运用，阴阳理论的解释性与象思维的操作性共同打造了中医学，"阴阳应象"用普遍联系的思维方法解释了在大生态环境下生命的过程和疾病的因果以及防治措施，它是中医学从《内经》时代就已形成的整体医学模式，几千年来一直长期、稳定、有效地指导着中医学的理论研究和临床实践，经受了历史和地域的考验，今天又以原生态向世界传播。

中国的现行教育体系受欧美影响和主导，大量地洗脑灌输让许多中国人确信来自西方的方法和文明是世界上唯一正确与科学的思维，造成了中国人也习惯了用"西方人"的偏见来对待中国自己的传统文化，许多的中国学者、教授对中国哲学方法知之甚浅，根本不懂如何应用它，却动不动就给中国文化加上"朴素的""经验的""直观的""唯象的""唯心的"等等西方意义的定语，从根本上否定和误解它，这些针对国人的误导与洗脑是致命的！西方医学在目前占据绝对统治地位，它对不符合还原论方法能够实证的知识体系则当作伪科学或非科学加以排斥，让中医学饱受其苦，而吊诡的是："个性化医疗""整体医学""身心整合"这些现代医学新的理念却与中医学中传统的整体理念和方法相合。与此同时，被医学史家定位于自然医学模式的中医学，也丝毫没有向更高一级的机械医学、生物医学发展的迹象，而出人意料地直接与现代医学暂未实施的生物-心理-社会医学模式会师，这都在说明我们对指导中医学的"阴阳五行"理解和定位是有偏差的，我们必须考虑修正其"原始朴素"哲学的定义，以科学为指引的现代医学开始向"原始朴素"哲学指导下的中医学渐行渐近，不符合科学发展的规律及逻辑，给人以弃明投暗的错觉，甚为荒唐。从根上来讲，我们对中国传统思维方式的定位就是受西方中心主义的影响和干扰，严重地误导和歪曲，急需拨乱反正，公正、客观、理性地对待中国传统思想及学术已是刻不容缓。"象思维"观察分析的视野，形成了中医学特有的理论表达方式，与西方人体解剖生理学的研究方法大相径庭，藏象学说的理论内涵承载了丰富的中国古代哲学思维，在历史演变中派生出多元意义，有很强的独立性。半个世纪以来以西解中的中医现代化最终结果是令人失望的，问题出在根本无视中西医学两种思维模式之间的巨大差异性及不可通约性。自觉和主动地研究中国的"象思维"模式，并以此思考和解决问题，可以纠正近百年来中国文化及中华文明被西化研究产生的误导及曲解，防止碎片化解读包括中医在内的中国文化，还中华文明以本来面目。

新的医学技术可以迅速进行复制，但新的医学模式则需要系统性地重新构建，常常是对旧模式革命性的颠覆，这个过程则是相当漫长的。它不仅涉及到对生命、衰老、疾病、治疗、康复、死亡的再理解、再定义，而且还需要在政府决策、社会认同、健康教育、医疗行为中进行全面重建。中医的"阴阳应象"整体医学模式与西方的机械医学模式和生物医学模式走的完全不是同一条路，却与西方未来的生物-心理-社会医学模式越来越接近，而现代医学虽然已经开始向心身整合的方向努力，但如何具体实施无论对医学界还是心理学、精神分析都还是个未知数。而具有两千年丰富实践经验的中医学，可以为未来心身医学确立和完善提供思想的启迪和临床操作范式的借鉴。钱学森以科学家的目光做出预言："21世纪医学的主宰者是中医中药。"中医"阴阳应象"模式对未来医学模式的进步提供和注入中国经验与智慧将毫无悬念。

4. "阴平阳秘，精神乃治"是中医学健康机制的核心

我们用了大量篇幅对中医学模式"阴阳应象"中的象思维进行了解读，

而对"阴阳"的理解，我们选择"阴平阳秘"为代表进行解读。"阴平阳秘，精神乃治"出自《素问·生气通天论》，这个在人体无所不包的超大概念，是中医学对健康的核心内涵做出的根本性规定，高度概括了生命的理想状态，也为养生和治疗建立了大法与原则。中医阴阳并重，是典型的"和"文化，目标就是实现"阴阳和合"，这与《道德经》"万物负阴而抱阳，冲气以为和"的观点一脉相承。"阴平"指人体内在固有的平衡机制，它是维持生命稳定性和有序性的基础，"阳秘"指人体对外界大生态环境的自适应机制，通过内守精神，减少真气耗散，固守正气而实现，对外环境的各种刺激做出正常生理范围内的可控性调节。我们把与中医理念比较接近的西方生理学"应激理论""内稳态"学说相比较，让中医的传统理念给予一些西方注解，使其贴近时代。"阴平阳秘"其本义远比目前理解的阴阳平衡要深刻得多，结合《素问·生气通天论》中的"阴者，藏精而起亟也；阳者，卫外而为固也"则意义更加彰显。汪机注："起者，起而应也。外有所召，则内数起以应之也。""起亟"即起而应对紧急或突发的内外环境改变，让机体能够适应和保持相对稳定的状态。藏精而起亟，则明确了"起亟"的功能是通过"精"的气化作用完成的，就是内藏之阴精能迅速向外宣行于阳。而"阴"的作用，则为保藏这一充当起亟作用的精，使其足以应付各种突然变化的需求，此或为"阴者，藏精而起亟"之经义。"起亟"的作用类似于现代医学的应激反应，机体在突然遇到内外各种过度刺激时，皆会出现应激反应，此时肾上腺皮质激素大量分泌，相应的神经介质、免疫因子释放，调动机体机能以整体应付这一紧急变化。

"阴平"指的是维持生命内在的稳定性和有序性，与生理学的"内稳态"概念非常接近。美国生理学家坎农在 20 世纪 30 年代在其《躯体的智慧》书中提出，人体是一个多元素、多变化、多层次的系统，具有自我调节、维持稳态的基本生命属性，简称为稳态。稳态是指机体处于有序的状态，全身生理像温度、代谢率、血压、血糖、血脂、酸碱度、渗透压、心率、呼吸速率、激素水平保持相对恒定，这种有序态是一个处于一定变化范围内的相对有序状态。在正常情况下，开放的各系统之间处于一种动态的、有序的相对协调的平衡状态，为了维持这种衡态，机体各系统间不断地进行物质、能量、信息交换。坎农认为内环境的稳定不是靠使生物与环境隔开，人体的各个组成系统及部分不断做出对环境的适应性地改变，而是一种动态性平衡；目的是让整个系统保持稳定，机体内环境的恒定性是机体健康生存的必要条件，维持内稳态主要是靠神经系统、内分泌系统和免疫系统的交互应激作用来实现和维持。20世纪40年代，数学家维纳从控制论角度对内稳态做出了解释，指出内稳态是以保持稳定值为目标的"有目的的行为"，人的稳定功能态只不过是一种可变可调的"亚稳态"，稳态的保持就是健康，稳态的偏离就是疾病，稳态的破坏就是死亡。同时，稳态也成为当今生命科学的核心概念之一，它对控制论、遗传学（基因的稳态调节）、心理学（情绪稳态等）、病理学、临床医学、中医学等多种学科都有重要意义。

"阳秘"与人体对外在环境各种刺激的自适应性有关，根据控制论的观点，系统稳态的维持过程也叫自适应，可以看作是一个能根据人类生存的大生态环境变化下，每一个个体根据自身特征做出的自动调节及反馈控制系统，以使系统能按照一些设定指标参数条件下呈现最佳状态。人体能够对气候、地理、生物及社会心理等外在因素的刺激产生自我适应，蕴含着巨大的智慧来维护人体健康，复杂性超过任何精密仪器设备。一旦适应性出现障碍，身体就会失调，出现症状和疾病。"阳秘"还与机体的免疫力有关，免疫力是人体自身的防御机制，使人体识别和消灭外来侵入病邪，免疫力还可以识别和排除人体"异己"，处理衰老、损伤、死亡、变性的自身细胞以及识别和处理体内突变细胞和病毒感染细胞的能力。阴精起亟，外宣于阳，阳气承担固守护卫身体之职。精神内守，阴精为阳气的物质基础，阴精不断充养阳气，令正气充沛。因此，如果阴精失于封藏，或精神耗损过度，则人的防御平衡能力均下降，《素问·阴阳应象大论》做了精辟概括："阴在内，阳之守也；阳在外，阴之使也。"

"精神乃治"是生命的理想健康状态，中医学最早的医学专著《黄帝内经》中《素问·上古天真论》开篇明义指出："恬淡虚无，真气从之，精神内守，病安从来？"人只有具备了淡泊之心，才不会为尘俗所迷，为物欲所困，为诱惑所扰，用最自然恬静的状态去演绎生命的真谛，心平气和，体健身安。对人们危害健康的种种劣行提出了批判："今时之人不然也，以酒为浆，以妄为常，醉以入房，以欲竭其精，以耗散其真，不知持满，不时御神，务快其心，逆于生乐，起居无节，故半百而衰也。"这句话即便今天看来也毫无过时之感，人性的弱点由来已久，个体的修为需要成为每一代人的自觉行为，这样人类健康将会有根本性改变。养生是中国文化的一道风景，中国历代圣贤都对养生有着自己的见解。老子说："挫其锐，解其纷，和其光，同其尘。"养生的要旨在于：韬光养晦、凝聚精神、摒除烦忧、顺乎自然。庄子说："人之生也，与忧俱生。"他洞察人生与焦虑不安相伴随，是生命常态。孔子说："君子有三戒：少之时，血气未定，戒之在色；及其壮也，血气方刚，戒之在斗；及其老也，血气既衰，戒之在得。"他非常重视人在不同年龄段气血与性情关系，戒之在先。孟子说："养心莫善于寡欲""我善养吾浩然之气"。修养心性的办法最好是驾驭好自己的欲望，勿贪勿奢，使心性海阔天空、清净自在。

现在的免疫学已经充分证明了精神因素对免疫力有很大的影响。情绪障碍，特别是持续性紧张刺激引起的负性情绪体验可以降低机体免疫功能而增加个体对疾病的易感性。研究表明，脑部与免疫系统之间最活跃的化学传导物质是情绪中枢中数量最大的一类神经介质。情绪对人体神经系统有很大的影响，自主神经系统与淋巴细胞、巨噬细胞有直接的沟通。自主神经终端直接毗邻免疫系统，接触点上的神经细胞可释放出神经传导物质，以调节免疫细胞，甚至会交互传递讯息。情绪与免疫系统另有一层关系，人在心理压力下释放出的激素会影响免疫力。这些激素影响的方式非常复杂，简单地说，当激素释放到全身时，免疫细胞的功能会受阻。也就是说，心理压力会影响免疫力，如果长期面临强大的心理压力，则会对免疫系统造成恒久的抑制效果，《素问·刺法论》概括为："正气存内，邪不可干""邪之所凑，其气必虚"。

"阴平阳秘"从耗散结构理论角度来看是一种非平衡有序状态。《素问·阴阳应象大论》指出："阴胜则阳病，阳胜则阴病""审其阴阳，以别柔刚，阳病治阴，阴病治阳"，阴阳失衡是疾病的根本。《素问·至真要大论》中提出中医治病的总原则："谨察阴阳所在而调之，以平为期。""以平为期"主要是强调治疗把握的"度"，不能不及，也不能太过，以恢复内稳态与外适应之间的平衡为最终目标，《伤寒论》曰："阴阳自和者，必自愈。""阴平阳秘，精神乃治"是中医学的生命总纲，抓住了阴阳与精神的主轴，就能高屋建瓴，主动掌控自然生命，对处于缤纷世界、人心日益浮躁的当今人类无疑是能够解决根本的灵丹妙药，这种超前思维决定了中医学的稳定性、先进性及长远性。

5. 中医学"阴阳应象"模式下的基本构架

旅英著名医学史家马伯英教授在他的《再论中医学是优质的全生态医学理论及其临床实践》文中认为："中医学是全生态医学理论及其临床的实践应用，它是古典的，同时又是现实可行的。中医学将天地大宇宙和人体小宇宙统一起来（参见图9-3-5），总结出'气-阴阳-五行'规律，这一理论很好地指导了中医临床实践，它是优质的。由此中医学成为与西医学完全不同的医学体系，因此，此种生态医学理论到目前为止，是独一无二的。"中医学秉承着"天人合一"的生命观、"形神合一"的人体观，"养疗合一"的预防观和治疗观，构成了阴阳应象模式指导下中医整体医学的基本框架。

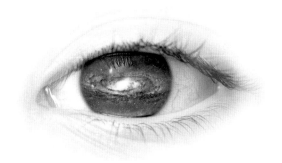

▲ 图 9-3-5　**中医特有的思维方式：**
人身小宇宙对应自然大宇宙

（1）"天人合一"的生命观："天人合一"思想对中医学影响深远，老子说："人法地，地法天，天法道，道法自然。"这里的"自然"就是自然而然、究竟至极的意思。道是自然最高的原则，自然而然，以己为法，别无所循。"天人合一"是人类对自然生态的顺应以及自适应过程。人类能顺乎自然之常就是无为，而无为就能做到"无不为"。庄子在《庄子·齐物论》中所说的"天地与我并生，而万物与我为一"，就是他所界定的一种"天人合一"境界。中国文化中所指的"天"就是指人类赖以生存的环境包括自然与社会生态，人与天地万物合为一体。中国传统的"天人合一"的思想讨论的就是人与大生态环境的关系问题，不仅仅是讲人与大生态环境之间的关系所属，还强调了相互"合一"。人要想与环境和谐相处，掌握自然本身的规律，顺应自然，有限地改造利用自然，使生态环境更加有利于人的身心健康。从而避开"主-客"相分的思维方式导致的"人类中心主义"，引发诸如生态危机、资源枯竭、温室效应、环境污染之类流弊。工业化进程给人类带来发展，也带来刺激消费，无节制地向自然索取，金钱至上、自私纵欲、精神空虚、宗教冲突、恐怖主义、政治腐败、社会不公、国际犯罪等社会问题。这些问题其实不是医学能解决的，但却直接影响到人类每一个个体的健康生存，甚至上升为疾病产生的直接原因。中国古人早就提出"下医医病，中医医人，上医医国"的思想，以"天"（自然社会生态环境）为背景考察环境中的人的生命、疾病、预防与治疗是中医学必须坚持的特色和方向。

（2）"形神合一"的人体观："形神合一"在中国哲学及中医学中则有着悠久的传统，不仅是中医理论中重要的学术特点之一，也是中国哲学整体观的核心概念之一，《庄子·知北游》提出："精神生于道，形本生于精，万物以形相生。"范缜在《神灭论》中提出"神即形也，形即神也。是以形存则神存，形谢则神灭也"，奠定了"形神合一"的中国古代哲学基础，这一思想对中医学产生了深远而积极的影响。《内经》的五脏情志论是研究情志活动与脏腑关系的理论，形神合一是生命存在的保证，西方文化强调躯体的重要性，中国文化及医学更加重视养心，健康很大程度上取决于心理健康的水平。中医把"七情"作为疾病产生的内因，情志过度可以致五脏内伤，而且进一步将情志与五脏直接匹配，形成了独一无二的"五神脏"理论。《素问·阴阳应象大论》："人有五藏化五气，以生喜怒悲忧恐。"（参见图9-3-6）《素问·举痛论》进一步阐述和表达了不同情绪的致病病机："怒则气上，喜则气缓，悲则气消，恐则气下""惊则气乱""思则气结"。还按照五行相克关系，在《素问·阴阳应象大论》中创造性地提出了情志相胜理论："恐胜喜""喜胜忧""悲胜怒""怒胜思""思胜恐"，为临床诊治情志疾病提供了依据。同时，《灵枢·师传》中提到："人之情，莫不恶死而乐生，告之以其败，语之以其善，导之以其所便，开之以其所苦，虽有无道之人，恶有不听乎？"可以看作最早的中医心理疏导理论。《素问·移精变气法》还提出："古之治病，惟其移精变气，可祝由而已。"移精变气是通过转移患者的精神意念，排遣情绪，改变心志，创造一个治愈疾病的心理内环境，除古老的祝由方法之外，对针灸、中药、气功也有直接的指导和影响。

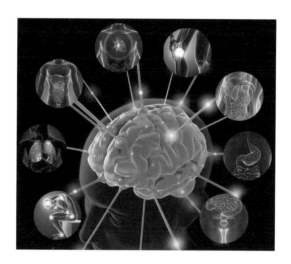

▲ 图9-3-6　《素问·阴阳应象大论》："人有五藏化
　　　　　　五气，以生喜怒悲忧恐。"

（3）"养疗合一"的预防观和治疗观："养疗合一"也是中医学的重要理念，身体往往为心所累，心身性疾病占人类疾病的比例越来越大，尤其是顽固性、疑难性疾病，如果不积极通过个人修为，保精御神，节欲固本，顺随自然，从心理上得到彻底开脱，则疾病的发生以及治愈后的复发在所难免。作为《黄帝内经》首篇的《素问·上古天真论》，通篇讨论的都是养生，而根本没有涉及到疾病的治疗，可见中医学把养生放在医学的重要位置上，用现在的话来讲就是健康关注端点前移，甚至把长期修行的健康达人还分为"真人""至人""圣人""贤人"四个层次，远远超出现代人类关于健康的任何理念和定义。另外，早就认识到躯体得不得病已经不取决于躯体本身，长期的心理状态才是健康的决定因素，心态的健康是通过修行来实现，求贤向圣，至朴返真才是中医学所倡导健康理念的终极指引。《素问·上古天真论》说："所以能年皆度百岁，而动作不衰者，以其德全不危也。"（参见图9-3-7）而当今医学则把重点精力及资本都放在生命最后的救治挽留上，本末倒置，医疗保险投入与最终获得生命质量不成正比，为当今社会所诟病。而中医葆生长寿的秘诀就是："精神内守，形与神俱。"养生的具体内容是"法于阴阳，和于术数，食饮有节，起居有常，不妄作劳""志闲而少欲，心安而不惧，形劳而不倦"。中医重视养生，提高生命活力为宗旨，以个人的修养为自觉，保持身心健康，远离疾病的侵害。

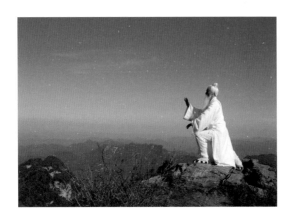

▲ 图9-3-7 《素问·上古天真论》说："所以能年皆度百岁，而动作不衰者，以其德全不危也。"

中医学早在两千多年以前就明确认识到，不健康的生活方式是导致人类疾病发生主要的罪魁祸首，而生活方式是由个人生活习惯行为的总和所构成。世界卫生组织对影响健康的因素进行过如下总结：健康=60%生活方式+15%遗传因素+10%社会因素+8%医疗因素+7%气候因素，生活方式对个人健康起决定性作用，而医疗对健康的作用被远远夸大。医学研究战略目前正在发生一种革命性转变，提出了基于"健康为中心"全新理念的健康医学研究模式：从以研究疾病的发生发展为重点，研究重心转变为从健康状态到疾病状态的演化过程，把抗击疾病的关口移至疾病发生之前，把管理健康和预防疾病作为研究者的首要目标。我们不得不说，先秦哲学为中医学的顶层设计赋予了大智慧，才有了中医学两千年的稳定基础和今天可以继续发掘的无穷潜力。

"不治已病治未病"是《黄帝内经》提出的保健防病思想，是我国卫生界至今所遵守的"预防为主"战略的最早原创，养生是健康的基础，预防是医疗的重点，医学不但要治病，更要防病，包括未病先防、已病防变、已变防渐，掌握与疾病斗争的主动权，《素问·四气调神大论》进一步表达了预防的重要性："故圣人不治已病，治未病；不治已乱，治未乱，此之谓也。夫病已成而后药之，乱已成而后治之，譬犹渴而穿井，斗而铸锥，不亦晚乎？"治未病的思想长期以来受到历代大医的重视，汉代张仲景《金匮要略》第一条就提出了"上工治未病"，强调诸病当早预防，勿等病成再治。唐代孙思邈在《千金要方》中指出"消未起之患，治未病之疾，医之于无事之前"，还提出了"上医医未病之病，中医医欲病之病，下医医已病之病"，将疾病分为"未病""欲病""已病"三个层次。元代朱丹溪《格致余论》中也说："与其求疗于有病之后，不若摄养于无疾之先。"都说明中医一贯坚持的传统是："养疗合一养先于疗，防重于治"，把握先机，未雨绸缪。

1997年诺贝尔物理学奖得主威廉·菲利普斯提出"科学不是观察世界的唯一一扇窗"，他指的科学是西方认识世界的范式，同时以开阔的胸襟及远见卓识为科学的多元化留下空间。现代科学早已不是那种一元模式的真理观、科学观的时代了，在思维方式宽泛包容的大科学中，必然会出现一个良好的科学生态。中医在实践领域上的国际化和在世界各国越来越彻底的本土化，证明了中医学具有当代普适价值。我们确信：中医的实用性已经跨越人种、地域和文化的限制，被世界所接收，同时也要清醒地认识到，指导实践的中医理论虽然具有合理性，但是还没有完成中医学知识的现代性过渡，这个问题的解决，不是简单地通过提高临床治愈率，或者从文化角度探讨起源能够完成的。虽然疗效是实践的结果，但它本身不能够代替说理，更不能直接成为理论，以效服人不能代替以理服人。"疗效是硬道理"这句话可以理解为以出色疗效印证的理论将更具说服力，理论不能被实践所替代，中医理论构建需要与时俱进，吸收现代医学的部分可靠知识成果以及部分兼容的纳入中医体系，科学理念与共识，科学哲学的学习无疑将会提高我们的思辨能力。在这些工作的基础上，将中医学的理论和原则用现代文化、科学等可以理解的方式及语境来进行沟通和互译，这是用一个全新的世界观、生命观来表达中国医学及文化对人类的健康、生命与疾病与众不同的解读和诠释，对中医学自身的发展及人类未来医学的发展都意义重大。

第十章

颊针的目标与未来

　　长期以来，国内针灸界一直都以"简便廉验"作为针灸的自身特色，随着时代的发展，特别是中国针灸走出国门与国际碰撞时，新环境提出的新要求是：安全、无痛、有效，这是针对所有疗法的基本要求，针灸也不例外。有效性可以说是医学的灵魂与生命，各种疗法都在竭尽全力地努力实现它。对于有效性这个目标，颊针未来将分三步来实现：第一步标准化，通过穴位、处方、针具、手法等技术要素的规范标准，作为保障疗效稳定的基础。标准化既是技术规范也是一种新的研究方法，通过针灸的标准化模式可以使疗效的可重复达到一个更高的台阶，为实现医疗精准化提供了保障。第二步是精准化，它是目前医疗的最高目标和发展方向，中西医学由于基础不同所以建立精准化的基础和模式也不同，针灸精准化的核心是要建立一个成熟完整的临床纠偏体系，这个体系一旦成熟，精准化才可以落地生根。疗效确切、疗程缩短，这两条是衡量精准化的临床判断的硬性标准。第三是全科化，首先它是建立在与专科医生共同合作努力，将各科难以解决而针灸有治疗潜力的病症逐一研究突破，在各个专科突破疑难病的积累上，才有可能逐步实现针灸的全科化，丰富针灸疾病谱，扩大针灸临床阵地，这将是一个漫长的探索过程，不是一两代人可以完成的。

一、安全化

　　21 世纪是一个提倡"绿色医疗"的世纪，针灸因为不造成人体及环境的任何污染，也几乎没有毒性作用，从而成为绿色医疗的优秀代表（图 10-1-1）。西医学的发展面临着医疗保险费用不断增长、化学药物的毒副作用危害、医源性事故的发生、医疗服务缺乏人性化等困境。而针灸疗法具有毒副作用小、不污染环境、人性化诊疗、适应证广泛的优点，所以越来越受欢迎。针灸的接受过程，安全问题往往是患者尤其是西方人最为担心的。早期大众对针灸针直接传染疾病的普遍担心后来转成一些人攻击针灸的理由，无限夸大，大肆宣扬，比如西医学的代表杂志，《新英格兰医学》杂志就曾发表过多篇针灸可能传染乙肝、艾滋病等传染病的报道，大有"黑云压城城欲摧"，彻底铲除针灸的势头。后来美国针灸基金会等有关机构为此特别编写了一个手册《Clean Needle Technique Manual for Acupuncturists：Guidelines and Standards for the Clean and Safe Clinical Practice of Acupuncture》，其中包括如何做针具消毒和临床扎针的注意事项等，对从业者严格进行无菌针灸操作程序和传染病的相关知识的培训。更加关键的是使用一次性针灸针，使局面彻底改变。现代金属材料和技术的发展以及消毒方法的现代化，使大量生产一次性不锈钢无菌针灸针变得非常容易，成本也很低，对医院、诊所构不成较重的经济负担，病人也彻底消除了心结，想要借题发挥的人也没有漏洞可钻，可以说一劳永逸地解决了问题，可以作为针灸学自我改进、应对不利而化险为夷的一个经典事件，值得针灸界引以为豪。

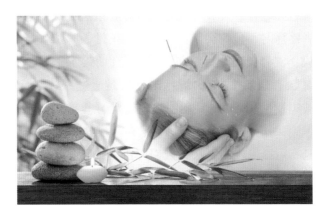

▲ 图 10-1-1　**针灸应以安全为基础，**
它是绿色医疗的杰出代表

颊针的安全性需要考虑的是：施针部位离五官较近，血管丰富，面静脉与颅内的海绵窦借多条途径相交通，因此面部感染有向颅内扩散的可能，为了保护针灸医生和患者双方的共同利益，要求一律使用直径 0.14~0.20mm 经过消毒包装的一次性针具，并在施针局部充分做好消毒，安全性会得到保证。有出血倾向、金属过敏、面颊部有皮损者及孕妇不建议使用颊针。此外，针灸使用不当造成的副作用就是治疗后引起的一般反应性不适，多见病人心理状态不稳定、饥饿、疲乏、体质敏感，或针刺量过大，选穴或手法操作不当，治疗时间过长引起患者机体功能紊乱。这些问题需要积累临床经验，通常及时妥善处理，一般不会产生严重后果，关键是针灸医生需要具备认真负责、小心谨慎的职业操守。颊针虽然无法做到绝对零风险，但是有受过专业训练的医生与医疗人员可以将此风险降到最低，严格遵循颊针的治则与操作要求，即使引起一些不良反应通常也会很轻微，不会造成严重后果。

二、无痛化

针灸虽然是绿色疗法，但针灸治疗引起的疼痛一直令人望针生畏，好多人因为怕疼一辈子没有勇气接受针灸，也有人接受针灸后越扎越怕，最后放弃继续针灸的念头。如何有效克服针刺疼痛带给患者的紧张和恐惧，让所有人都有可能接受针灸治疗和帮助，实现针灸无痛化无疑是一个重要技术前提（图10-2-1）。在西方人的医疗理念中，医生是不应该给病人造成痛苦的，无痛医疗已经深入人心，就连伤口包扎缝合、关节脱臼复位都要全麻后再进行处理。因此，当有些针刺造成患者疼痛时，他们会问："这样是正常的吗？"以前在国内时，我会振振有词地说："针灸出现疼痛很正常，酸、麻、胀、痛说明有'得气'，只有'得气'才会有好效果。"出国行医之后，通过一些刻骨铭心的经验教训，观念渐渐被迫发生改变，一些明明出现效果的患者却不再来找你，让我越来越清醒地认识到，任何一个医疗方法如果在治疗的同时还让病人付出痛苦的代价，那么一旦有可以取代的方法，人们一定会毫不犹豫地弃之如履。其实，细细想来在中国又何尝不是如此，许多人因为怕疼，一辈子与针灸无缘，不能受益于自己的传统文化，实为憾事。有报道说，中国人接受针灸治疗的受众比例还不及欧美国家，针灸引起的疼痛造成人们对针灸的拒绝接受，是不可忽视的因素之一。我本人就非常惧痛，全家人几乎都对疼痛敏感。设身处地的换位思考，促使我做出改变，坚持无痛针灸。在我家里发生的最大变化就是无痛针灸让家中每个人都愿意接受针灸治疗，所以当我听有些外国医生说中国人"疼痛耐受比别的民族高"，或中国人"一不怕苦，二不怕死"类似的说辞时心里非常反感。针灸治疗时的舒适无痛看似苛刻，实乃人性使然，古今中外应无太大差别，能给人带来痛苦的治疗一定是在人们无可选择的情况下不得不接受它，而现实的情况是针灸在大多数情况下并非不可替代，所以针灸疗法主动向无痛化方向努力也算是未雨绸缪。

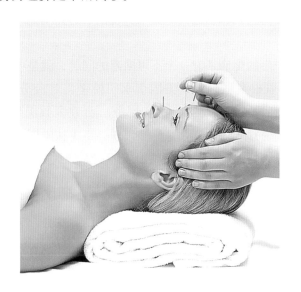

▲ 图 10-2-1　　无痛针灸更符合人性化医疗的要求

　　针刺致痛的深层根源主要有两个方面：首先，从针灸教育上来看，中西方存在着很大的差异。对针刺引起疼痛的问题，中国非常注重针刺的手法训练，对于持针的方法及刺入的角度、深度、速度、手力等方面都有严格的要求。初学者需要反复练习针法，包括在自己身上扎针，学生们相互针刺，直到掌握针刺的基本技术后，以后才在病人身上扎针。也就是说，在中国是通过练习手法技巧减少针刺穿皮的疼痛，采用娴熟的针刺手法和技巧以减轻针刺的疼痛，将疼痛降到最低限度。多数经验丰富的针灸医生基本可以做到无痛进针，但初涉针灸的从业者一时还难以做到。而在这方面，西方的经验值得国内反思，大多数西方针灸从业人员没有像中国的针灸医生接受过那么多时间的教育和训练，他们更加接受针管辅助进针的方法，也轻易解决了针刺致痛这个难题。相比之下，套管针的方法更实用和易学，利于初学者掌握，病人几乎不会抱怨或反感针灸带来的疼痛，很多患者还认为接受针灸是一种非常享受的治疗方法。套管进针在中国应用相对较少，尤其经验丰富的老医生更是不屑一顾，中西方对套管针的态度和认识判若泾渭。如果针灸不解决无痛的问题就不可能在西方民众中流行，所以当国内中医看到外国中医扎针用套管常常略带鄙夷，实属不理解其中缘由。当今毕竟不是必须要利用竹签、木针、砭石、手工打制针具等刺入人体治疗疾病的不发达年代了，针具的材料和技术完全不是问题，需要改变的仅仅是理念，"无痛针灸也能有效治病"在西方几乎已成共识，而在中国针灸界并没有产生足够的重视和引起广泛共鸣，说白了这完全是理念不同形成的习惯和结果。

其次，针刺产生的疼痛还有一个不可回避的问题，就是中西方针灸医生对"得气"的理解有着根本性分歧，美国李永明博士将针灸分为软针灸和硬针灸，主要是根据针感强弱、有无疼痛来区分。西方多数医生不认为酸、麻、胀、重等感觉与产生疗效之间有什么必然关联，不少从中国去海外行医的中医也持相同的观点，他们的病人是在舒适、安静、无痛过程中接受了针刺过程，多数人感到非常享受，因此，一旦有效，病人回头率很高，他们还能直接影响家人和周围朋友对针灸的态度。而大部分中国医生认为针感和疗效两者是平行关系，要想取得一个有效的结果必须要"得气"，患者有酸、麻、胀、重、传导的感觉在所难免，中国针灸医生常常对病人说：扎针哪有不疼的？一点针感都没有那还会有效果吗？正是这种理念的分歧让中西方的针灸在无痛问题上已经拉开了一定的距离，实际后果也逐步显现，西方的普通民众、上流社会、文体明星以及高收入高学历的人群对针灸的热情方兴未艾，与中国形成鲜明对比，欧美国家人群接受针灸的比例要超过中国，一些国家及城市所拥有针灸医生的数量也大大超过中国。当今，几乎所有的医疗手段都在追求舒适化、无痛化、人性化，针灸也不应该例外！中国的魏稼教授自八十年代就提倡"无创痛针灸"，像腕踝针、腹针、浮针等都明确地表达针刺无痛感或微痛。通过细针、手法或套管进针所产生的隐性感传，可以达到临床有效的目标。那么针刺带来的疼痛需不需要极力避免？针刺疼痛是不是构成疗效的必要组成？传统针灸是不是必须要有酸、麻、胀、痛感？无痛针灸究竟是否可行？这些都是值得国内外针灸同行深入探讨的问题。

颊针以无痛化为自己的特色和目标，颊针在实践中遵守"气至而有效"的原则，得气以隐性针感为主。当针刺入穴位，病人有轻微感觉，甚至没有任何感觉，当针尖达到相应的深度及引发适量的刺激时，随着对气血经络的调节，观察点放在病变部位的症状是否会得到改善，以有效作为气至的判断标志。也就是着眼于针刺完成后气机靶点的变化，以及病人就医主诉及身体改善与否，也可以利用腹诊与脉诊前后比较进行判断。各种无痛针灸的大量实践都表明：如果我们把针刺的目标效应锁定在疾病病理靶点的变化上，那么这个阈上刺激就不一定是产生局部针感的阈上刺激，而是针对疾病治疗所要求引起生理变化的阈上刺激。而这个生理有效刺激可以被感知，出现酸、麻、胀、痛、重等感觉，也可能不为人感知，或轻微感知，我们在此将前者称为"显性针感"，后者称为"隐性针感"。而刺激-反应-感觉三者之间既有联系又有区别，一个可控刺激能够产生特定的生理反应，然而，这个导致生理调节过程的刺激可以是被感觉的，也可毫无知觉。因此，"隐性针感"本质上也是一种刺激，只是将刺激产生的感觉控制在舒适耐受的范围内，或是在不知不觉中完成一个有效的临床治疗。隐性针感就是由特殊要求的轻微针刺手法产生的能为患者所接受的阈下感知或轻微感觉，这类刺激方式同时可以引发特定生理调节效应，因而能够满足针灸临床的治疗需要。判断隐性针感是否得气，要将患者所需要解决的疾病病机、病理和症状锁定为不同类型的目标靶点，进行时效验证。对于大病及慢性病可根据实际情况分解成阶段性病理及若干个典型症状，在尽量满足患者治疗的前提下，积累不同的得气经验。通过一定的病例的积累和总结，去粗取精，去伪存真，总结出最佳穴位、针具、时机、手法、适应证，再通过对各项针灸因素的优化组合，提高得气的质量和水平，结果最终会直接反馈在疗效和治愈率上，对于针灸医生迅速积累提高个人临床经验是一个非常有效的途径。

三、标准化

针灸作为一门医学实用技术已经存在了至少两千多年，近代以来针灸临床疗效及研究在低水平重复的道路上徘徊，令人十分担忧。针灸作为为数不多中国人拥有自主知识产权的自然科学领域，应当抓住有利时机，在具有可重复性疗效基础上组织和建立标准化针灸，也许将是一个发展针灸的有效途径。标准化不仅仅是技术规范，更是一种有效的研究方法，标准化是一个高水准的学科建设所要实现的目标，它把针灸研究方法简单化、清晰化、可操作化，正在形成一种新的针灸研究范式（图 10-3-1）。以色列科学家艾利·高德拉特认为，"科学界最基本的信条理论"就是避免复杂，追求简单。他提出"现实中没有复杂的系统"，或者说"真相不可能复杂"的观点，用老子的话说就是"大道至简，衍化至繁"。

标准化是指建立技术标准的过程，是指在科技活动中，对可重复性的事物和概念，通过制定、发布实施统一标准，以获得最佳程序和效益。标准化应用于科学研究，可以避免在研究上的重复劳动；应用于产品设计，可以缩短设计

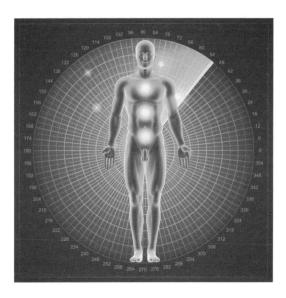

▲ 图 10-3-1　标准化针灸是技术规范的基础

周期；应用于生产，可以提高效率和方便应用，避免社会资源的浪费。同时，标准又是构成国家核心竞争力的基本要素。"国际标准"的竞争已成为国际和科技竞争的一个焦点。针灸是中医走向世界的先导，世针联的《针灸标准化研究的进展与战略规划》中这样阐述："针灸标准化的出发点和基本目标是通过研究和实施标准，提高针灸体系的有序化程度，建立最佳秩序，取得最佳效益。针灸标准的产生，应该建立在理论、技术成果同经验相结合的基础上，要反映全面的经验和全局利益。"2013 年中国还率先在世界成立了第一个"针灸标准化研究所"，目前由天津中医药大学郭义教授主持，非常具有远见卓识。

　　标准化目标的实现将为针灸的学术交流提供了一个良好平台，特别是建立了公共的学术语境。针灸业内之所以有时难以真正地进行有效的学术沟通与交流，主要原因还是缺乏共同的细微学术语境，由此派生出的实践也大相径庭。前一段我在一个针灸国际学术群里，看到大家想给针灸疗法下个定义，参与者各持己见，态度认真积极，争论非常热烈，谁也不服，最终没有取得满意的结果。讨论又落到"气"的定义上，又是各抒己见，争论不休。其实，这就是针灸学术讨论的现实生态，网络平台世界可以让大家充分发挥，只针对学术，不用顾忌其他，许多讨论很热烈，而最终意见很难达成统一。如果建立了公共的标准和规范，大家彼此不仅有了兴趣聚焦点，而且还能准确地知道学术报告人的一切技术细节，充分地享受了标准化后带来的几大好处：①知识兼容；②可操作性；③互重复性；④质量控制；⑤安全保证，形成了真正的学术联结和共鸣。如果每一个从事针灸的人们都能够像外科医生一样讨论病例、交流经验、讨论学术，针灸发展就会进入快车道。

中医人才培养周期过长，成才率不高，目前成为业内最大的困惑，这也是当今影响中医进步与发展最大的拦路虎之一，不少名老中医也都为此忧心如焚。学科的发展就是人才的竞争，人才培养机制出了问题，学科前景堪忧。以标准化为基础的临床培训也许对中医教育和传承提供了一个良好的实践思路。薄智云教授在腹针实践中首先建立的是穴位标准化，他首创用尺子测量来精准穴位，减少操作误差，让学员通过训练在短期内都能正确掌握。颊针的穴位以面部的骨性标志为依托，也大大提高了穴位量取的精准性，减少了个体差异带来的困扰，确保了颊针穴位标准化的建立。标准化，虽然是在做技术标准，其实是在规范学术，针灸的多元化体现的是个性技术及实践。因此，口传心授、手把手指导，让每一个技术细节都在规范中进行学术传递，让大家在共同的语境中说话，就会真正彼此明白对方思想和实践，减少相互之间的误会曲解，让学术交流顺畅而深入。这是一个不可或缺的关键环节，如同手术流程是每一个外科医生规范培养所必需的，穴位标准化是针灸的重中之重。

2016年2月我有幸和薄老去西班牙巴塞罗那传播腹针，给他做助教，讲课由当地的蔡医生和其夫人做翻译，对当地的西班牙学员进行了腹针培训。头一天进行理论学习，包括腹针历史及理念、基本穴位定位及功能主治、标准化处方组合。第二天上午，讲了落枕、神经根型和交感型颈椎病、肩周炎、网球肘、上呼吸道感染五个病的诊断及标准化处方。然后，实际操作训练，腹直线观察与判定，中庭穴取穴定位，穴位的准确测量与标记。下午实战操练，由学员分别带来了网球肘、神经根型颈椎病、肩周炎的患者，由学员定位测量取穴，老师在一旁指导校正，在诊断明确、处方正确、取穴符合标准的前提下，让每个学员根据处方要求扎一针，然后检验疗效，不理想的，继续调整针刺深度，几例病人都取得了显著效果，不仅病人高兴，学员也有了直接的参与感和成就感，培训达到了预期的目标。这条经验也完全适合于颊针培训，标准化的穴位、针具、处方，使一切变得简单易学，任何技术的掌握都是"通常达变"，标准化就是"通常"，有了"通常"的基础，在实践中对复杂事物的应对，才是"达变"，"达变"需要漫长的积累才能对疾病发展及个体差异表现的多样性应付自如。然而生命的变化"万变不离其宗"，"宗"就是标准，通过标准化方式，教学双方良好的互动使得教学效果得到提高，这对针灸教育传承也有非同寻常的示范作用。

后来我在巴黎的颊针疗法培训班也采用了以上方法，经过标准化穴位理论讲解和实践操作训练以后，由学员们对八个患者进行治疗，也都取得了令患者满意的效果，以上均是由学员完全亲自操作完成。2016年8月份在北京的两个学习班上完全采用了"穴位标准化为基础，重点为实操"的新的精品班教学法。学习班的结果对我自己的触动也很大，以往我的教学示范都是本人亲自操作，能够取得让学员看到的效果，已经算是满意。特别欣慰的是这两个学习班的回头率达到90%以上参加二级班学习，而以往的教学方式虽是同一内容，回头率勉强在30%左右。而标准化基础上总结的新的教学法对针灸的传承无疑更加高效、简单、可重复，尽管这还只是一个初步探索，还有很大的提升空间，却带给人方方面面的思考。一种针灸疗法实现技术上的标准化需要一个漫长的探索过程，那些经过标准化方法培训的学员能否准确地重复出预期的临床效果，达到预定的培养目标，就是最直接的检验，这对针灸的有效传承和可持续发展意义重大。通过新的教学法，不少学员很快就能上手，有些甚至还治愈了一些非常复杂的疾病，让我萌生新的想法，专设一个章节，原生态地把学员案例与体会呈现出来，通过第三者的角度为了解颊针学术特点再开一个特殊的窗口。

四、精准化

西方主导的精准医疗的设想是通过基因组、蛋白质组等组学技术和医学前沿技术，最终实现对于疾病和特定患者进行个性化精准治疗的目的，提高疾病诊治与预防的效益。然而，精准医疗的世界，无论对于普通大众还是专业人士来说，目前都还是一个陌生的存在。通常，医学是有限的，医学也是无奈的，医学本身不相信神话，医生的使命感和责任感有时候在和疾病抗争的过程当中显得苍白无力，无论医学类型是经验的、循证的，还是精准的。如何真正实现对疾病和特定患者进行个性化治疗？怎么达到提高疾病诊治的精准化水平？需要哪些具体技术手段和硬件做支撑？医生有何切实需求和知识能力准备？许许多多的疑问迎面扑来。对针灸界来讲，还有一个重要的问题就是：针灸在精准医疗的未来扮演一个什么角色？对于那些高、大、上的新技术、新领域，我们是不是只能作为一个旁观者？

精准医学是根据每个患者的个体特征"量身定制"的治疗方法，它是过去所说的"个体化医疗"的进一步延伸。西医学依靠的是大数据分析、基因检测等生物医学技术，与中医学的精准概念差异极大。临床医学精准化的实质，是在诊断正确的前提下，让治疗产生确切的疗效，这就是时代提出的新要求，针灸只有产生立竿见影的效果才富有竞争力。因为针灸学不仅仅要面对西医学集团的强大压力，还有不同种类的替代医学方法的残酷竞争，国内外比较常见的有：整脊疗法、正骨疗法、推拿疗法、手足反射疗法、按摩疗法、足科疗法、顺势疗法、催眠疗法、筋膜疗法、意识松弛疗法、瑜伽疗法、艺术疗法、姿态矫正疗法、精油疗法、冥想疗法等等。这些被称为替代医学，包括几十种治疗方法。目前，在整个传统医学、补充替代医学领域中，被大家接受最多的是针灸。根据世界针灸学会联合会开展的调查结果，在调查的202个国家中，有183个使用针刺疗法；在联合国的192个成员国中，178个（93%）具有针刺疗法实践。一方面因为针灸有确切的疗效，另一个重要的原因则是经过几十年的研究，针灸的作用机制在非主流医学中是搞得最透彻的一种，所以更容易被纳入现代科学的框架加以理解并接受。针刺作用的实质是依靠激发促进人体自身的调整功能和自我修复能力来实现疾病的治疗与转归，是对内源性活性物质的合成、释放、代谢等的调节，针灸最大效能取决于人体自身的自我调节功能的极限值（图10-4-1）。

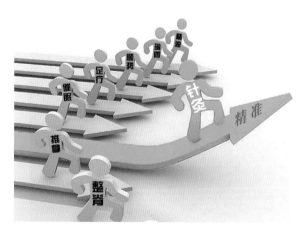

▲ 图10-4-1　精准化可提高针灸的竞争力

近年来，由于假针灸、安慰剂效应、干针问题纷纷而至，"针刺疗效不确定性"成为一个需要全体针灸界正视的话题。针灸效应本身的复杂性在于：它是穴位及层次、针刺方向、穴位应答、穴位组合、机体状态、术者技能共同产生的集合效应。做到病机病理定位准确，正确的选择穴位及组合，适当的针刺深度、针刺强度及针刺手法都是针灸取效的相关要素之一，直接影响到最终疗效。对于这个问题中国古人又是如何思考的？元朝的杜思敬《济生拔萃·针经摘英集》所分析："其病并依穴针灸，或有不愈者何？答曰：一则不中穴。二则虽中穴，则刺之不及其分。三则虽及其分，气不至出针。四则虽气至，不明补泻。"古人是通过取穴正确与否、针刺的深度和层面、是否达到气至、补泻运用的恰当与否这四个方面来保证有效性，值得我们借鉴。精准针灸应当以单次针灸时效临床观察和评价作为入手点，尤其要注意分析针灸无效的各种不同层次的原因所在。一个完整的针灸体系应当是理、法、方、穴、术、器的综合运用，这六个方面是基本着眼点，应当以此为主要构架，建立一个完整的纠偏机制，对每一个无效、低效针灸案例进行逐级分析，然后找出错误在哪里，纠正错误后，再回到临床上去验证，只有如此针灸水平才可以不断提高。因此，建立针灸的纠偏机制，是解决"针刺疗效不确定性"的有效对策和方法（图10-4-2）。之前通常的做法是当一个针灸方法无效时会用另一个方法替换，不行再换，直至有效。传统针灸医生是师从不同的老师，掌握了多种有效经验和技术的实践者，大家会以"集百家之长"为目标，孜孜不倦，善于学习，勤于实践，但有时由于缺乏成熟的纠偏机制，对无效的经验或方法没有进一步地去探究问题到底出在哪里，从而也失去了进一步深入学术研究的可能。

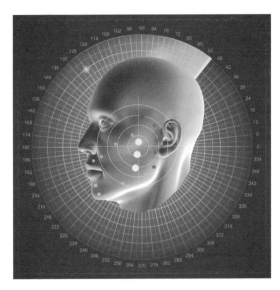

▲ 图 10-4-2　**建立纠偏机制有助于针灸精准化的实现**

在确保有效的前提下，治疗周期和频次的缩短也是针灸精准化实现后的一个必然结果。当今是一个快节奏、高效率的时代，针灸与其他医学方法的横向竞争愈演愈烈已是不争的事实。西方针灸由于收费相对较高，还有患者看病花费时间问题，治疗频次过高至少在海外难以为继，即便是疑难病也要注意时效问题。针灸治疗最常见的是每周 1~2 次。疗程计法甚至以次为单位，尽可能减少治疗频次。实践中发现，西方流行的针灸治疗方案和疗程确实有其合理性和实用性，对即时效果和单次治疗的质量，医患双方都非常重视。针灸具有促进人体自愈的功能，但需要足够的时间能够给予机体进行组织再生、炎症吸收、功能恢复和心理调整等愈合过程。中国针刺镇痛专家韩济生院士研究报导：针刺在动物体内可产生生物化学改变，比如内啡肽等神经镇痛因子的升高，一般可以维持 5~10 天，由此他推测，西方流行的每周一次针灸疗法是有根据的。

颊针疗法依靠的是靶向治疗，通过躯体靶点、脏腑气机靶点、心身靶点的确立，提高治疗的精准性。颊针是通过标准化穴位取穴及组合来针对不同的局部症状靶点和整体病机靶点，做到有的放矢，这一切首先要以正确诊断为前提，最后通过症状体征逐步消除为临床实证，最终实现疾病痊愈的最终目的。目前颊针在穴位标准化、针具标准化方面比较成熟，而处方标准化还正在建立和尝试中，颊针真正实现精准化的目标尚需实践。我个人对针灸精准医疗的前景持乐观态度，精准医疗应当是所有医学疗法的追求目标，关键是否拥有真正落地、可以实施的精准诊疗技术。精准医学是以标准、规范、个体化为手段，达到医源性损害最小化、医疗耗费最小化、病患康复最大化为医学目标。相对于西方精准医学昂贵的诊疗模式，中医与针灸的参与不仅符合中国的国情、医情，对世界上发展中国家意义更加重大。有大量成功的临床经验值得借鉴，但是需要经过严格的筛选与总结，这个对中西医双方都是高目标的平台，为今后的医学确立了角逐的目标。

五、全科化

中医是在整体医学的理论指导下形成的，因此本身先天就具有实现全科化的条件（图 10-5-1）。针灸传入西方后，西方医生及患者在不孕症及人工受孕术、癌症的放化疗副作用、社会压力带来的紧张焦虑等问题上，主动向针灸提出了新的诉求。可喜的是，中西方针灸医生对此也给出了非常漂亮的答案。针灸在走向世界的同时，也不断创造和拓宽了针灸市场，针灸界内部也主动变革。通过针灸技术的进一步分化及各种新疗法与新技术的不断涌现，使其针对性进一步增强，疗效也随之提高。有些专科医生将自己熟悉领域的学科诉求通过针灸加以实现，比如来自骨伤科、消化科、神经科、肿瘤科、精神科、妇产科、美容科、变态反应科、康复科等外来的需求，让针灸适应证范围不断扩大。另外，针灸具有整体化治疗的优势，对一些综合性疾病和多症状、多系统的损伤性疾病，可以在统一的病机诊断指导下异病同治、多病同治，显示出针灸治疗的整体力量和部分优势。

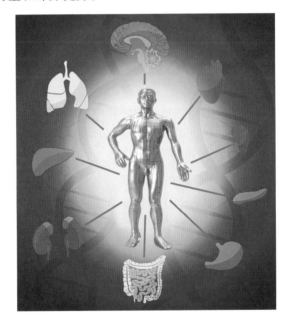

▲ 图 10-5-1　全科化是中医整体医学优势的体现

目前，向世界各国推荐优先考虑针灸治疗的有 64 种疾病，针灸适应证主要集中在肌肉骨骼系统、神经系统、消化系统、泌尿生殖系统、精神行为障碍和皮肤病等。综合国内外针灸治疗疗效较好的病症包括：花粉过敏、支气管哮喘等变态反应性疾病；忧郁症、失眠等精神心理疾病；偏头痛、面瘫、面肌痉挛、多发性神经炎、椎间盘综合征、帕金森病、癫痫、瘫痪等神经科疾病；各种痛症；月经失调，痛经，不孕症，孕期恶心、水肿及腰腿痛，绝经期、更年期综合征等妇科疾病；遗精、阳痿等男性性功能障碍；腹痛、腹泻、眩晕、感冒、咳嗽、哮喘、耳鸣、耳聋、咽喉肿痛、呃逆、风湿性关节炎、类风湿关节炎、甲状腺功能减退等内科疾病；白癜风、神经性皮炎、湿疹、带状疱疹等皮肤科疾病；颈肩腰腿痛等骨伤科疾病；老年性白内障、视神经炎、视神经萎缩、眼疲劳、屈光不正等眼科疾病；各种癌症的辅助治疗及放化疗的毒副作用，改善癌症病人生存质量；外科、口腔科、五官科的术前术后消除紧张及疼痛；考试、竞技紧张综合征；以及针灸戒烟、戒毒、减肥、美容等。另外，针灸对各种心理疾病疗效较西医精神科的疗法更有潜力，特别是心身医学的理念对针灸疾病谱的扩大有十分积极的意义，针灸要同药物一样走向全科，而不是局限于软组织损伤疼痛、中风引起的瘫痪等有限病种。中国学者杜元灏教授对针灸病谱的研究结果表明：针灸对 16 类 461 种病症可发挥治疗作用，大大扩展了针灸的运用范围。其中疗效显著的有 100 余种。近年来，世界范围内不断掀起针灸学术研究热潮，针灸在全球，特别是在西方发达国家发展迅速，目前世界上已经有 170 多个国家和地区开展了针灸治疗。

　　颊针疗法将人体分解为三个层面。第一是以解剖为基础对应的全息层面，以四肢和脊柱的颈肩腰腿痛疼痛为主要对象，多为常见病、多发病，是颊针的有效治疗病种。第二是以脏腑功能紊乱为主的三焦层面疾病，用中医脏腑气化原理治疗和改善内脏病变，常见的有胃炎、胃溃疡、肠胃功能紊乱、便秘、克罗恩病、代谢障碍综合征、肥胖、过敏性鼻炎、肿瘤放化疗后遗症、胸闷心律不齐等。第三是以心理性疾病和复杂性疾病为对象的心身层面，各种应激综合征、忧郁症、焦虑症、湿疹、神经性皮炎、顽固性失眠、支气管哮喘、慢性头痛、类风湿关节炎、慢性肌纤维质炎、子宫肌瘤、子宫内膜异位症、月经不调、乳腺增生、不孕症等。颊针是一个新的微针技术，我们在推广传播的过程中，需要更多的针灸同仁一起来不断探索、扩大适应证，特别是与专科医生、专家的共同参与，帮助提高研究深度，发挥其更大的潜能，我们真诚地欢迎有识之士及相关机构、科室共同合作开发，扩大病种，深化研究，开发相应的医疗、保健产品，使颊针更加成熟，造福人类。

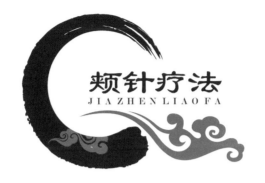

颊针疗法
JIA ZHEN LIAO FA

下篇 | 实践篇

第十一章

颊针临床病例示范

本章收集的病例均为2015-2016年我在巴黎诊所单纯用颊针治疗的患者，照片和文字都是治疗期间用手机记录下来的原始资料。因诊务繁忙，加之本人病例写作水平有限，诊断及描述不规范及错误在所难免，敬请大家原谅。为了突出重点，病例基本上只描述患者主诉和有诊断意义的阳性指标，以及治疗次数与结果。对有明显器质性改变的患者，即便临床症状完全消失，为谨慎起见，我们倾向使用"临床缓解"。这次选择的大都是相对单纯而仅使用一种配穴，治疗完整的有效病例，作为颊针临床初级学习参考，不作为标准处方，复杂身心病例和复合针法有待今后陆续补充。借用"以指示月"的禅宗公案，大道如同天上的明月，而我提供的文字和图片只是示月的手指，医道的复杂性和个体性是文字及图片难以穷尽的。病例演示建立在颊针穴位标准化的基础上，本着简单化原则，突出主要疾病信息，临床诊断上根据每一个不同个体所表现的病理特征，穴位及穴位组合有所变化，照片上可能因拍摄角度及个人脸型差异穴位显示会产生偏差，请大家不要按图索骥，颊针取穴始终是以骨性标志为依据的标准化定穴，第三章颊针穴位与图谱可以作为参考。

一、全息层面

（一）头部

1. 紧张性头痛（图11-1-1-1）

某男，26岁，左侧偏头痛十年，现在每周发作两次，持续1~2天，长期需要止痛药缓解，疗效不能持续，希望针灸能够帮助他的病情缓解。查：上颈部压痛，左侧略重，腹部痞满紧张，除一般的工作生活压力，无特殊历史记忆。诊断：紧张性头痛。取三焦穴及头穴，一次后疼痛减轻，一周发作仅一次，又治疗两次后发作停止，继续巩固治疗五次，腹部及颈部症状全部解除后，结束治疗，临床缓解。

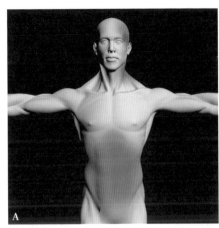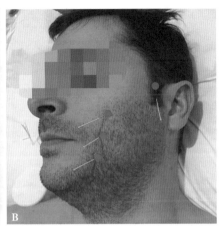

▲ 图 11-1-1-1 **紧张性头痛**

2. 慢性鼻窦炎（图 11-1-1-2）

某男，55 岁，前额头痛反复发作十年，伴有鼻塞、流涕。诊断：慢性鼻窦炎。取双侧三焦穴，头穴，每周一次，三次治疗后疼痛开始减轻，后改两到三周治疗一次，共治疗十二次，头痛完全消失，临床痊愈。

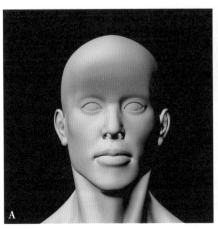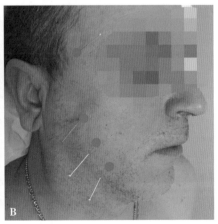

▲ 图 11-1-1-2 **慢性鼻窦炎**

3. 偏头痛（图 11-1-1-3）

某女，44 岁，因家庭变故出现右侧偏头痛 25 年，几乎每天都会发作。查：颈部压痛，右腹部压痛拒按。诊断：偏头痛。取三焦穴及颈穴，治疗后腹痛减轻，头痛也缓解，每 2 ~ 3 周治疗一次，共十二次，头痛极少发作，已经不再恐惧头痛，正在减抗忧郁药，头痛临床缓解。

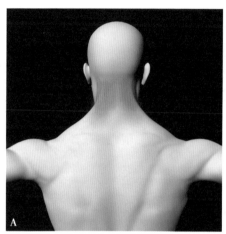
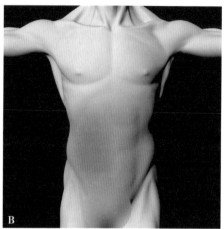
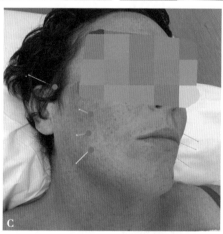

▲ 图 11-1-1-3　**偏头痛**

4. 枕大神经痛（图 11-1-1-4）

某女，72 岁，右侧后枕部刺痛两周，晚上睡觉时疼痛加重，无法入睡而就诊，一年前因面部右侧带状疱疹在我处治愈，因为与当初疼痛起始部位相同而特别紧张，我先安慰病人，带状疱疹属于免疫自限性疾病，通常复发的几率是比较小的，以消除顾虑。根据疼痛部位，查：颈 1 ~ 2 部位压痛明显。诊断：

左枕大神经痛。取颈穴，再强化一针，颈部压痛和头痛消失，留针 50 分钟，期间患者睡了一觉，走时已无不适。针后病人自述与女儿发生口角，自述"很受伤"，又治疗两次，主要是抗压、抗焦虑，临床痊愈。

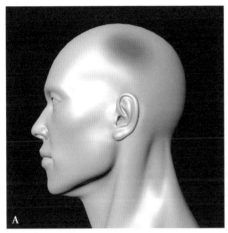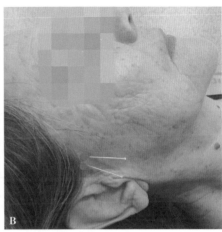

▲ 图 11-1-1-4　**枕大神经痛**

（二）颈部

1. 颈部挥鞭样损伤（图 11-1-2-1）

某女，31 岁，颈痛一月半，因车祸引起，头部旋转、俯仰都有疼痛，右侧 C5 ~ T1 脊柱旁有压痛。诊断：颈部挥鞭样损伤。取颈穴并加强，针后疼痛减轻，留针 20 分钟，疼痛基本消失，一周后又巩固治理三次，疼痛解除，临床治愈。

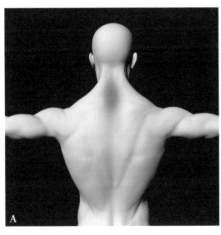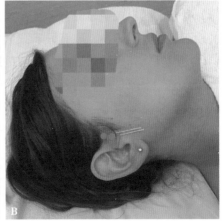

▲ 图 11-1-2-1　**颈部挥鞭样损伤**

2. 肩外伤合并颈肘疼痛（图 11-1-2-2）

某女，52 岁，左肩疼痛两月余，患者两月前因不慎跌倒左肩着地，引起肩痛并牵扯到颈部及肘部，肩部上抬、后背功能受限，特别是拿放物品疼痛加重。查：肱二头肌短头肌腱及肱骨外上髁压痛，左颈部外侧后侧压痛。诊断：肩外伤合并颈肘疼痛。取左侧颈穴、肩穴、肘穴，针后疼痛减轻，拿重物时肘部疼痛并向上牵涉到颈部，肘、颈穴强化各一针，疼痛基本消失。一周后又来一次，治疗同上，临床痊愈。

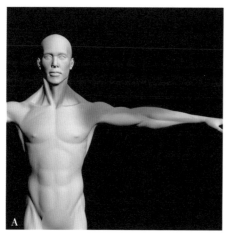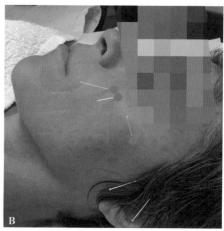

▲ 图 11-1-2-2　肩外伤合并颈肘疼痛

3. 颈肌、斜方肌劳损（图 11-1-2-3）

某男，59 岁，右颈肩痛半年，患者从事理发行业 40 年，近几年疼痛反复发作，身体已经出现明显驼背，查：颈部肌肉紧张发硬，斜方肌上束痉挛。诊断：颈肌、斜方肌劳损。取背穴、颈穴、肩穴，留针 30 分钟，肌肉有痉挛松解，疼痛减轻，先后治疗五次，每两星期一次，临床缓解。

4. 颈痛（图 11-1-2-4）

某女，33 岁，颈痛一月，左右活动困难，查：自颈 2～6 均有压痛，颈部肌肉及斜方肌紧张。诊断：颈痛。针双侧颈穴、背穴，压痛减轻，然后在颈穴下，背穴前强化两针，压痛完全解除，左右转头自如，已无痛感，一周后再治疗一次，临床痊愈。

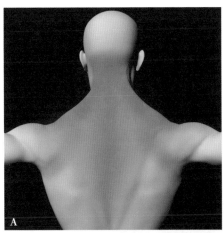

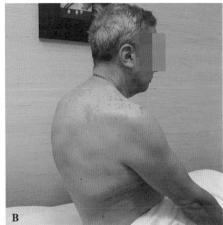

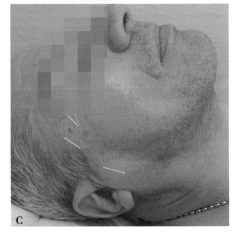

▲ 图 11-1-2-3　颈肌、斜方肌劳损

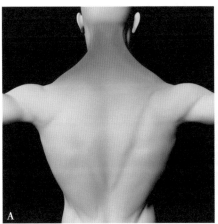

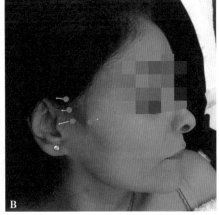

▲ 图 11-1-2-4　颈痛

5. 颈源性肩痛（图 11-1-2-5）

某男，58 岁，右肩痛近两月，活动受限。查：颈部 C3 ~ 6 压痛明显，整个肩周都有压痛，平举 30°，上抬 60°。诊断：右侧颈源性肩痛。取右颈穴、肩穴，并各自加强，治疗后上抬 170°，平抬 150°，疼痛明显减轻。再治疗三次，每十天一次，临床痊愈。

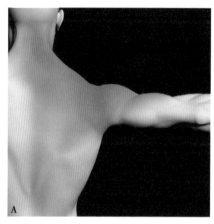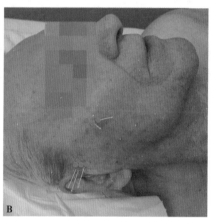

▲ 图 11-1-2-5　**颈源性肩痛**

6. 颈臂多卡综合征（图 11-1-2-6）

某男，42 岁，小提琴演奏家，右肩肘部疼痛两月，致手腕僵硬，手指末端有时出现麻木感，向后外旋有肩关节弹响，影响表演。查：右颈部压痛 C5、C6、C7 为主，肩部喙突肱二头肌长头压痛，肘肱骨外上髁压痛，前臂伸肌群紧张。诊断：右颈臂多卡综合征，取颈、肩、肘穴并加强，刺入后轻微行针，消除各个部位压痛后，留针 30 分钟，去针时右肩肘疼痛消失，手腕灵活。又巩固治疗四次，每周一次，肩关节弹响也消失，临床痊愈。

（三）背部

1. 颈背腰肌纤维痛（图 11-1-3-1）

某女，42 岁，左臀疼痛经腰背向上放射至颈肩，伴肌肉痉挛。查：左臀压痛＋＋＋，左颈肩结合部压痛＋＋。诊断：颈背腰肌纤维痛。取颈、背、腰、骶及髋穴，颈穴前加强，针后压痛消失，肌肉痉挛松解。又巩固治疗三次，临床痊愈。

2. 颈胸椎旁肌痛（图 11-1-3-2）

某男，42 岁，颈痛彻背，俯仰旋转受限一月，经整脊医生治疗两次，效果保持两天又疼痛如前，查：患者颈部 C2 ~ 5 压痛明显，背脊肌紧张并下牵及胸椎下段。诊断：颈胸椎旁肌痛。取颈穴、背穴并强化三针，颈部压痛缓解，留针 30 分钟，去针后颈部活动自如，一周后又治疗一次，临床痊愈。

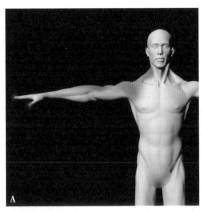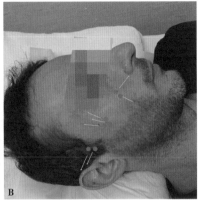

▲ 图 11-1-2-6 **颈臂多卡综合征**

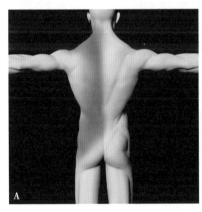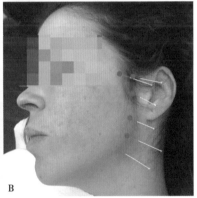

▲ 图 11-1-3-1 **颈背腰肌纤维痛**

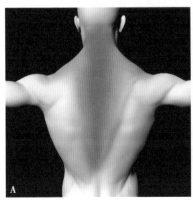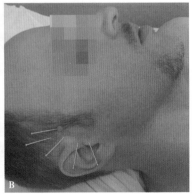

▲ 图 11-1-3-2 **颈胸椎旁肌痛**

3. 慢性肌纤维痛（图 11-1-3-3）

某男，43 岁，颈背部疼痛一年多，经常按摩不能缓解，患者工作紧张，强度也很大，经常感到焦虑。查：腹部痞满，抵抗感强。诊断：慢性肌纤维痛。取双侧三焦、颈、背穴，治疗后颈背痛松解，共治疗六次，同时建议做催眠治疗后，发现一些早年心理创伤诱因。之后针灸疗效维持比较长，紧张焦虑也得到明显缓解。这个病在欧洲很多发，彻底治愈很难，尤其要注意心理因素对其的影响。

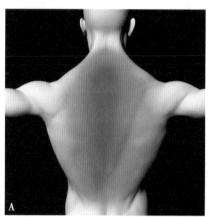
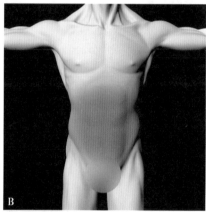
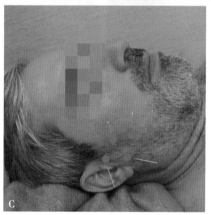

▲ 图 11-1-3-3　**慢性肌纤维痛**

4. 胸椎骨质增生（图 11-1-3-4）

某女，64 岁，上背痛二十余年，逐渐加重三年。患者伴有胸闷，呼吸短促，上腹部胀满。X 光片显示：胸椎轻度侧弯，胸椎 T3～8 侧缘及前缘骨质增生，形成鸟喙样改变。诊断：胸椎骨质增生。治疗取双侧背穴并加强，配中焦穴，治疗 6 次疼痛消失，两周一次，临床缓解。

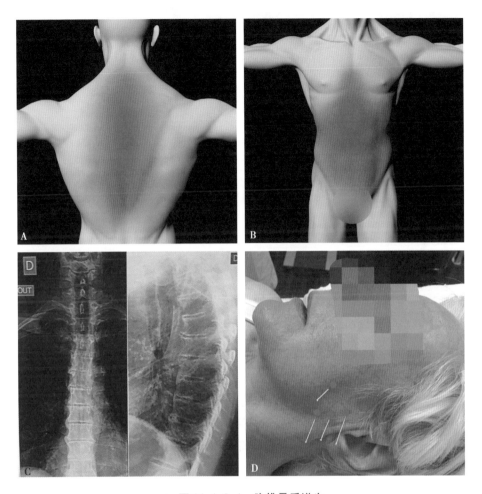

▲ 图 11-1-3-4　**胸椎骨质增生**

5. 大菱形肌损伤（图 11-1-3-5）

少男，12 岁，右背痛加重三天，一月前参加橄榄球比赛后就感到背部不适，三天前在学校和同学摔跤后受伤，查：右侧大菱形肌痉挛压痛＋＋。诊断：右大菱形肌损伤。取背穴，强化两针，菱形肌紧张得到松解，留针20 分钟，压痛基本消失，活动时已经无痛感，一周后再巩固治疗一次，临床痊愈。

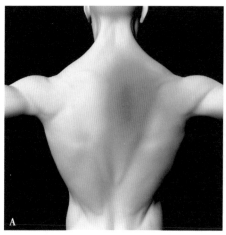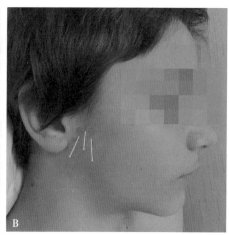

▲ 图 11-1-3-5　**大菱形肌损伤**

（四）肩部

1. 冈上肌肌腱炎（图 11-1-4-1）

某女，56 岁，瑜伽教练，右肩疼痛不能平举已五月，因不接受医生封闭治疗来我诊所。查：C4、C5 椎体压痛，冈上肌紧张压痛，右上肢举手和侧平举都不超过 90°，X 光片显示冈上肌腱有钙化，诊断：冈上肌肌腱炎。取颈穴、肩穴、颈穴上下强化两针，肩穴后强化一针，抬手超过 150°，留针 20 分钟，再查可以上举到 180°，十天后再诊，侧举到 120°仍有痛感，原法继续，针后活动已无不适，留针 20 分钟，之后巩固治疗五次，临床痊愈。

2. 肩关节损伤（图 11-1-4-2）

某女，20 岁，左肩痛三周，三周前患者因外伤导致左肩关节脱臼，去医院急诊科复位，服用消炎止痛药，疼痛有减轻，但活动明显受限，疼痛难忍。诊断：左肩关节损伤。取肩穴，围刺法，边活动边轻微行针，疼痛基本解除后留针 20 分钟，走时可以运动肩部。一周后再来，活动时肩痛轻微，又针一次，临床基本痊愈。

3. 肩峰下滑囊炎；肱二头肌长头肌腱炎（图 11-1-4-3）

某男，59 岁，右肩痛三周，平举及后伸疼痛，活动受限。查：肩峰下及喙突压痛，诊断：①右肩峰下滑囊炎；②右肱二头肌长头肌腱炎。取肩穴，加强两针，抬肩已不痛，后伸还有不适，轻微行针，疼痛基本消失，留针 30 分钟。一周后有按上法治疗一次，临床痊愈。

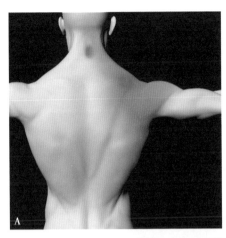
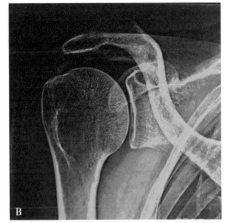
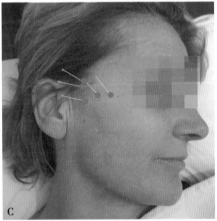

▲ 图 11-1-4-1　冈上肌肌腱炎

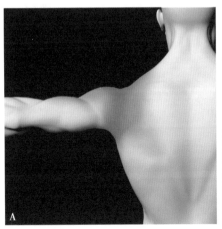
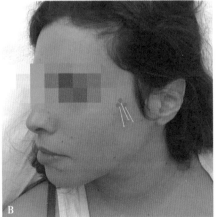

▲ 图 11-1-4-2　肩关节损伤

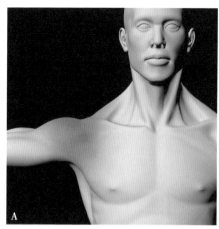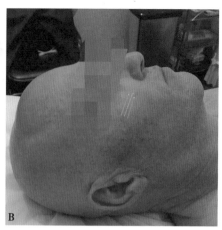

▲ 图 11-1-4-3　**肩峰下滑囊炎；肱二头肌长头肌腱炎**

4. 肩周炎（图 11-1-4-4）

某女，63 岁，左肩疼痛四月，活动受限，伴颈部不适。无明显诱因，呈进行性加重。查：患者左上肢外展 45°，上抬 60°，外旋、内旋均受限，颈部有僵硬感。诊断：左侧肩周炎。取颈穴、肩穴，并加强。疲劳时加取三焦穴。共治疗六次，每周一次，疼痛基本消失，活动正常，颈部放松，临床痊愈。

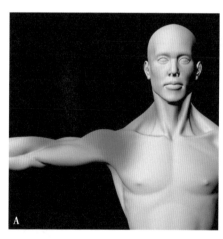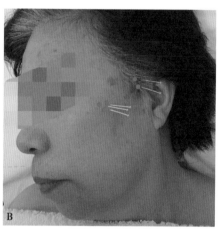

▲ 图 11-1-4-4　**肩周炎**

5. 三角肌损伤（一）（图 11-1-4-5）

某女，54 岁，右肩疼痛两月，举臂和持物困难，抬臂时疼痛加重。两月前在家里做园艺时，肩部受伤，口服药物、局部擦消炎乳没有大的改善，并有加重趋势，影响生活与工作。查：右肩外侧肌肉疼痛，活动受限；三角肌止点压痛＋＋。诊断：右肩三角肌损伤。取肩穴并加强。针灸上肢抬举自如，局部压痛减轻，又治疗五次，每周一次，临床痊愈。

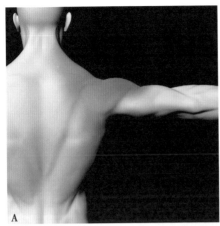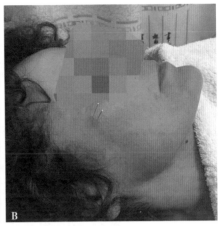

▲ 图 11-1-4-5　三角肌损伤（一）

6. 三角肌损伤（二）（图 11-1-4-6）

某女，52 岁，因刷房子后引起肩痛三周，抬手时加重。查：三角肌压痛，下止点痛甚。诊断：三角肌损伤。取肩穴，强化两针。留针 30 分钟抬手已无痛，巩固治疗一次，临床痊愈。

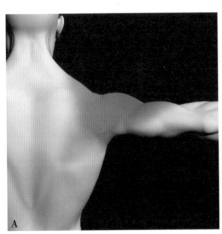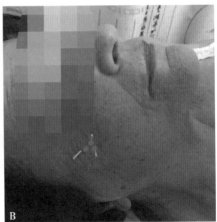

▲ 图 11-1-4-6　三角肌损伤（二）

7. 颈源性肩痛（图 11-1-4-7）

某男，38 岁，右肩痛两月，活动受限。因运动时跌倒，右肘部着地，后来肘痛自愈，但右肩痛持续，查：右肩内旋、外展、平抬都因痛受限，右肩部周围无明显压痛，右颈部椎体 C5~7 压痛＋＋＋，考虑力学传导性远端损伤。诊断：颈源性肩痛。取右颈穴、肩穴各加强一针，针后疼痛大减，治疗三次，疼痛消除，肩部功能恢复，临床痊愈。

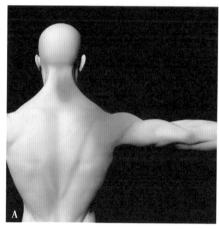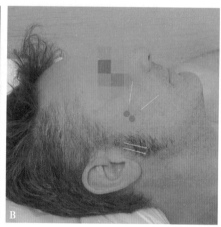

▲ 图 11-1-4-7　**颈源性肩痛**

8. 肩胛提肌损伤（图 11-1-4-8）

某女，28 岁，因为哺乳期抱孩子引起左肩部酸痛两月，头部转动及肩胛骨活动时加重，伴肩背部酸痛，颈部活动受限。查：左肩胛骨上角压痛明显并向枕部放散。诊断：左肩胛提肌损伤。取颈穴，加强两穴，留针 30 分钟，肌肉变松弛，疼痛减轻，又治疗两次，每周一次，临床痊愈。

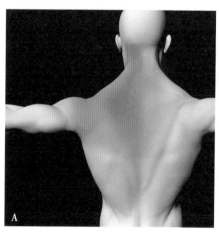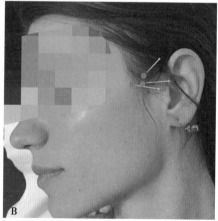

▲ 图 11-1-4-8　**肩胛提肌损伤**

9. 肩关节术后疼痛（图 11-1-4-9）

某男，35 岁，两年前因左肩外伤导致左肩关节脱位，手术复位后，留下后遗症，左肩关节外展受限，左肘部有牵拉感。查：左侧颈部及冈上肌压痛明显，肩关节局部无明显压痛，左侧肘关节压痛伴有肌腱牵拉。诊断：右肩关节术后疼痛。取：颈穴、肘穴并加强，针后左肩关节外展改善约20°，留针30分钟后，活动度改善30°，活动度基本正常。过伸后手指有轻微麻木感，一周后同法再治疗一次，手部麻木感消失，临床基本痊愈。

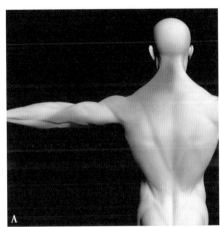
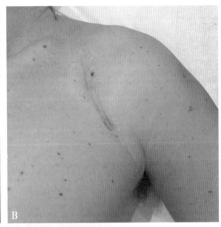
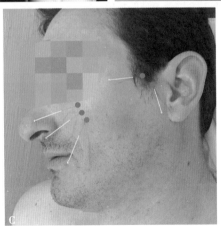

▲ 图 11-1-4-9　**肩关节术后疼痛**

10. 冈下肌损伤（图 11-1-4-10）

某男，40 岁，左肩胛痛三周，因运动不慎引起肩胛处疼痛，查：左冈下肌压痛、肱骨大结节压痛。诊断：左冈下肌损伤。针左肩穴及肩后，疼痛立刻缓解，留针 20 分钟，一周后再针一次，临床痊愈。

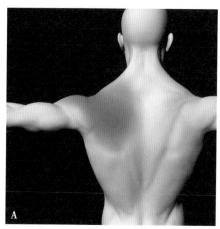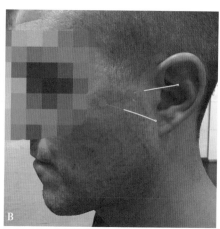

▲ 图 11-1-4-10　冈下肌损伤

11. 斜方肌劳损（图 11-1-4-11）

某女，28 岁，博士在读，工作、个人问题压力较大，常常每天需要在电脑面前工作十几个小时，左侧颈肩部疼痛，查：左侧斜方肌僵硬、压痛，右侧轻度压痛，无自觉症状。诊断：左斜方肌劳损。选同侧颈穴（CA-5）、肩穴（CA-9），针后疼痛明显减轻，但肌肉仍有僵硬感，在颈肩穴之间补两针，肌肉松解，留针 30 分钟后已无任何感觉。又治疗两次舒缓压力，解除精神紧张，颈肩部疼痛完全消失，临床痊愈。

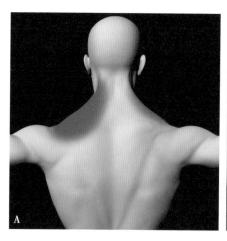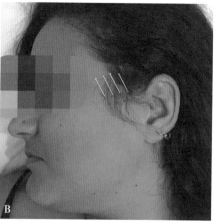

▲ 图 11-1-4-11　斜方肌劳损

12. 斜方肌痉挛（图 11-1-4-12）

某男，65 岁，双侧颈肩痛三周，查：斜方肌压痛＋＋＋，下颈部压痛＋＋，余无不适。诊断：斜方肌痉挛。取颈穴、肩穴双侧各一针，然后两穴间加强三针，留针 30 分钟，去针后，斜方肌痉挛消失，颈肩已无压痛，两周后再治疗一次，临床治愈。

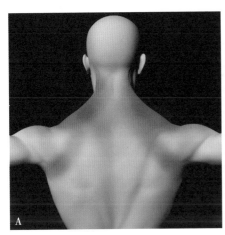
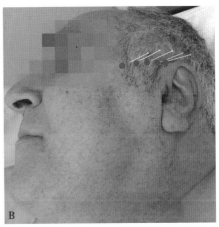

▲ 图 11-1-4-12　斜方肌痉挛

13. 喙突炎（图 11-1-4-13）

某女，56 岁，右侧喙突部疼痛两月，除压痛外，肩的外旋功能受限，而上举功能正常。诊断：右侧喙突炎。取肩穴，轻微行针，压痛消失后，留针 20 分钟，去针后外旋已经不痛，一周后再治疗一次，临床痊愈。

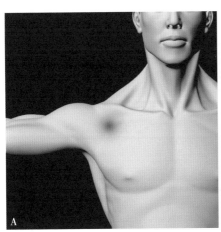
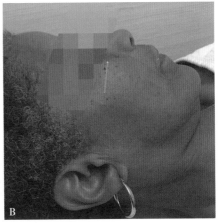

▲ 图 11-1-4-13　喙突炎

14. 落枕（图 11-1-4-14）

某男，62 岁，右颈肩部疼痛两周，自述两周前睡醒后颈部疼痛，查：右侧 C2~5压痛，斜方肌压痛，头部及颈部转动受限。诊断：落枕。取右侧颈穴、背穴，针后颈肩压痛消失，留针 20 分钟，转头已经不痛，一周后复查已无不适，临床痊愈。

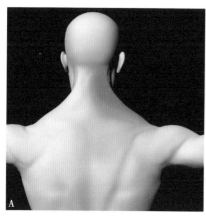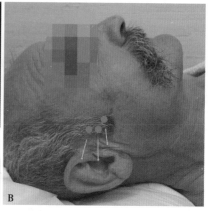

▲ 图 11-1-4-14　**落枕**

（五）肘部

1. 肘关节疼痛；腰肌劳损（图 11-1-5-1）

某女，48 岁，右肘关节疼痛半年，同时右腰背酸困，加重一月余。诊断：右肘关节疼痛；右侧腰肌劳损。取肘穴强化，背、腰、骶穴强化。治疗后疼痛减轻，留针 30 分钟，肘关节疼痛完全消失，腰部酸痛轻微，两周后，再针一次，肘与腹疼痛消失，临床痊愈。

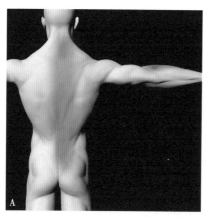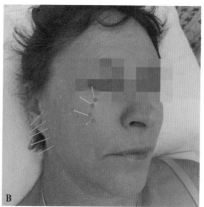

▲ 图 11-1-5-1　**肘关节疼痛；腰肌劳损**

2. 肱骨内上髁炎（图 11-1-5-2）

某女，63 岁，左肘内侧疼痛两月，三天前因不慎跌倒手掌触地使疼痛加重，端东西和拧毛巾时疼痛难忍。查：肘部伸肌总腱压痛＋＋＋。诊断：肱骨内上髁炎。取肘穴，活动时已经不痛，压痛减轻，又强化两针，至压痛完全消失，留针 20 分钟。两周后复诊，活动不受影响，仅轻微压痛，再治疗一次，临床治愈。

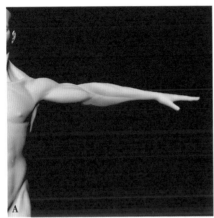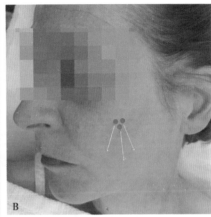

▲ 图 11-1-5-2　肱骨内上髁炎

3. 肱骨外上髁炎（图 11-1-5-3）

某女，51 岁，右肘痛两月，端东西、拧毛巾疼痛加重，查：C5、C6 有明显压痛。诊断：肱骨外上髁炎。取右颈穴，加强一穴，肘部压痛减轻一半，再取右肘穴，强化两针。肘部压痛消失，继续巩固治疗两次。

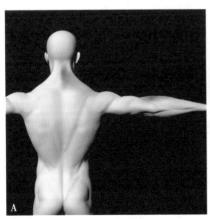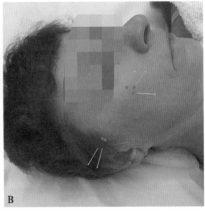

▲ 图 11-1-5-3　肱骨外上髁炎

4. 网球肘、莫顿氏综合征（图 11-1-5-4）

某女，53 岁，右肘痛四月，左足趾 3~4 掌关节下疼痛五年。查：右手用力时疼痛，特别时拧毛巾、端东西，右肱骨外上髁压痛＋＋＋。常年脚趾掌疼，特别是冬天鞋穿的比较紧时更加严重，第 3~4 趾掌关节压痛＋＋。诊断：①网球肘；②莫顿氏综合征。取左肘穴加强，右足穴加强，针后疼痛减轻，三次后疼痛基本消失，又巩固两次，临床缓解。

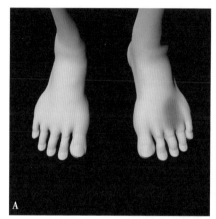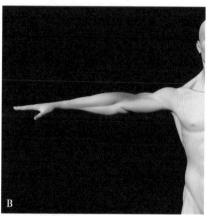

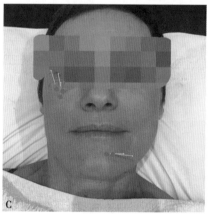

▲ 图 11-1-5-4　**网球肘、莫顿氏综合征**

（六）腕、手部

1. 腕伸肌群劳损（图 11-1-6-1）

某女，33 岁，双手腕疼痛七月，孩子出生一年，因每天抱孩子，出现腕部疼痛，右手较为严重。查：双侧腕伸肌群压痛明显。诊断：双侧腕伸肌群劳损。取双侧肘穴并加强，配腕穴，一次减轻，每周一次，五次临床痊愈。

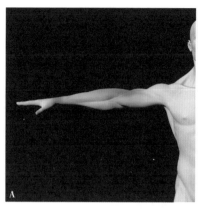
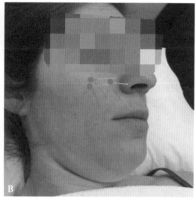

▲ 图 11-1-6-1　**腕伸肌群劳损**

2. 腕管综合征伴颈椎病（图 11-1-6-2）

某女，52 岁，右手大指鱼际疼痛，食指中指麻木两月余。查：右颈部压痛，肘关节肌肉处压痛，Tinel 征阳性。诊断：①右侧腕管综合征；②颈椎病。取颈、肘、腕、手穴，留针半小时。右手疼痛和麻木感明显减轻，连续治疗五次，疼痛和麻木感完全消失，临床痊愈。

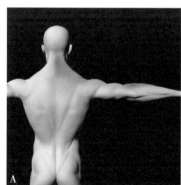
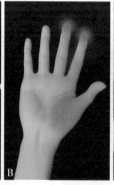
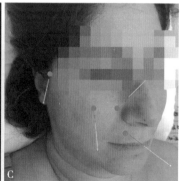

▲ 图 11-1-6-2　**腕管综合征；颈椎病**

3. 上肢多卡综合征（图 11-1-6-3）

某女，35 岁，右大拇指鱼际疼痛两年，查：右颈部压痛。右大拇指鱼际局部压痛明显，拇指外展、内收疼痛。右肘外髁压痛。诊断：右上肢多卡综合征。取：颈、肘、大指穴，肘部加强。留针 30 分钟，针后痛减，再巩固治疗三次，临床痊愈。

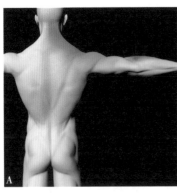
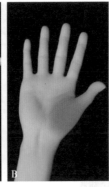
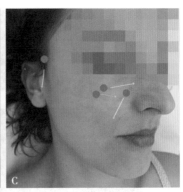

▲ 图11-1-6-3 上肢多卡综合征

（七）腰部

1. 腰肌劳损（图11-1-7-1）

某女，65岁，慢性腰痛五年，腰痛及臀，行走和活动腰部时诱发疼痛，紧张和劳累时加重。查：腰部右侧压痛明显。诊断：腰肌劳损。选腰穴，上下各强化一针，运动针法，三分钟后检查，压痛消失，活动也无影响，留针30分钟，走时已没有任何症状，巩固治疗两次，临床缓解。

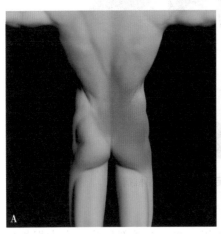
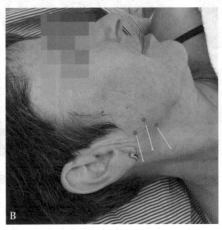

▲ 图11-1-7-1 腰肌劳损

2. 腰大肌损伤（一）（图11-1-7-2）

某女，55岁，腰痛四月，伴弯腰困难，服消炎止痛药可以缓解，但总是反复。查：腰部局部压痛，活动受限，腹股沟腰大肌小转子止点压痛＋＋＋。

诊断：腰大肌损伤。治疗取腰穴、髋穴、下焦穴，补充加强针，留针 30 分钟，再弯腰已经不痛，一周后再诊，腰部较前柔软，弯腰旋转无任何不适，上法再治疗一次，临床治愈。

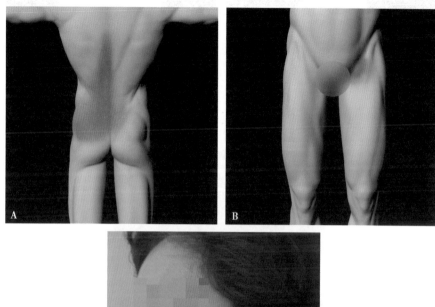

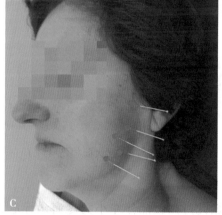

▲ 图 11-1-7-2　**腰大肌损伤（一）**

3. 腰大肌损伤（二）（图 11-1-7-3）

某男，55 岁，右腰痛二周，尤其表现为转身、弯腰困难，查：L2 ~ 4 椎体右侧压痛，右大腿根内侧近腹股沟处压痛明显。诊断：腰大肌损伤。取腰穴，上下加强一穴，下焦穴双针。针后患者床上翻身已经没有疼痛，留针 30 分钟，去针后下地活动，无明显不适，一周后巩固治疗一次，临床痊愈。

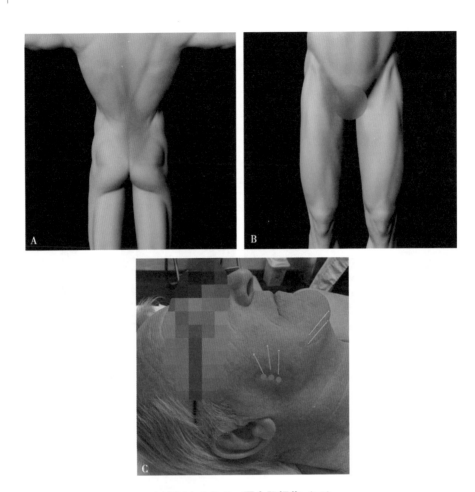

▲ 图 11-1-7-3   **腰大肌损伤（二）**

4. 妊娠腰痛（图 11-1-7-4）

某女，32 岁，妊娠九月因腰痛伴左小腿疼痛，行走及活动时腰部疼痛，小腿酸胀。诊断：妊娠腰痛。取腰穴，及小腿穴位，针后疼痛立刻减轻，小腿腓肠肌痉挛缓解，临床缓解。

5. 腰椎间盘突出症 L4～5 节段伴腰椎滑脱症（图 11-1-7-5）

某女，58 岁，腰痛反复发作两年，伴活动受限，常常出现腰部突然被卡住。查：L4～5、L5、S1 压痛明显。磁共振示：L4 椎体向后滑脱，L4～5 节段脊髓有轻度压迫。诊断：①腰椎间盘突出症 L4～5 节段；②腰椎滑脱症。取腰、骶穴，强化。治疗共八次，每周一次，腰痛基本消失，活动自如，卡压症状消失，临床缓解。

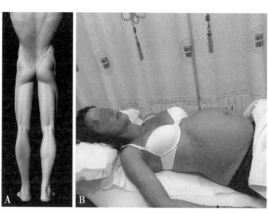
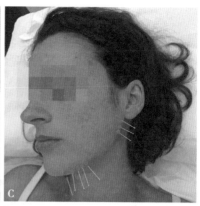

▲ 图 11-1-7-4　妊娠腰痛

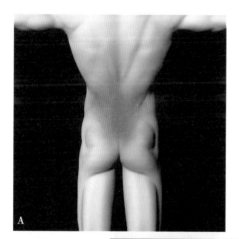
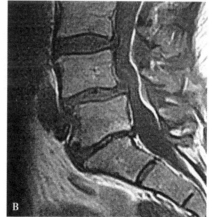

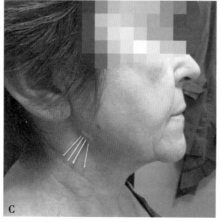

▲ 图 11-1-7-5　腰突症 L4 ~ 5 节段；腰椎滑脱症

6. 慢性腰腿痛伴腰椎骨质增生（图 11-1-7-6）

某女，65 岁，右侧腰痛伴右下肢大腿外侧痛半年，行走、尤其是上下楼疼痛加重。X 光片：脊柱向左侧弯，L5、S1 椎间隙有骨质增生、椎间孔变窄。查：右腰、臀部压痛明显，直腿抬高实验阴性。诊断：①慢性腰腿痛；②腰椎骨质增生。治疗：腰、骶穴加强，共四针，前后治疗八次，上下楼及行走已经完全不痛，临床缓解。

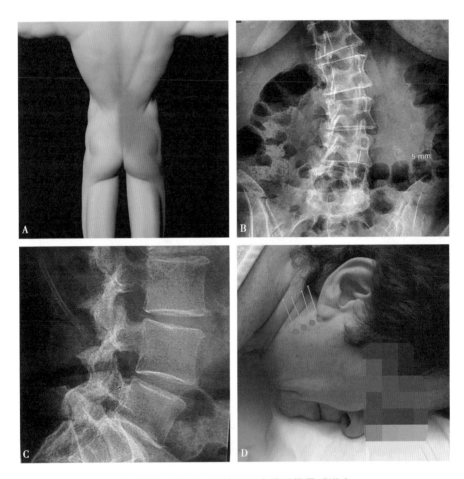

▲ 图 11-1-7-6　**慢性腰腿痛伴腰椎骨质增生**

7. 坐骨神经痛（图 11-1-7-7）

某女，57 岁，右侧腰、臀、大腿后、小腿后外侧疼痛三天，平素有腰痛大约 10 年，时轻时重。这次因为坐低沙发，起身以后开始腰疼，行走困难，疼痛一直到踝关节。查：直腿抬高试验 60°，过屈试验阳性，右臀部、大腿后及腘窝部压痛，小腿下三分之一近跟腱处压痛。诊断：右侧坐骨神经痛。取腰穴、骶穴，中间加强一穴，右臀腿压痛消失，令患者下地行走、活动腰部已无任何不适，再治疗两次，每周一次，临床缓解。

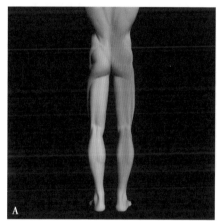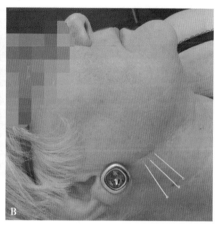

▲ 图 11-1-7-7　坐骨神经痛

8. 腰椎间盘突出伴坐骨神经痛（图 11-1-7-8）

某女，左侧坐骨神经痛一年，疼痛反复发作，从腰部沿大腿外侧放射至小腿外侧一直到脚趾。五年前也发作过一次，经封闭治疗后，临床痊愈，而这次效果不明显。查：左侧直腿抬高试验阳性，抬高度 70°。CT 片：腰 4～5 有腰椎间盘突出。诊断：①腰椎间盘突出；②左侧坐骨神经痛。取腰穴、骶穴，强化一针，治疗后，腰、臀部压痛明显减轻，行走时小腿轻度不适感，又治疗四次，疼痛消失，直腿抬高试验阴性，抬高度 90°，临床缓解。

9. 股神经痛（图 11-1-7-9）

某女，56 岁，右侧大腿痛两年，行走时加重，从腹股沟处向膝关节放射，查：腰部无压痛点，腹股沟股四头肌起点压痛明显，股内肌有压痛，膝关节检查无异常，活动度正常。诊断：右股神经痛。取下焦穴（CA-4）、膝穴（CA-14），针刺后让患者行走，疼痛减轻，下焦穴下近腹股沟对应部位刺两针，解除腹股沟压痛，膝穴附近加刺两针，消除膝部不适感，留针 30 分钟后已无疼痛，又巩固治疗三次，每周一次，临床痊愈。

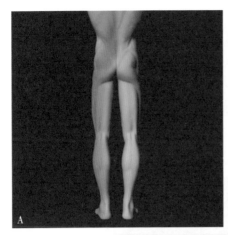
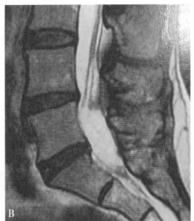
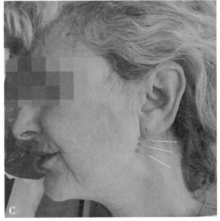

▲ 图 11-1-7-8　腰椎间盘突出伴坐骨神经痛

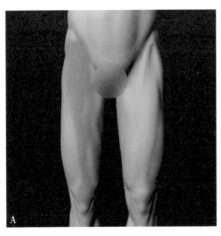
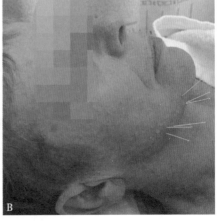

▲ 图 11-1-7-9　股神经痛

10. 股神经损伤（图 11-1-7-10）

某女，62岁，左侧股神经痛八年，加重两月。患者左侧大腿前面疼痛，行走困难，晚上有时也会痛醒。X光片：以腰三为中心向右侧弯，伴有骨质增生。诊断：左侧股神经损伤。取腰、骶穴，中间强化一针，再配合中、下焦穴。治疗后腿痛及左下腹疼痛减轻，共针灸八次，每周一次，三次后改两周一次，疼痛消失，临床缓解。

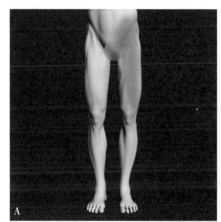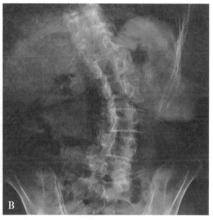
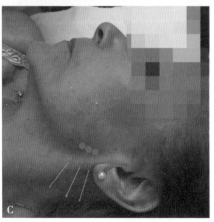

▲ 图 11-1-7-10　**股神经损伤**

（八）骶、髋部

1. 慢性尾骨挫伤（图 11-1-8-1）

某女，38岁，因跌坐在楼梯上引起尾骨疼痛两年，坐久即痛。曾找整脊医生并数月口服消炎药、局部封闭等治疗均不能消除。查：尾骨触痛明显，腰椎及骶髂关节压痛。诊断：尾骨挫伤。取骶穴，加强两针，尾骨痛减轻，隔周一次，三次后疼痛完全解除，局部无压痛，久坐超过一小时也无不适，临床痊愈。

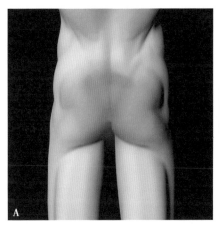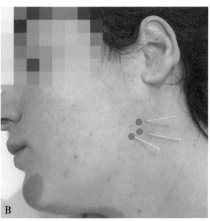

▲ 图 11-1-8-1　**慢性尾骨挫伤**

2. 臀中肌损伤（一）（图 11-1-8-2）

某女，33 岁，三天前下楼梯滑倒，左臀着地，走路和坐位臀部疼痛，查：左臀下部有 2cm×3cm 瘀青，臀中肌和坐骨结节部位轻触即疼，单腿站立时疼痛加重。诊断：左臀中肌损伤。选取髋穴（CA-13），中刺，触之痛减，根据疼痛部位，上下加强两针，触之疼痛消失，令患者下地行走，无明显不适，坐位时还有轻痛，三针同时行针，再坐时已不疼。一周后，又治一次，临床痊愈。

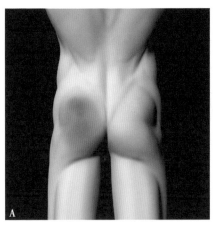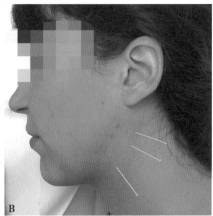

▲ 图 11-1-8-2　**臀中肌损伤（一）**

3. 臀中肌损伤（二）（图 11-1-8-3）

某女，19 岁，无明显诱因出现左臀部疼痛一月，轻微跛行。查：左下腰及臀部压痛＋＋，弯腰转身活动正常，单腿独立实验阳性。诊断：左臀中肌损伤。取腰、骶、髋穴，针后肌肉痉挛得到松解，压痛消失，去针后行走正常，临床痊愈。

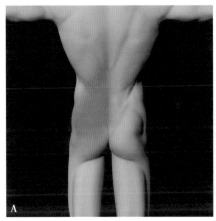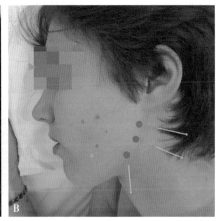

▲ 图 11-1-8-3 **臀中肌损伤**（二）

4. 臀中肌损伤（三）（图 11-1-8-4）

某女，48 岁，患者自述因徒步运动锻炼过度而引发左臀部疼痛一年两个月，行走疼痛呈跛行，服镇痛消炎药及局部封闭不能完全缓解。B 超检查：臀中肌肌层密度增高；查：臀中肌压痛＋＋。诊断：左侧臀中肌损伤。取髋穴，加强两针，臀中肌压痛明显减轻，留针 20 分钟，又巩固治疗两次，每两周一次，压痛消失，行走已无痛感，临床治愈。

5. 臀上皮神经痛（图 11-1-8-5）

某男，55 岁，腰痛两天，向大腿外部及膝部放射，痛未过膝关节，查：L2～5 压痛＋＋＋，脊柱旁腰背部肌肉紧张，臀上皮神经处压痛，弯腰活动度受限，并向上下放散。诊断：臀上皮神经痛。取腰穴（CA-7）、背穴（CA-6），再在腰穴前，下各强化一针，背上加一针，腰部压痛明显减轻，背部肌肉僵硬也得到舒缓，让患者下地行走，已不疼，弯腰仍感不适，腰背穴行针，轻微颤动，适当调深，再次弯腰已经没有问题，留针 20 分钟，取针时已经不疼，后嘱咐患者不要抬重物，又治疗一次，临床痊愈。

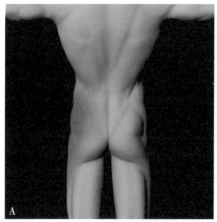
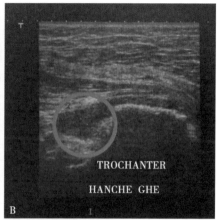
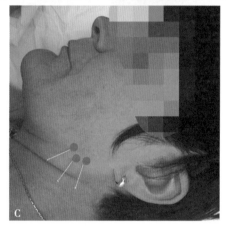

▲ 图 11-1-8-4　臀中肌损伤（三）

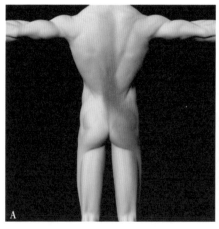
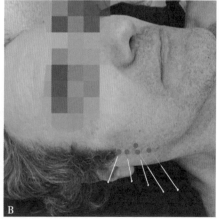

▲ 图 11-1-8-5　臀上皮神经痛

6. 股二头肌损伤（图 11-1-8-6）

某女，52 岁，左大腿后疼痛一周，走路轻度跛行，大腿屈伸时后侧疼痛。患者自述无明显诱因，查：左坐骨结节压痛，腘窝外侧股二头肌止点有压痛。诊断：左侧股二头肌损伤。取髋穴、膝穴，各加强一针，屈腿时疼痛减轻，留针 20 分钟，再活动、行走疼痛消失，一周后再针一次，临床痊愈。

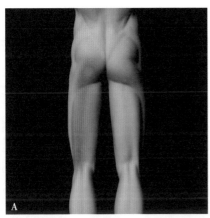
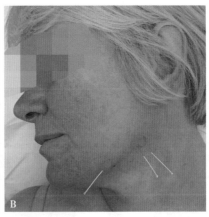

▲ 图 11-1-8-6　股二头肌损伤

7. 梨状肌损伤（图 11-1-8-7）

某女，38 岁，无明显诱因出现左侧坐骨神经痛一月余，伴疼痛放射到大腿后外侧至足踝部，引起行走困难、跛行。查：腰椎部无压痛，骶髂关节区压痛 ＋＋，梨状肌区域压痛 ＋＋＋，梨状肌紧张试验阳性。诊断：左侧梨状肌损伤。取腰、髋穴，留针 30 分钟，坐骨神经痛仍有向下放射感，但程度降低 50% 以下，一周后再治疗一次，症状基本消失，再巩固治疗两次，临床痊愈。

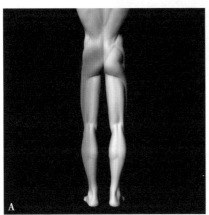
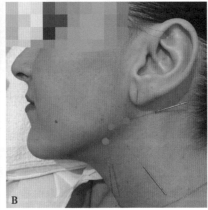

▲ 图 11-1-8-7　梨状肌损伤

8. 髋关节术后痛（图 11-1-8-8）

某男，27 岁，左侧髋关节疼痛两年，劳累和阴雨天加重。患者两年前做人工髋关节置换术后一直有不适感，下雨和劳累疼痛明显，查：髋关节附近臀中肌压痛＋＋＋，下腰部压痛＋＋。诊断：左髋关节术后痛。取腰穴，髋穴，针后压痛减轻，强化一针，小幅度行针，压痛已不明显，留针 20 分钟。去针后下地行走疼痛减轻，又针灸两次，每两周一次，疼痛基本缓解。

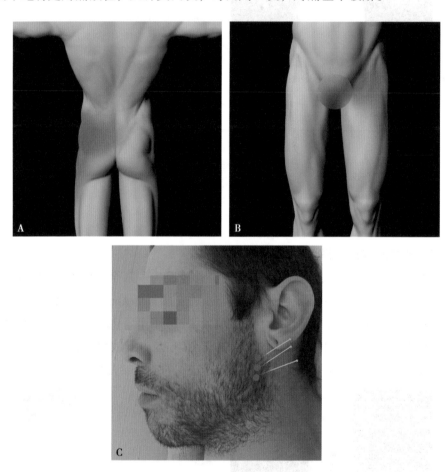

▲ 图 11-1-8-8　**髋关节术后痛**

9. 坐骨结节滑囊炎（图 11-1-8-9）

某女，61 岁，左侧臀部疼痛一周，久坐疼痛，爬楼梯疼痛加重。查：左侧坐骨结节处压痛＋＋＋。诊断：坐骨结节滑囊炎。取骶穴下，压痛减轻，又加强一针，疼痛完全消失。一周后再治一次，临床痊愈。

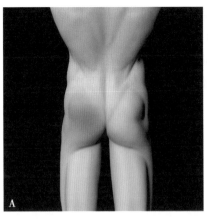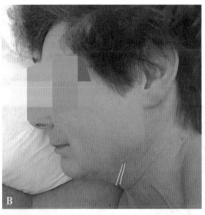

▲ 图 11-1-8-9　坐骨结节滑囊炎

（九）膝部

1. 髌骨软化症（图 11-1-9-1）

某女，46 岁，膝关节疼痛半年，上下楼梯，下蹲疼痛加重，有时腿软，容易摔跤。查：髌骨下压痛＋＋，腘窝后腘肌紧张，压痛＋＋＋。诊断：髌骨软化症。取膝穴，围刺四穴，再检查压痛点减轻，留针 20 分钟，再查压痛点消失，下蹲轻微疼痛，继续原法治疗两次，临床治愈。

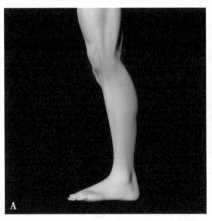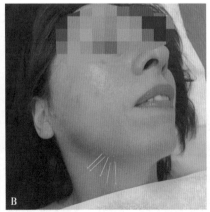

▲ 图 11-1-9-1　髌骨软化症

2. 半月板摘除术后膝关节疼（图 11-1-9-2）

某男，32 岁，右侧膝关节疼痛两月，三年前做半月板摘除术，基本停止运动，下蹲困难无法蹲到底，行走疼痛，查：伸膝抗阻试验阳性，膝关节内侧有压痛点＋＋，另外，右下腹部及腹股沟股四头肌起点压痛。诊断：右半月板摘除术后膝关节疼。取下焦穴（CA-4）、膝穴（CA-14），下焦三角刺，膝穴旁加强两针，留针30分钟，患者右腹部压痛及腹股沟压痛解除，已经可以下蹲，两周后又治疗一次，行走下蹲已无任何痛感，又巩固两次，临床缓解。

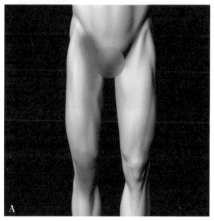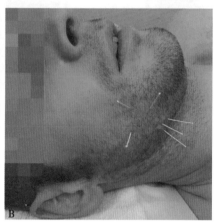

▲ 图 11-1-9-2　半月板摘除术后膝关节疼

3. 膝关节炎（图 11-1-9-3）

　　某女，60岁，双膝疼痛两年，近半年加重，尤其下楼梯和下蹲疼痛难忍。查：患者左膝关节肿大，双侧小腿肌肉紧张，全腹压痛，询问后得知与家庭有许多心理方面冲突。诊断：左膝关节炎。取三焦穴强化上焦，膝、踝穴。针后膝痛减轻，三次后可以完全下蹲，治疗五次，关节肿消失，临床痊愈，腹痛也明显缓解。

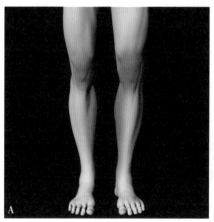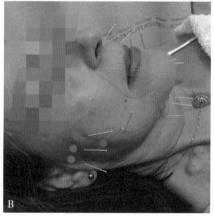

▲ 图 11-1-9-3　膝关节炎

4. 膝关节炎；斜方肌痉挛（图 11-1-9-4）

某女，26 岁，办公室文员，左侧膝关节疼痛近两年，同时有左侧颈肩紧张疼痛半年，活动受限。自述长期坚持慢跑运动，两年前膝部出现关节积水，后经骨科医生治疗逐步消肿，疼痛也好转，但运动时有痛感，特别是做瑜伽腿部伸展时因疼痛而受限。因经常低头打字，颈部长期紧张。诊断：①左膝关节炎；②左侧斜方肌痉挛。治疗取肩穴、膝穴加强。针后肌肉松弛，疼痛减轻，膝部活动功能改善，治疗三次，痛感消失，活动正常，临床痊愈。

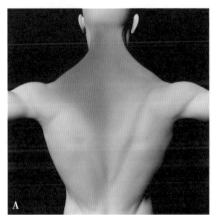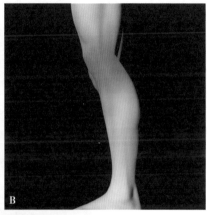
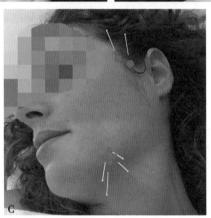

▲ 图 11-1-9-4　**膝关节炎；斜方肌痉挛**

（十）腿部

1. 不安腿综合征（图 11-1-10-1）

某女，35 岁，双小腿疼痛三个月，以右腿为甚，疼痛常常放射及足底，白天活动后症状可以缓解，晚上加重。查：双下肢小腿肌肉紧张。诊断：不安腿综合征。取三焦穴，及膝踝穴并加强。小腿部的肌肉紧张得到松解，继续治疗三次，每周一次，晚上没有出现小腿疼痛，睡眠也有改善，又巩固治疗两次，临床缓解。

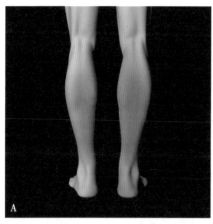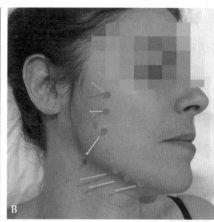

▲ 图 11-1-10-1　**不安腿综合征**

2. 腓肠肌损伤（图 11-1-10-2）

某男，16 岁，双侧小腿反复痉挛疼痛半年，体育专业学生，因训练过度，小腿肌肉损伤，平素容易紧张，查：腹部紧张有轻度压痛，双侧腓肠肌压痛＋＋＋。诊断：腓肠肌损伤。取三焦穴及膝踝穴，针后查小腿肌肉痉挛舒缓，行走已经不痛。又治疗两次，患者已经可以跑步两公里，而无任何不适感，临床痊愈。

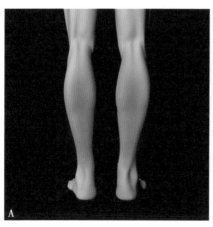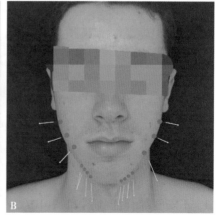

▲ 图 11-1-10-2　**腓肠肌损伤**

3. 腓肠肌腱炎（图 11-1-10-3）

某女，41 岁，左小腿及足踝疼痛两周，查：外踝按压疼痛，足底屈曲疼痛，小腿肌肉紧张。诊断：腓肠肌腱炎。取踝穴并加强穴，治疗后小腿肌肉紧张消失，足底屈曲及足背伸疼痛消失，一周后再巩固治疗一次，临床痊愈。

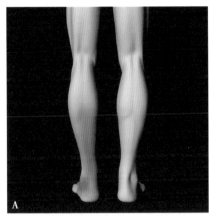
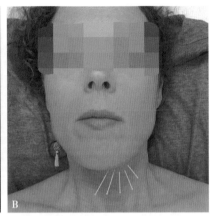

▲ 图 11-1-10-3　腓肠肌腱炎

4. 腓骨长肌损伤伴腹股沟痛（图 11-1-10-4）

某男，34 岁，因跑步锻炼不当引起右踝关节疼痛两年。经家庭医生及专科医生治疗效果不好，逐步影响到同侧膝关节及腹股沟疼痛。法国医生诊断"右腓骨长肌损伤"，治疗效果不好，介绍到我处就诊。查：右腓骨长肌压痛，腓肠肌僵硬，腘窝及腹股沟压痛。诊断：右腓骨长肌损伤。取穴：下焦下双针，膝穴，踝穴各一针，留针20分钟，疼痛明显减轻，巩固治疗两次，每周一次，临床痊愈。

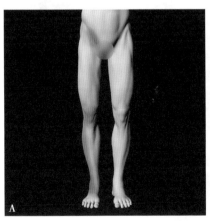
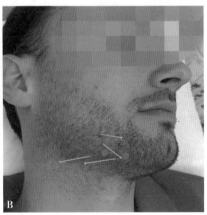

▲ 图 11-1-10-4　腓骨长肌损伤

5. 跟腱炎（一）（图 11-1-10-5）

某女，39 岁，右侧小腿及跟腱疼痛三星期，早起和行走时诱发加重，休息时减轻。查：右小腿下段肌腱及跟骨肌腱附着处压痛。诊断：右跟腱炎。取踝穴，并向小腿方向强化三针，触摸跟腱局部痛减，留针 20 分钟，共治疗四次，每周一次，临床痊愈。

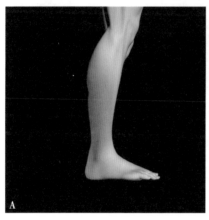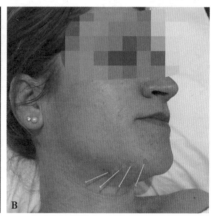

▲ 图 11-1-10-5　跟腱炎（一）

6. 跟腱炎（二）（图 11-1-10-6）

某男，12 岁，右跟腱痛五月，因运动过度引起。查：右小腿下端及跟腱末端压痛明显，诊断：右跟腱炎。取右踝穴下，右小腿处三针，疼痛立刻减轻，小腿肌肉松解，嘱患者暂时停止运动。再治疗两次，每两周一次，临床痊愈。

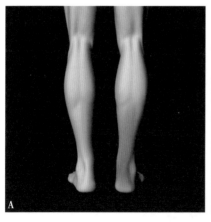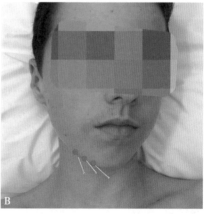

▲ 图 11-1-10-6　跟腱炎（二）

7. 跟腱炎；跟骨滑囊炎（图11-1-10-7）

某男，45 岁，右侧足跟及跟腱痛四月，行走时加重。查：右小腿腓肠肌中下段紧张压痛，跟腱处有触痛＋＋，右跟骨压痛＋＋。诊断：①右跟腱炎；②右跟骨滑囊炎。取穴：膝、踝穴，加强三针。一次后减轻，又治疗三次每周一次，疼痛完全消失，行走正常，临床痊愈。

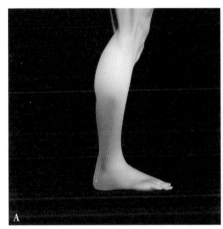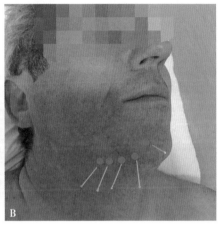

▲ 图 11-1-10-7　**跟腱炎；跟骨滑囊炎**

8. 胫骨前肌肌腱损伤；跟腱炎（图11-1-10-8）

某女，68 岁，左踝扭伤，活动受限，伴行走困难三周，足背屈时内踝前疼痛。磁共振显示：胫骨前肌肌腱撕裂。查：跟腱上部肌肉痉挛，有压痛。诊断：①左胫骨前肌肌腱损伤；②左跟腱炎。取左踝穴并加强两穴，小腿对应穴至足跟部三针。留针 20 分钟，患者踝痛减轻，行走灵活。继续巩固治疗两次，每周一次，临床痊愈。

（十一）足部

1. 莫顿氏综合征（图11-1-11-1）

某女，51 岁，双足底前部疼痛约两年，近三月加重，不能久立、行远路。查：右侧第二、三足趾跖关节与左侧第三、四足趾跖关节压痛。参考 X 光片与磁共振，诊断为：双侧莫顿氏综合征。取双侧足穴并加强，一次减轻，五次疼痛完全消失，临床缓解。有小腿肌肉僵硬时，需在膝与踝穴之间下针，将小腿肌肉松解。

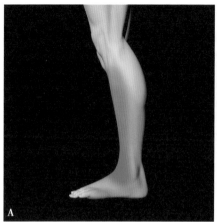
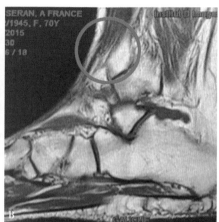
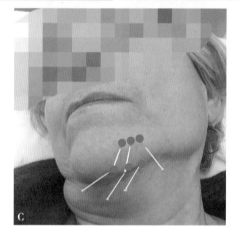

▲ 图 11-1-10-8　胫骨前肌肌腱损伤；跟腱炎

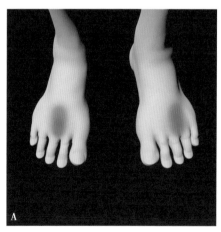
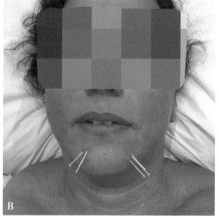

▲ 图 11-1-11-1　莫顿氏综合征

2. 踝扭伤（图 11-1-11-2）

某男，19 岁，因踢球左足踝关节外侧扭伤一周，同时遭人踩踏，行走时疼痛。诊断：左外踝扭伤。针左侧踝穴，强化两针，让单腿活动，跳跃，无疼痛，继续留针 30 分钟，走时已无疼痛。巩固治疗一次，临床痊愈。

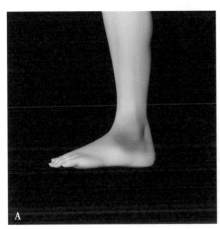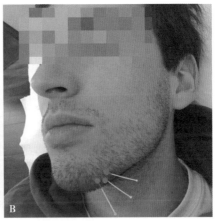

▲ 图 11-1-11-2　**踝扭伤**

3. 踝关节痛；颈肌痉挛（图 11-1-11-3）

某女，38 岁，小腿及足背疼痛三周，行走时疼痛。右颈部也有疼痛，与常常在电脑前工作过久有关，已经怀孕四月。查：右颈部 C2～5 压痛，斜方肌紧张，局部无肿胀，右胫骨前肌，姆、趾长伸肌压痛，腰膝部无压痛。诊断：①右内踝关节痛；②颈肌痉挛。取右小腿对应穴及踝穴，颈穴、背穴及加强穴，针后疼痛减轻，留针 30 分钟，一周后再针一次，临床痊愈。颊针可以在孕期三月后运用，除非习惯性流产，行针不要有任何刺激感。

4. 踝管综合征（图 11-1-11-4）

某女，40 岁，左足疼痛肿胀感 8 月，足底、足跟部间歇性疼痛、紧缩、肿胀不适。查：左小腹压痛牵扯到腹股沟，小腿腓肠肌紧张有压痛，左踝内侧敏感，并向足底放射。诊断：左踝管综合征。取下焦、骶、小腿（强化）、足穴。针后左腹部，小腿及踝部压痛，减轻，同法治疗 3 次，左足疼痛肿胀感完全消失，临床治愈。

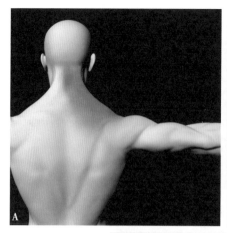
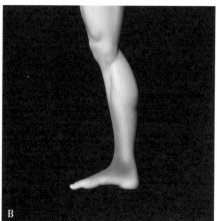
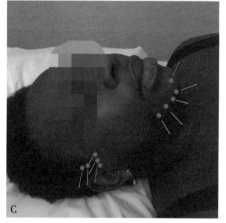

▲ 图 11-1-11-3　踝关节痛；颈肌痉挛

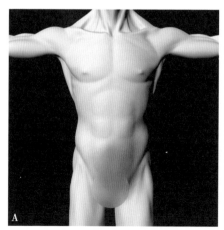
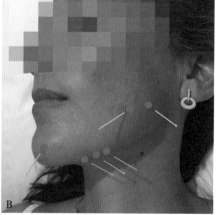

▲ 图 11-1-11-4　踝管综合征

二、三焦疾病

1. 原因不明性咳嗽（图 11-2-1）

某女，58 岁，咳嗽约一年，服抗生素及止咳糖浆均未见显效，患者烟龄 30 年，医生嘱其戒烟，戒烟后仍无明显改善。查：患者腹部痞满，右下腹疼痛。诊断：原因不明性咳嗽。取双侧三焦穴，右侧中下焦加强，一周后复诊咳嗽明显减轻，肺活量增加，继续治疗三次，每周一次，患者已不再咳嗽，临床缓解。

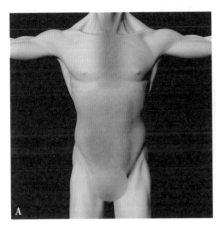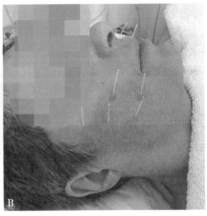

▲ 图 11-2-1　**原因不明性咳嗽**

2. 腰背筋膜炎；痛经（图 11-2-2）

某女，31 岁，产后左侧腰背痛两月，进行性加重，从左下腰开始向上牵及背颈，左肩肘也有疼痛不适。以往有痛经病史，少年时期有家庭矛盾引起的情绪问题。查：左下腹部压痛。诊断：①腰背筋膜炎；②痛经。取中下焦穴，强化一针，腰、背、肩穴透刺，一次后腰背及肩痛减轻，继续治疗四次，腰背肩及腹痛消失，临床痊愈。

3. 胃肠神经官能症（图 11-2-3）

某女，62 岁，腹痛三年，反复发作，伴胃部嘈杂、泛酸、食管烧灼感、背痛、失眠、情绪激动等症状。经详细问诊，并配合催眠疗法，得知是因为父亲 62 岁死于前列腺癌引起的腹部、肺部转移，患者的潜意识认为自己也死期将至，症状不断反复加重。诊断：胃肠神经官能症。取颊针头穴加强，三焦穴。治疗后腹部紧张、压痛逐渐减轻，同时心理疏导，让患者了解父亲的死亡和疾病与她本人没有任何遗传关系，彻底分离这种潜意识中出现的恶性暗示。

经过 3 次治疗后，临床症状基本消失，以后定期治疗，每月一次保健性治疗，共计半年，患者胃肠症状没有再复发，临床缓解。

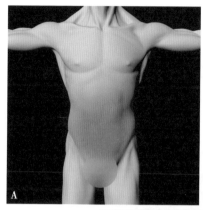
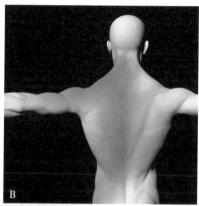
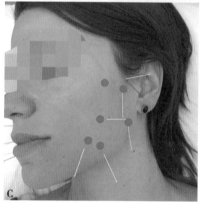

▲ 图 11-2-2　**腰背筋膜炎；痛经**

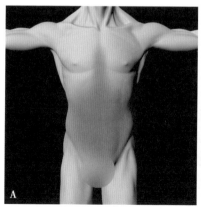
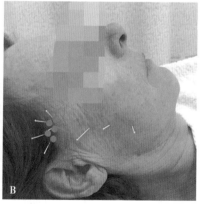

▲ 图 11-2-3　**胃肠神经官能症**

4. 输卵管炎伴腹痛（图 11-2-4）

某女，42 岁，左腰痛半年，弯腰不能，查：左腰区压痛，同侧腹股沟压痛明显，患者自述有妇科左输卵管疼痛。诊断：输卵管炎伴左腹痛。取双侧三焦，左下焦加两针强化，治后腰痛减轻，下弯好转，每周治疗一次，四次后症状完全消除，腹股沟及左小腹压痛消失，临床痊愈。

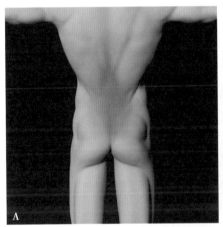
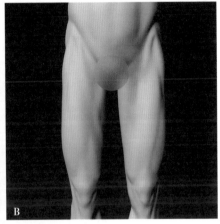
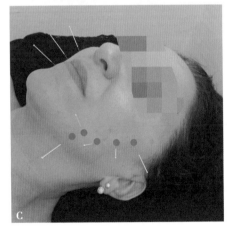

▲ 图 11-2-4 **输卵管炎伴腹痛**

5. 食管裂孔疝（图 11-2-5）

某女，42 岁，中上腹部烧灼不适，左腹部痞满，伴失眠近三月，查：胃脘及左腹部痞满，按之疼痛。胃镜检查诊断：食管裂孔疝。取三焦穴，强化中焦。针后腹部变软，压痛减轻。继续治疗四次，每周一次，症状基本消失，临床缓解。消化系统疾病往往与心情有关，需要给予关注和心理疏通，与治疗配合效果更佳。

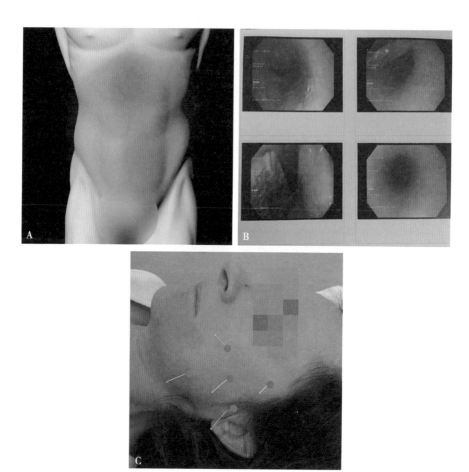

▲ 图 11-2-5　**食管裂孔疝**

6. 肠易激综合征（图 11-2-6）

某男，44 岁，右腹部疼痛十年，伴有腹胀、腹泻、便秘。面部明显向右侧斜，腹痛出现和长子出生同期，追诉当年初做父亲，非常紧张焦虑，担心儿子不能成活，患者的父亲有抑郁症。医院做肠镜检查无异常发现，但患者十年来腹痛反复发作，药物治疗效果不明显。查：右脐旁上下疼痛拒按，有抵抗感。诊断：肠易激综合征。取双侧三焦穴，颈穴透头穴，加强一穴，针后腹部压痛减轻，留针 30 分钟，后又同法治疗共十次，腹痛消失，大便正常，临床痊愈。

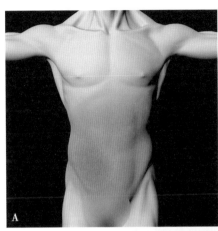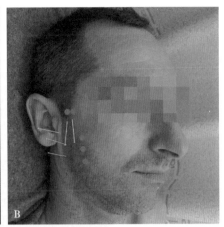

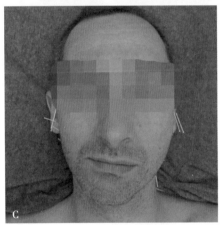

▲ 图 11-2-6　**肠易激综合征**

7. 慢性膀胱炎（图 11-2-7）

某女，66 岁，尿频、尿急、尿痛三年，反复发作。诊断：慢性膀胱炎。取中下焦穴浅刺，加强一穴，再取下焦穴中刺，加强一穴。治每周一次，治疗三次后，症状发作频次减少，又继续治疗五次，三周一次，三个月后基本停止发作，临床痊愈。

8. 慢性前列腺炎（图 11-2-8）

某男，72 岁，夜尿频繁，每晚 4～5 次，泌尿科诊断：慢性前列腺炎。取三焦穴，强化下焦。治疗三次后减每晚为 2～3 次，又治疗 8 次后保持每晚 1～2 次，临床缓解。

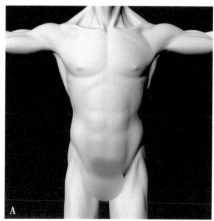
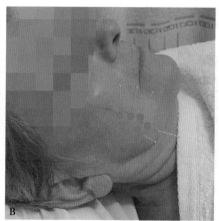

▲ 图 11-2-7　**慢性膀胱炎**

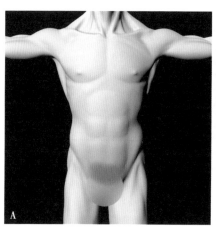
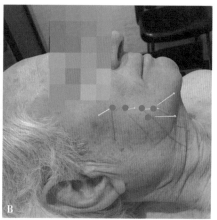

▲ 图 11-2-8　**慢性前列腺炎**

9. 慢性胃炎（图 11-2-9）

　　某女，38 岁，胃部反复疼痛、泛酸近三年，伴胃酸、灼热、腹胀等症状，常因情绪、工作紧张因素的诱发而反复发作，追诉青少年时期有家庭问题，与父母关系一直很紧张。查：中上腹及小腹有压痛。诊断：慢性胃炎。取中、下焦穴，二穴间强化一针。治疗后腹部疼痛及胃酸、灼热感减轻，又治疗五次，每三周一次，症状基本消失，情绪也趋于稳定，临床缓解。

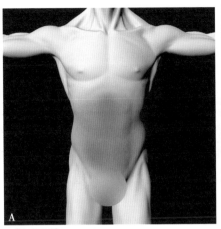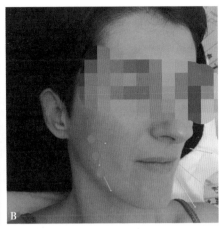

▲ 图 11-2-9　**慢性胃炎**

10. 射频消融术后并发症（图 11-2-10）

某女，48 岁，左侧膈肌下疼痛，不能平躺 8 月有余。2015 年底，因心动过速入院做射频消融手术，术后心动过速有所减轻，而剑突下左侧感到疼痛不适，无法平卧，平卧时有牵拉痛，伴有恶心、呕吐，不得不采用坐位睡觉，伴有焦虑不安。查：剑突下及左腹部痞满压痛，心率 84 次/分，无心律不齐。诊断：射频消融术后并发症。取上焦、中焦、背穴及强化，针后疼痛减轻，可以平卧，又留针 30 分钟，胃脘及腹部放松，压痛消失。两周后又复诊治疗一次，已无任何不适，焦虑情绪也改善，又巩固治疗两次，临床痊愈。

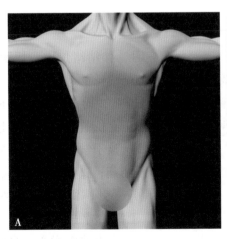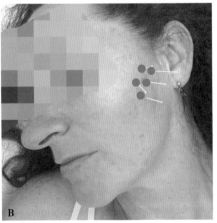

▲ 图 11-2-10　**射频消融术后并发症**

三、心身疾病

1. 颈背肌纤维痛（图 11-3-1）

某女，41 岁，主诉背痛两年，劳累紧张后加重，查：颈部、背部、腰部多点压痛。诊断：颈背肌纤维痛。取颈穴（CA-5）、背穴（CA-6），颈穴前、下加两针，背穴下加一针，留针 45 分钟，期间患者睡了一觉，醒后十分轻松，压痛和自觉痛消失，嘱患者每月来治疗一次，防止压力积累造成慢性肌纤维炎，前后治疗 6 次，临床痊愈。

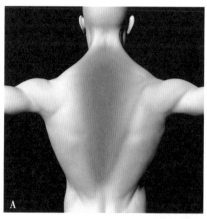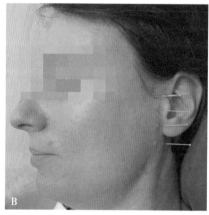

▲ 图 11-3-1　**颈背肌纤维痛**

2. 枕大神经痛；颈源性肩痛；焦虑症（图 11-3-2）

某女，39 岁，右侧颈痛牵及头部、肩部疼痛三月，伴情绪焦虑、烦躁，丈夫是内科医生，给消炎镇痛药，轻微缓解，因胃部烧灼泛酸，不能耐受西药，介绍到我处治疗。查：C1～6 右侧僵硬，轻触即痛，向头部、肩部放散，抬肩疼痛。腹部痞硬，右腹部脐旁压痛明显，深压有抵抗感，判断与情绪有关，患者自述，父亲去世不久，心情极度悲伤，对孩子学习不满意，发生口角冲突后，突然头痛、颈痛。诊断：①枕大神经痛；②颈源性肩痛；③焦虑症。取颈穴，加强两穴，三焦穴，加强下焦穴一针，留针 40 分钟。颈部压痛减轻，肩部疼痛不明显，腹部压痛减轻。上法治疗三次，每周一次，头、颈、肩部疼痛消失，心情彻底放松，对孩子、丈夫非常耐心，自述找回生活的幸福感。

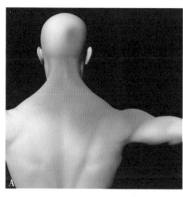
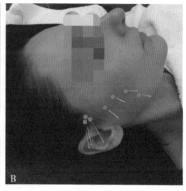

▲ 图 11-3-2　枕大神经痛；颈源性肩痛；焦虑症

3. 腰肌劳损；焦虑症（图 11-3-3）

某女，52 岁，左侧腰部及大腿外侧疼痛三月，伴有紧张焦虑（因工作原因），查：左下腰部压痛，腹股沟压痛，全腹紧张压痛。诊断：①腰肌劳损；②焦虑症。治疗取三焦穴、腰穴、强化腰及下焦。治后腰痛减轻，一周后基本无症状，再同法治疗三次，腰痛临床痊愈。

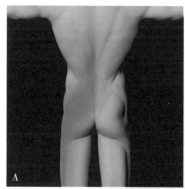
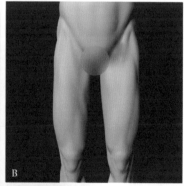

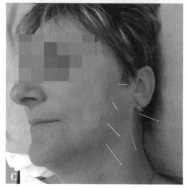

▲ 图 11-3-3　腰肌劳损；焦虑症

4. 焦虑症（一）（图 11-3-4）

女童，8 岁，焦虑、悲伤、情绪不稳三周，因为巴黎恐怖爆炸案之后，对死难者非常同情，而陷入悲痛不能自拔，查：全腹紧张，压痛＋＋。诊断：焦虑症（创伤后应激综合征）。这是一个非常敏感、聪明的学生，理解能力超常，学习成绩非常好，两年前曾经因为湿疹，在我处治愈，这次情绪不稳来就诊。取三焦穴，留针 40 分钟，期间熟睡，醒后觉得非常轻松，特别想唱歌，按腹部变软，结束治疗，一周后家长告知孩子情绪恢复正常。

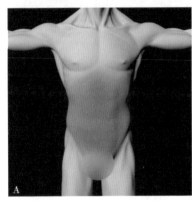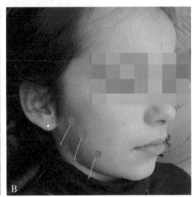

▲ 图 11-3-4　**焦虑症（一）**

5. 焦虑症（二）（图 11-3-5）

某女，32 岁，紧张焦虑两月，因为平时工作紧张，加之远在日本的姐姐患抑郁症住院，母亲身体也不好，所以造成患者紧张、失眠，查：腹部痞满，剑突下疼痛拒按。诊断：焦虑症。取三焦穴，上焦强化，留针 30 分钟，全腹变软，患者感到非常轻松，连续治疗八次，两周一次，临床缓解。

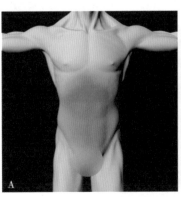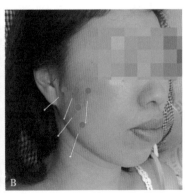

▲ 图 11-3-5　**焦虑症（二）**

6. 焦虑症（三）（图 11-3-6）

某女，21 岁，因学校学业及考试压力大而诱发焦虑、烦躁三月就诊。患者近几月非常情绪化、失眠、悲观、没有自信，容易激动、爱哭泣。患者由母亲陪伴就诊，私下问她的母亲，原来患者一直没有见过生父，为此长期纠结而形成。由于她认为自己不够优秀，所以生父不愿意见她，长期以来一直非常努力，品学兼优。当眼下学业不顺利时，特别焦虑不安，失眠，觉得自己特别愚蠢、无能，有时感到万念俱灰。查：颈、背、腰、臀肌肉紧张局部压痛，腹部右下侧有气结。诊断：焦虑症。取三焦穴、头穴，配合颈、背、腰、骶穴，治疗中加以心理疏导。患者哭泣 20 分钟。一周后第二次复诊，睡眠明显改善，有时中间会醒，非常容易再睡，情绪也比较稳定。以后两到三周一次，共诊五次，右腹气结消失，临床缓解。每次治疗都有进行心理疏导，并嘱病人感到压力大、情绪不稳、腰背紧张时，来做针灸预防性处理。

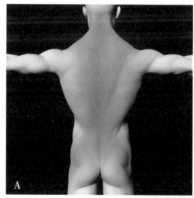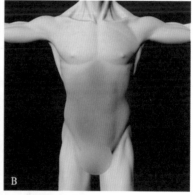

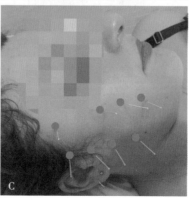

▲ 图 11-3-6　**焦虑症（三）**

7. 焦虑症（四）（图 11-3-7）

某女，48 岁，焦虑、恐惧、悲伤加重五天，因四月前即 2015 年 11 月 17 日巴黎恐爆案发生在家附近，导致好友遇难，出现焦虑、恐惧、悲伤情绪；2016 年 3 月 22 日老家比利时布鲁塞尔又发生恐爆案，再次引起焦虑和恐惧。查：颈部僵硬，全腹痞满。诊断：焦虑症（创伤后应激综合征）。取三焦穴、头穴。留针 40 分钟，期间自己哭泣，释放恶劣情绪，取针时已经轻松很多，颈痛消失，一周后，再治疗一次，情绪平稳，三次治疗后临床缓解。

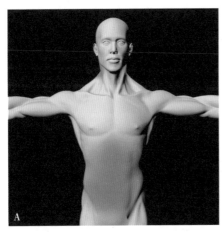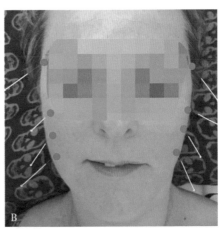

▲ 图 11-3-7　焦虑症（四）

8. 焦虑症；胃脘痛（图 11-3-8）

某女，28 岁，胃脘部胀痛不适三周，伴有颈痛及情绪紧张焦虑，因巴黎暴恐事件后引发，查：C2 ~ 5 压痛，双侧斜方肌压痛，自剑突起至肚脐上压痛。诊断：①焦虑症（创伤后应激综合征）；②胃脘痛。取三焦穴、颈穴，颈肩之间加强穴，针后胃脘疼痛及压痛减轻，颈肩部压痛缓解，留针 30 分钟，去针后胃及颈部疼痛消失，又巩固治疗四次，隔周一次，临床缓解。

9. 颈腰综合征（图 11-3-9）

某男，43 岁，腰部和颈部疼痛、僵硬大约三年，每遇疲乏和紧张症状加重。近半年渐渐腰部僵硬，向前弯曲仅 40° ~ 50°左右。诊断：颈腰综合征。取双侧三焦穴及颈、背、腰、骶穴，治疗五次，弯腰 90°，颈部左右活动灵活，心情也比较放松，临床缓解。

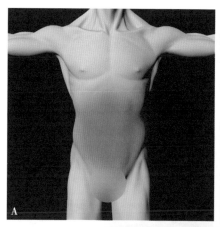

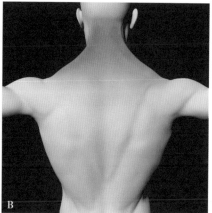

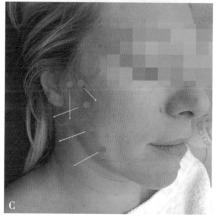

▲ 图 11-3-8 焦虑症；胃脘痛

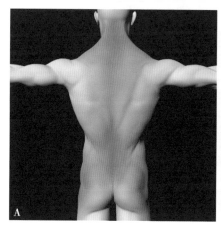

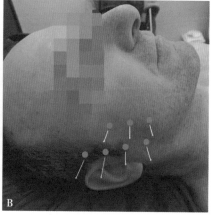

▲ 图 11-3-9 颈腰综合征

10. 大麻成瘾（图 11-3-10）

某男，28 岁，吸食大麻六年，希望针灸可以帮助戒除。六年前因为弟弟自杀而痛苦不堪，开始吸食大麻，后又因工作压力及家庭烦恼，一直无法戒除。查：患者颈背腰部紧张并有明显压痛，腹部痞满，右下腹张力大。诊断：大麻成瘾。取头穴加强、三焦、颈、背穴，每次都能改善，四次后基本可以控制，不再吸大麻，又巩固治理三次，配合心理疏导，现已完全戒除，内疚、悲伤情绪也平复。之后每月来一次，半年后变得情绪稳定，生活态度积极，不再受大麻困惑。

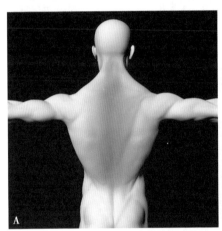
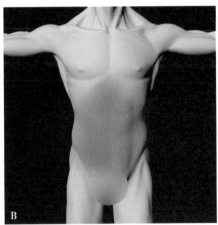
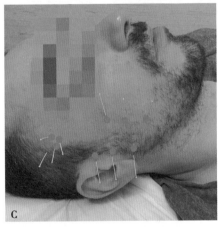

▲ 图 11-3-10　**大麻成瘾**

11. 慢性腰痛（图 11-3-11）

某女，46 岁，腰痛反复发作两年。腰部常有沉重感，无下肢放射痛。伴下腹部痞硬，胀满疼痛。患者工作压力大，同时存在家庭问题，长期处于持续紧张状态。查：L4～5 棘突轻度压痛。诊断：慢性腰痛。取双侧中焦、下焦穴，强化一针，留针30分钟，去针时腹部痞满散开，压痛明显减轻，下地活动腰部，感到非常轻松，疼痛已经不明显。巩固治疗四次，每周一次，一月后，腰痛完全消失，又巩固治疗三次，临床治愈。

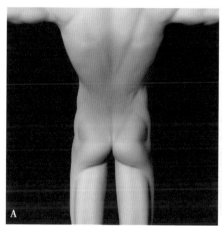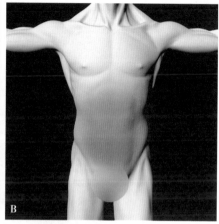

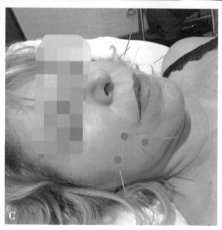

▲ 图 11-3-11　**慢性腰痛**

12. 忧郁症；慢性肌纤维炎（图11-3-12）

某女，19岁，自诉疲乏、情绪低落半年。精神科医生诊断：忧郁症。给抗忧郁药治疗，患者不愿接受药物治疗而来寻求针灸帮助。患者因为学习压力大，长期失眠，又出现家庭问题，外祖父突然病逝。因为父母早年离异，外祖父如同父亲的角色，心情十分沉重，闷闷不乐，现已休学。查：腰部颈部僵硬，疼痛，腹部痞满。诊断：①忧郁症；②慢性肌纤维炎。取双侧三焦穴、颈穴、头穴，治疗六次，颈腰部疼痛及僵硬消失，脘腹痞满变软。心情比以前轻松，遇事反应也没有那么激烈，能往好的方向思考问题，临床缓解。

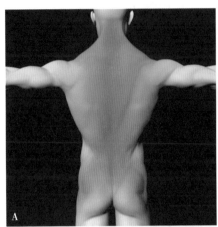
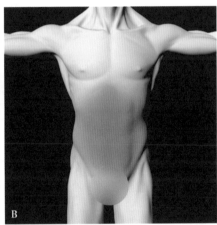
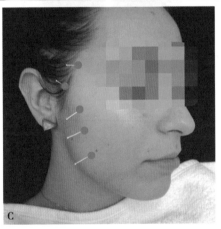

▲ 图 11-3-12　**忧郁症；慢性肌纤维炎**

13. 紧张性头痛（图 11-3-13）

某女，29 岁，头痛反复发作十年，几乎每天早上都出现前额部位疼痛。有家庭问题和工作压力，紧张、劳累或酒后可以诱发，情绪因素是最重要因子之一。查：颈部紧张压痛，局部压痛，全腹痞满、压痛。诊断：紧张性头痛。取三焦穴、颈穴及强化一针、头穴，治疗后颈部及腹部紧张减轻，头痛缓解。前后治疗十次，头痛基本稳定，每月有 1~2 次发作，10 分钟到半小时就结束。以后嘱病人每月一次，针灸减压，可以对慢性头痛有临床缓解。

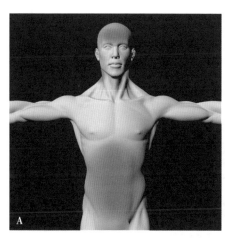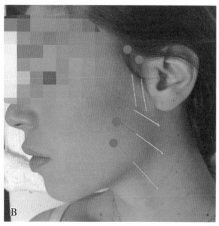

▲ 图 11-3-13　**紧张性头痛**

14. 失眠（图 11-3-14）

某女，46 岁，长期失眠，偶有头疼，入睡困难，易早醒。有工作和家庭问题，查：全腹痞满，有压痛，消化系统无明显症状。诊断：失眠。取穴：三焦穴，头穴。治疗三次后睡眠可保持 6 小时左右，心情好转，腹部痞满减轻，以后每月一次，临床缓解。

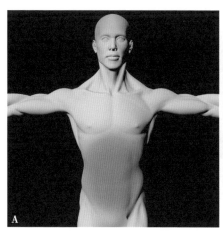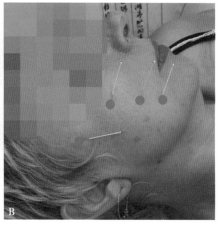

▲ 图 11-3-14　**失眠**

15. 颈源性肘痛；焦虑症（图 11-3-15）

某女，33 岁，右肘外侧疼痛四月，提物及睡觉姿势不佳时即加重。询问病史，患者否认外伤史，最近两年因为工作、家庭问题经常焦虑。磁共振：颈椎弧度变直，颈椎 C5~6 椎间盘突出。查：颈段压痛，右侧较重，右侧肘关节压痛。诊断：①右侧颈源性肘痛；②焦虑症。取穴：三焦穴、颈穴、肘穴，颈部加强。前后治疗五次，每周一次，焦虑情绪明显改善，颈、肘部疼痛消失，临床缓解。

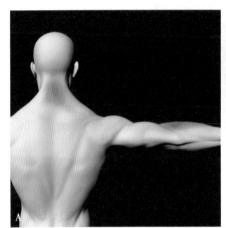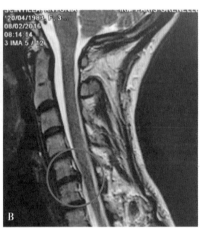

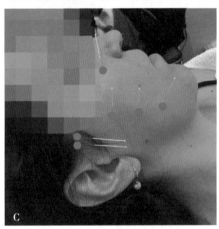

▲ 图 11-3-15　**颈源性肘痛；焦虑症**

16. 耳部湿疹（图 11-3-16）

　　某女，45 岁，右耳郭内湿疹两月，伴焦虑、情绪不稳。分别于五年和两年前也有发作。患者工作长期紧张，家庭负担较重，丈夫失业半年，心情更加烦躁，胃部也经常感到不适，嘈杂、嗳气。诊断：耳部湿疹。取穴：三焦穴，头穴，强化中焦。针灸治疗四次，两周一次，患者心情平复，胃部症状及耳部湿疹消失，临床缓解。

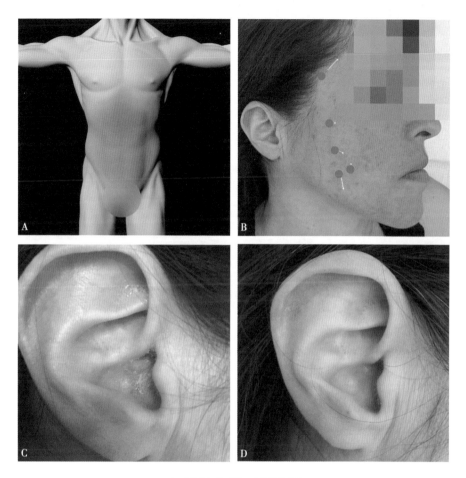

▲ 图 11-3-16　**耳部湿疹**

17. 头面带状疱疹（图 11-3-17）

某女，76 岁，头面带状疱疹一周，痛如火燎，坐卧不宁，皮损主要分布在右侧额头及眼周。发病前有生气。查：右侧上颈部压痛，左腹部痞满。诊断：头面带状疱疹。取双侧三焦穴、右颈穴。前后一周两次，治后疼痛开始减轻，睡眠改善，三次后，疼痛和皮损都明显改善，五次后已经没有疼痛，改每两周一次，又治疗三次，临床痊愈。

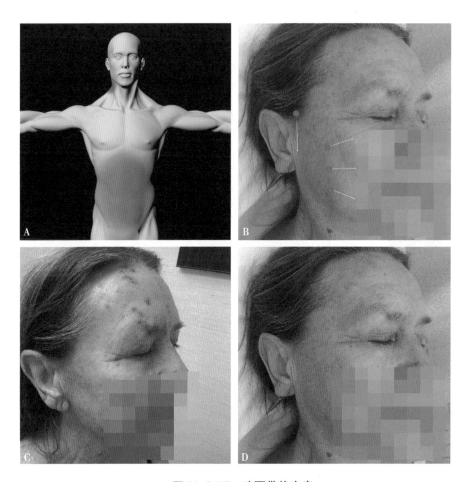

▲ 图 11-3-17 头面带状疱疹

18. 小腿腓肠肌痉挛（图 11-3-18）

某男，68 岁，双下肢小腿疼痛三月，行走困难。患者是远足运动俱乐部组织者兼教练，从事这项运动已经二十多年，九个月前，女婿车祸在医院昏迷三周后去世，他的小腿就渐渐出现疼痛，并越来越严重，一月后疼痛难忍，行走出现困难，超过一公里就疼痛难忍，必须要休息至少 10 分钟。查：双小腿腓肠肌僵硬，压痛＋＋＋，下腹部气胀、压痛。诊断：小腿腓肠肌痉挛。取双侧头穴并加强，双侧膝穴和踝穴，并在两穴之间加强两针。治疗一次后，可以走两公里没有任何不适，又经过一星期后再治疗一次，来时前一天走 5 公里，小腿部没有任何不适感，临床痊愈。这个病例不是一个单纯性的肌肉损伤，有明显的心理诱因。

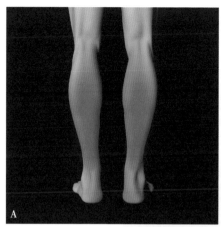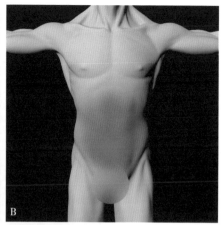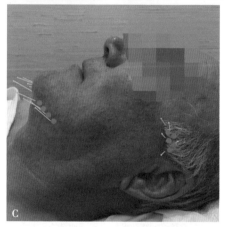

▲ 图 11-3-18　小腿腓肠肌痉挛

19. 胃肠功能紊乱（图 11-3-19）

某女，63 岁，左下腹部疼痛近一年，伴情绪焦虑。患者母亲因乳腺癌去世，姐姐两年前因结肠癌去世，患者开始渐渐出现腹痛症状，便秘、腹泻交替出现，并有持续性加重倾向。查：结肠镜没有异常发现。诊断：胃肠功能紊乱（情绪性）。取双侧三焦穴，每次都要消除能够触及到的腹部疼痛，给患者以信心，等症状明显改善，开始配合心理疏导，强调癌症不属于遗传性疾病，而切断其负性思维根源，经过三个月共十二次治疗，患者完全打消负性心理。以后每 1～2 月来针灸调理一次，现在已经三年，已经彻底走出癌症阴影。

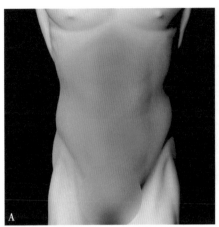
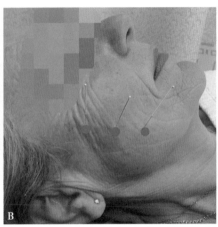

▲ 图 11-3-19　**胃肠功能紊乱**（情绪性）

20. 腰肌筋膜炎（图 11-3-20）

　　某男，33 岁，主诉为腰痛半年，尤其早起时严重，弯腰和转腰疼痛加重，查：颈部压痛，腰部无明显压痛，臀中肌压痛＋＋，腹部胀满，全腹压痛，中脘、外陵穴处疼痛拒按。诊断：腰肌筋膜炎。属于情绪引起的气机不畅，前病及后。取双侧三焦穴、颈穴透头穴，留针 30 分钟，去针后，腰部活动正常，颈部柔软，压痛消失。又隔周治疗三次，情绪平稳，躯体症状消失，临床治愈。本例腰痛虽是主诉，但原发诱因不在腰部，在于腹部气机不畅。

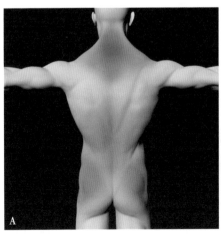
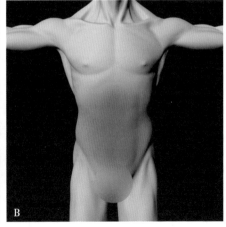

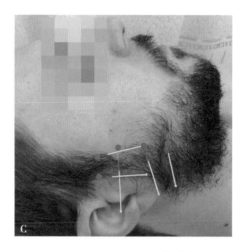

▲ 图 11-3-20　腰肌筋膜炎

第十二章

学员病例及感悟

　　针灸学是中医走向世界的引领者，是东学西渐的典范，它植根于中华文化的深厚土壤，惠及东方、影响世界，目前已经成为全人类的共同财富。作为微针系统的一个分支，颊针经历了 25 年临床上的潜心研究，自 2010 年开始，颊针以南京为起点，之后又分别在北京、兰州、福州、天津以及巴黎、斯特拉斯堡、伦敦、圣彼得堡、纽约、纽伦堡等城市陆续开展专题演讲与培训，至今已有 6 年历史。《礼记·学记》中说："是故学然后知不足，教然后知困。知不足然后能自反也，知困然后能自强也。"感谢每一位学员的信赖和不离不弃，颊针的成长与你们的关爱分不开，通过教学相长而让我们共同提高。

　　本章选择了不同知识及职业背景的代表性学员，通过他们的临床病例、经验介绍，展示了他们对颊针疗法的学习领悟，对不同基础和起点并且想学习使用颊针的各类读者将会带来不同的启发。我在 2016 年 10 月初与当代经方大家黄煌教授在德国纽伦堡相互交流之后，他的"还方于民，藏方于民"的思想对我有很大的触动，医学的目的是防病治病、造福于民，中医学与西医学相比更容易走向民间，"让经方走向大众"是黄煌老师的梦想；"让颊针走向大众"也将作为我的目标。现代人生活节奏快，工作压力大，很多人处于亚健康状态；值得欣慰的是，人们的养生保健意识已变得越来越积极，未病先防、有病自治成为许多人的选择。颊针作为一项保健技术，是可以让普通民众掌握的一种自我保健方法，相信颊针对部分人的健康及生活质量将会有所帮助。颊针同时作为一项医疗技术，为中、西医学专业人员提供一个选择，给予部分符合颊针适应证的患者以有效治疗。医学不仅需要关注躯体症状，也需要重视精神心理，注重生命的整体性。根据中国精神心理专家孙学礼教授的研究："仅仅治疗'生物学'意义上的疾病，只能占到健康份额的10%；若能治疗'生物、心理、社会'意义上的疾病，就能占到健康份额的30%；若能针对亚健康及个体或群体的愉悦感受，则可占健康份额的80%。"颊针以形态-机能-心理一体化的研究，在不同层面做了理论与实践探索，将能满足部分不同中西医专业及不同水平医生的临床需求，我们的研究还会继续下去，也希望更多有识之士参与加入颊针的队伍，完善颊针系统，共同造福人类。

一、学员姜新洁讲述

我叫姜新洁，今年53岁，山东青岛人，有幸参加了颊针培训班，通过一年来的学习实践，自己应用颊针保健有了一些体会和收获，给大家分享几个案例。

案例1：去年8月份颊针班结束后大约半个月我就和女儿去日本旅游，由于长时间的乘坐飞机、大巴导致我的老毛病腰肌劳损病当日就犯了，到了酒店已是半夜，我只能站立不能弯腰，疼痛难忍，裤袜都要女儿穿脱，接下来还有一周多的行程，没办法只有自己靠自己，于是我拿出了随身携带的针具照着镜子对着书找对应点下针，因为刚学颊针不久，取穴不熟，心里没把握能否治好，加之我这是多年的慢性病，我心里想无论有无效果这是唯一的办法，于是我就在对应点的周围找痛点下针，取穴三焦、腰都是双侧，针完后已是下半夜2点多了我就睡了，第二天早上起来感觉腰疼有所缓解，我又连续针了四天，疼痛一天比一天减轻，到第五天腰疼症状完全消失，接下来的几天旅程是在轻松愉快中结束的，这是我学习颊针后的第一次尝试给自己治疗的案例，让我很有成就感，并且扎针的过程感受特别深刻，针后的疗效和体会都对我今后的颊针治疗有很大程度上的帮助，第一次尝到了甜头增强了自信心，感觉颊针太神奇了。

案例2：去年我儿子放寒假从国外回来，临走的前一天晚上和同学聚会时闹着玩把手腕伤了，回来时已近半夜，跟我说手腕不敢动了，连水杯都拿不起来，查看他的手腕处已经肿了起来，马上给他扎了颊针，取穴三焦双侧，手腕患侧对应点，针完后已经很晚，就赶紧让他睡了，第二天一早的飞机，一早我给儿子做饭让他端锅给我，儿子大叫一声"妈妈，我能端起锅了，手腕一点儿也不痛了"，我高兴极了。昨晚辗转难眠，担心儿子出国手腕不好影响学习和生活，一个留学生在国外就医不方便，这下我悬着的心终于落地了，我儿子从小去医院打针打怕了，晕针晕血，这么多年从来没下过针，这次能接受颊针的治疗也是我们全家总动员都告诉他颊针一点也不痛并且安全、有效的特点他才接受的。

学习颊针后我自己的身体发生了巨大的变化。自从去年参加了颊针培训班后，我对颊针产生了浓厚的兴趣和热爱，回来后就把自己作为试验田，每天对着镜子照着书和学习笔记在脸上找穴位靶点扎针。由于我不是专业从医的，对人体解剖一点也不懂，往往取穴不是很准，我就在大概周围找痛点扎，扎完后感觉疗效很不错，使我的信心更足了，治疗的热情更加高涨，相信只有多学多练多悟才能对颊针技术提高更快，我把身体的病痛分为轻重缓急，先以急重为先缓轻为后，一个个解决。随着颊针的治疗并且配合运动，现在我的身体发生了翻天覆地的变化，认识我的人谁见了我都说我像变了一个人似的，今年我又参加了第二期颊针精品班的学习，通过学习交流自己对颊针治疗有了更进一步地认识和感悟，颊针疗法的最大特点就是：安全、无痛、方便、有效，这也是它最大的魅力所在，在治疗过程中我深有体会，我的家人孩子亲朋好友大部分人都有晕针的现象，谈针色变，自从让他们体会了颊针的感觉，他们不再有恐针的了，经过一年来的学习实践，我对一些急性的颈肩腰腿痛患者大多都是一次治愈，如今无论外出旅游、运动、走亲访友针不离身。

二、学员谢婉璇感悟

我叫谢婉璇，是一名旅法艺术家，2009 年，我因个人健康问题开始自学中医，加之自己当时的艺术主题又与中国"天人合一"的哲学有关，于是便开始研习《黄帝内经》《伤寒论》《神农本草经》《难经》《针灸大成》等中医经典以及明清和当代经方大师的著作，并通过给自己以及家人朋友调理来作为实践基础。2013 年，机缘巧合有幸认识了对艺术充满着兴趣与热情的王老师，在多次艺术与针灸的探讨和对话中，我逐渐对他创立的颊针产生兴趣。

有朋友经常问我：为何由艺术跳到中医？我的回答总是：中医就是艺术。

对于这样的回答法国人总能点头表示赞同。其实更准确的表达应该是：生命本身就是艺术，而中医的思维又极具艺术性。例如艺术最如影相随的就是"哲学"，而中医则是一门富有哲学内涵的东方科学。艺术家的思维要求开放而包容，对于任何认知之外的事物都能抱以接纳和乐于探索的态度，所以绝大部分艺术家都能接受宗教、神学甚至玄学，并有兴趣做进一步地了解和探索。艺术家们敢于接受未知的信息，在于他们都很清楚，对于这个世界我们还了解得太少，所以我们不愿被任何现有的知识体系所束缚。而好的中医师同样具备这种敢于探索认知之外事物的宽广胸怀，中医师在进行疾病诊断和治疗时往往需要从"天、地、人"的大生态环境中去寻找和判断有可能成为疾病治疗的关键因素。而面对一个这样宏观的学科，如果我们站在一个狭隘而微观的角度去看它时就容易犯"一叶蔽目"的错误。

此外，艺术家们最擅长的就是打破"界限"，他们无视思维的界限、学科的界限、材料的界限、主题的界限，他们自由地从各个领域中获取灵感将其与艺术语言融为一体。中医则更是一门突破"界限"的医学，整合了天文、地理、气象、哲学、生物学、人类学、社会学、心理学等等学科，在中医整体思维下，宇宙、自然、时间、空间、躯体、精神都成为中医学习和诊断中需要考虑的因素。颊针也是在突破各个学科界限中，将西医学、中医学、心理学、中西哲学乃至社会及文化背景研究等囊括在内的一种知识与实践体系的重新整合与构建，也正因为这种跨界思维，颊针疗法可治疗的病种才更加丰富而多元。

而当面对某种固化思维时，艺术家们又常常会采用反问和质疑的方式来突破框架和僵局，他们大多数都具有着"叛逆"精神，也正因为如此，艺术界才能呈现如此多元化。好的中医师也同样善于突破固有思维，不断反思和质疑。就像针灸学中一个重要的概念——"得气"，当大部分人都强调刺针必须要有得气感，只有产生酸麻胀痛的针感时才能有效，而面对患者有针感却没效，或者没有针感却有效的情况下，王老师在颊针研究时则提出这样的质疑："得气"是否必须要有酸麻胀痛感？如果没有针感是否就一定无效？反之，如果有针感是否就一定有效？针感的目的到底是为了得气还是为了有效？在这一系列的追问后，再回到临床实践中去逐个解开谜团，让真相浮出水面，颊针才能突破"针感"的局限，关注"气至而有效"，以有效来判断"气至"，尽量规避针感，既做到针刺无痛化，消除病人"谈针色变"的恐惧感，又能保证针刺有效。

然而，中医思维与艺术思维又有着本质上的差别。艺术家们往往只需要提出问题，但不必给出答案，而且不强调答案的唯一性，所以艺术是没有"真相"的，一件好的艺术作品在确保艺术语境表达无误的前提下，其他的内涵更倾向于自圆其说，有时甚至无需解释。而对于医学而言，医生在提出问题后需要在不断的临床和实践中去解决这些问题，越靠近真相时临床疗效则会越好。而在中医治疗中如何保障目标的正确性？这就牵涉到纠错机制，中医里的脉诊、舌诊、面诊、问诊、腹诊等是一种诊断方式，更是形成纠错机制的判断基础。就如颊针，下针前需先详细问诊，再对身体各位疼痛部位以及腹部进行触诊以确定目标靶点，针刺完后再按压之前的疼痛部位和腹部，看是否有所改善，如果没有改善则需调整下针位置或深浅，直至症状有所改善。颊针这种严谨的施治方式更像是一种军事操练中的打靶射击练习，医者需要先通过诊断确定靶点方位后方可射击，再通过纠偏机制来确定子弹是否上靶（症状是否改善），或者是否靠近靶心（症状改善程度和疗效的稳定性），如果未上靶则需要重新诊断以重新确定靶点方位，如果上靶了但远离靶心则可以通过微调来让目标更加清晰和精确。整个施治过程清晰严谨，毫无一丝随意性和不确定性，正因为如此，颊针才能在多数情况下真正做到中医里所强调的"效如桴鼓"。

在此分享一个我的颊针案例：一女性朋友，健身时意外摔倒尾椎落地，导致尾骨处疼痛剧烈不能动弹，医院X光片未查出问题，之后疼痛部位扩大，上班时因疼痛难忍无法坐着，需两腿分开站立才能忍受。数日后由同事开车送至我家调理，上楼和走路时需人搀扶。检查其腰背部和臀部肌肉痉挛厉害，骶骨处压痛明显，选择颊针腰、背、臀、骶对应穴下针，下针后让其行走以判断针刺靶点定位是否准确，当下行走无需搀扶，已无痛感，但坐下时尾骨处仍有少许疼痛，调整骶穴针刺深度，并加强两针，再让她采取坐姿，痛感全无。第二天上班坐了一整天都未觉疼痛，法国同事们见其坐立行走毫无异样，与前一天判若两人，惊呼其疗效犹如魔术般难以置信。

如果说中医是一门艺术，毫不为过。从古至今，对于同一个疾病每个中医生如同艺术家般都有着自己独特的治疗方法。然而，医生需要对病人充满慈悲心，以祛除和减轻病人痛苦为发心和最终目标，并掌握和遵循自然规律和法则。所以中医师终归不同于艺术家，但杰出的中医师却是能将生命艺术和自然规律融为一体的、具有某种艺术天赋和工匠精神的生命整合大师。

三、学员郝志丽讲述

我叫郝志丽，毕业于山西临汾职业技术学院，专业社区医学。喜欢针灸，参加了颊针班。下面介绍几个颊针案例。

病例1： 男，43岁，失语，右手臂、右腿不能动两天，在床上自己动弹不得。这个患者情况特殊，十年前患脉管炎，左下肢被截肢，一年半前右下肢又因脉管炎截肢，截肢后血糖高伤口不愈合，一年半才愈合。医院说是脑血栓，因家中一贫如洗，所以放弃治疗回到家中。我便抱着试试的态度用颊针给他调理，结果奇迹出现了，起针的时候他可以说话了，右下肢感觉有力了，一周治疗三次，前七次，每次都有很大变化，七次他已经在床上能够灵活地起床挪动，腿恢复也不错，胳膊有力，能抬举，但手仍不能动，后又做三次和第七次时的效果没有变化。

病例2： 女，63岁，因给电工扶梯子，梯子连电被电击，当时昏迷，去医院路上醒来，在医院全身检查内脏没有损伤，双手臂后背疼痛难忍，没有外伤，我一直陪着她，到晚上，两个胳膊颜色有些发黑，当时想用针灸试试，于是就用了王教授的颊针，治疗方案：三焦、双手臂双排刺，我一直守着不敢离开，半小时的时候双手臂颜色开始变了，我才松口气，留针一小时，颜色比之前好多了，第二天早上，手臂颜色还是有些重，疼得特别厉害，继续用颊针治疗颜色又有了变化，疼痛只是轻了一点点，第三天，治疗后手臂颜色基本恢复正常。

四、学员莫建邦讲述

我叫莫建邦，香港注册物理治疗师，2008年北京奥运会体能康复专家组专家助理，体能教练，马拉松教练，铁人三项教练。

受一个临床病例启发，老人家久治不好的肩周炎，想尽和用尽办法，但无效，病人放弃治疗，之后因为服用精神科药物（她女儿告诉我她的老伴去世不久就发现母亲有精神方面的异样，正看精神科医生）后而肩痛临床上治愈，并不需要任何的物理治疗，让我当时打击非常大，并思考自己对身心病的不足与无知。机缘下看到智云堂的颊针培训班通知，看到有关身心病的相关研究，就产生非常大的兴趣，希望能补充专业上的不足。

病例1： 男，16岁，中国省级体操运动员，右肩痛，活动受限，无力。手术史：右肩冈上肌肱骨附着点撕脱性骨折，钢钉固定，手术后 6 周，医生建议停止右上肢的训练。功能检查：主动前屈只能到 90°，肩关节有僵硬感，伤口有微痛。治疗：颊针取右侧上焦，肩区，各一支，并要求队员在无痛自然下垂下摆动右肩 15 分钟，定时做前屈检查，数次调整针的位置和深度。效果：一次治疗后，右肩能抬高并碰到右侧耳朵（约 180°），无痛，伴随肌肉酸胀感。

病例 2：外国男，约 50 岁，企业高管，右肩痛，业余游泳运动员（每次训练量达 2～4 公里，渡海泳）。病史：游泳时回臂，或站立举肩时右肩肩峰下有卡压感，外展达 90° 时有无力感，不能上抬，右手不能从后往上摸。治疗：用颊针，肩区，单侧，再复查，右肩有改善，外展到 100°，疼痛没有改善。肩区靠颈位加强一针，再查，外展全幅度无痛，病人再做出游泳姿势，加入后伸挥臂向前动作，二头肌上部有拉扯痛，肩肘区中间再一针，再查，情况没有改变。最后局部在肱二头肌与三角肌筋膜交汇处下快针，不留针，再查，症状消失。再进行运动疗法强化背部肌肉的协调能力，并逐步恢复游泳。

颊针疗法可以说是打开了另一个思维的空间，对于现有知识的一次冲击，颊针让我重新认识中医，重新思考西医体系下物理治疗的定位和功效，以及未来中西结合的新景象。

五、学员金涛感悟

我叫金涛，中医主治医师，是一名工作了十五年的科班中医，与王老师相识在大学时代，他教授我们《实验针灸学》课程，也是我的毕业论文指导老师。在 2012～2013 年因为针灸针感与得气的问题，我与王老师有过很多讨论，当时我因为自己实践的原因，很难理解在没有针感的条件下也能得气这件事，后来我在老师的建议下去北京薄老处学习了腹针，才豁然开朗。2014 年夏天，王老师回国探亲时，我去拜望，老师为我讲授了他的针灸思维并传授了颊针关于三焦的相关内容，使我对颊针调整气机的能力有了初步的了解。2015 年和 2016 年王老师两次回国开班授课，我都参加学习，进一步深化了对颊针的认识。

在传统针灸体系学习过程中，对于全息概念下的微针系统往往持较多偏见，大多数将其视为传统针灸经络系统的补充，而对其与传统经络学说的关系往往又割裂地看待，导致在临床实践过程中轻视全息针法或者胡乱地将全息针法与传统针法混合使用。常常在学习的过程中对于针灸针感与得气的错误认知，又容易造成追求针感而误解真正的得气，这些都要通过实践来真正认识和理解。在系统学习腹针和颊针后，对人的认识才真正从二维到达了三维，特别是对祝总骧老提出的"经络是多层次的立体空间结构"的认识有了深入的理解，看病时不再是眉毛胡子一把抓，有了较为清晰的全局观和层次观，而通过近几年临床上基本只使用腹针或颊针的锻炼，对颊针的三大理论有了较为全面的把握。

在全息层面上，以三维立体的概念看待全息投影。对于疼痛性疾病特别是筋骨关节疼痛，从整体结构出发认识病位，从力学角度分析病因，从而在治疗上更加精准地定位，更快地取得疗效。而首重诊断这一点，在能够通过影像获得更准确资料的四肢脊柱的软组织损伤，也更易被西医认可。

在三焦层面上，王老师通过深入研究经典，对大三焦理论进行了突破性的总结，从而打破五脏体系的固化认知，对于从气的角度整体认识脏腑与四肢百骸的关系也有更深层次的探讨。大三焦理论对一气周流理论有一定的补充，但又有比一气周流理论有更明确的定位，避免了动辄调动全身气机的弊病，在临床上能够更好地直接作用于病机靶点。

身心整合理论是王老师对于中医七情致病学说的又一提炼和升华。在以往针灸对于心身疾病的治疗上，理论较为支离破碎，对于情志致病的思考也缺乏相关诊断的证据，而通过腹诊定位、颊针调整，使身心整合这一问题从虚无缥缈的纯理论变成了可以实实在在看得到摸得着的实践，对于病人来说，是一种近乎于神奇的体验，对于医者而言，也是对形神合一的进一步认识和实践。

我对颊针的适用范围通过临床实践有了一些个人的经验。颊针对骨科范围内的疼痛均有较好的疗效；对于妇科常见的、被归因内分泌紊乱造成的良性肿瘤有一定治疗作用，对于各类痛经包括子宫内膜异位引起的痛经均有较好的疗效；对于身心疾病大有裨益。颜面部问题如面瘫、三叉神经痛一般遵循避免局部刺激原则不使用颊针治疗，对于痤疮从三焦整体调整的思路入手，治疗有一定效果。

介绍一则颊针病例：龙某，女，37岁，2015年确诊子宫腺肌瘤，15cm×10cm，月经周期正常，月经期疼痛难忍，需每日口服2颗以上止痛药，腹诊左下腹压痛，颊针给予三焦针刺，左下焦加强，每周一次，经期第一天加强一次，连续治疗4个月经周期，痛经明显改善，仅首日服用一颗止痛药，彩超复查显示，子宫腺肌瘤 5.8cm×5.5cm。患者还有双侧甲状腺结节，体检复查发现仅余右侧。继续坚持治疗中。子宫腺肌症，是子宫内膜腺体和间质侵入子宫肌层形成弥漫或局限性的病变，与子宫内膜异位症一样，属于妇科常见病和疑难病。中医认为本病由气滞、寒凝、热灼、气虚、肾虚导致瘀血阻滞冲任、胞宫，经行不畅则痛经。瘀血阻滞冲任、胞宫为主要病机。此例考虑以气滞为主要病机，故以颊针调理三焦气化功能，不仅能缓解痛经症状，还能对已形成实体的腺肌瘤起到治疗的作用，能否完全治愈，尚需继续观察。

以上是我学习颊针的心得体会，学习颊针虽然短短才三年时间，但已经给我的病人和我带来了太多的惊喜，学习和实践的路还很长，希望在老师的指导下能够把颊针针法运用得更好，解决更多的临床问题。

六、学员刘红病例分享

我叫刘红，东莞一家医院疼痛科副主任医师，从事临床麻醉近 30 年，有幸参加颊针精品班，王教授手把手教会我们每个学员，让我对现代针灸在疼痛领域中的潜力有了更进一步认识，学习回来后，我每天开展颊针治疗平均 10 例左右，治疗效果较前明显提高。现报告几个颊针病例。

病例 1：小学生，男性，九岁，主诉：突发双下肢疼痛并活动受限 10 小时。现病史：患儿 2 天前在学校上体育课时不慎摔倒，臀部着地，随即从地上爬起，臀部轻度疼痛无红肿及皮肿破损，全身其他部位无明显受伤表现，次日因气候炎热未外出，趁父母上班无人监管，在空调房内玩电游一天（约 7~8 小时），晚餐后约 22 时进入睡眠，约凌晨 2 时始双下肢疼痛痛醒，疼痛性质为胀痛，逐渐加重，严重时疼痛评分约 5~6 分。双下肢痉挛性屈曲、内收，无法完成外展、伸直、自行上下床动作，持续性胀痛逐渐加重，难以再次入睡，晨起在家长帮助下起床，髋关节和膝关节屈曲不能直立，双大腿夹紧，外展疼痛加剧。体查：弯腰厥臀屈膝碎步入室，神志清晰对答如流，需抱上诊查床，躯体平卧，双下肢屈曲及内收，双侧内收肌及伸肌紧张，外展及拉伸加剧疼痛诱发哭泣，以致活动受限，髋及大腿肌肉紧张，压痛（+），双下肢神经病理征（-）。实验室及影像学检查空白。治疗方案：颊针疗法。患儿屈腿平卧，取双侧三焦，下焦对应大腿根部内收肌群全息点加强一针。进针方向与皮肤垂直，针体进入 2/3 有抵触感则止。针下完疼痛即止，嘱患儿先外展，外展自如后，逐渐伸直膝关节，自止痛到双下肢肌肉完全松解前后在 5min 内，患儿因夜间疼痛影响睡眠，马上进入安睡状态，留针 30min，治疗后无任何不适，步行离院。小结：空调环境下久坐姿势不变，受寒导致气滞，肌肉痉挛，滞则痛生，挛则痛剧。颊针治疗以松筋解挛，消痛止痉而达到针行痛止之效果。

病例 2：患者女性，云南彝族人。主诉：反复上腹壁刺痛 4 年。现病史：患者近四年来反复出现上腹壁刺痛，疼痛发作时如针扎样、闪电样刺痛，始发时每月 1~2 次，逐渐发展至一周 1~2 次，多为夜间发作，每次发作不能自行缓解。体查：肤色偏深，体型偏胖，剑突至脐腹白线偏左明显压痛，全腹壁稍紧，余无压痛及硬结。因经济困难，拒绝辅助检查，抱着试试看，我给其单纯用颊针治疗。诊断：病理性神经痛。处方：双侧三焦，中焦加强，腹穴全息对应，每周一次（患者每周休一天）。患者平卧，双侧三焦与皮肤垂直中刺，全息上腹对应点皮内平刺，马上见效皮肤浅表痛消失，但脐与剑突之间下 2/3 处仍有点状疼痛，程度较前减轻 50%~60%，留针 45min，第二周就诊，患者笑容满面，第三周做完后疼痛完全消失，腹软。

病例 3：郭某，女，59 岁。主诉：胸腔手术后右腋下及胸肋疼痛 10 天。现病史：患者 10 天前因早期肺癌在广州医科大学呼研所行胸腔镜下右肺肺叶切除术，未行广泛根治及化疗，手术后右侧腋下及胸胁部疼痛，疼痛范围从右腋下至右乳房外下方第六、七肋，持续性胀痛，右肩及右上肢前伸上举均可使疼痛加剧，严重时疼痛评分 6~7 分，无法正常持筷子进食，夜间疼痛较日间严重，难以入睡，食欲减退，大便少，睡眠少而夜间尿多。既往史：心脏支架术后三年，长期服用抗凝药。体查：神清，体胖，面色及口唇色较苍白，血压 130/80mmHg，心率 93 次/分，呼吸节律正常。专科检查：右胸壁表面可见 2 个 1cm 微创切口，已干燥结痂愈合，右腋下至右乳外下方无红肿，压痛（+），右上肢前伸阻抗。诊断：右胸手术后前锯肌痛。治疗方案：颊针治疗。取双侧三焦，右上焦针加强，疼痛部位全息对应背穴向躯体前方向皮下刺，留针 45min，疼痛减轻 80%~90%，当晚能睡着，连续治疗 4 天，未服用任何药物，疼痛完全消失。

病例 4：女性，36 岁，上海某公司高管。体检时发现左肺占位，因上海肺肿瘤手术预约在三个月后而转至广州中大肿瘤医院手术，手术后在本院亲戚家休养，手术后 15 天来我诊室就诊。主诉：左侧肩背部疼痛 15 天。现病史：15 天前在中大肿瘤医院行胸腔镜下肺部肿瘤广泛切除术，术后切口愈合良好，切口无明显疼痛，肩背部持续性胀痛，阵发性刺痛，躯体任何动作均可加重疼痛，夜间疼痛为甚，不能平卧，半坐半躺卧位，严重疼痛评分 7～8 分，说话、进食均受影响。专科检查：左肩胛下角与脊柱间片状压痛，细寻肌肉有明显压痛点，压之疼痛剧烈，平卧需他人帮助缓缓完成。诊断：肌筋膜炎，菱形肌疼痛。治疗方案：颊针疗法。方法：取双侧三焦，左侧背穴皮下直刺，梅花针加强并轻捻转，留针 45min。首次治疗马上缓解 70%～80%，患者诉疼痛区有蚁行感，感觉局部在慢慢散开，当晚平卧安睡，第二天脸色泛红润，间断治疗 7 次疼痛消失，食欲、睡眠、气色、神情明显好转。他丈夫前来探望，惊奇其恢复之快，带回上海化疗，反馈化疗过程中同病房她的副作用最小。

作为没有中医知识背景的麻醉医师，在学习颊针的过程中体会如下：①诊断明确，根据病程、轻重、缓急制订颊针治疗主穴和配穴。②遵守正确的取穴方法，取穴准确才可能效果确切，把脸颊的人体全息图与人体各部位的解剖特征结合起来。我因为是从事麻醉多年，患者主诉疼痛部位时，我先检查是软组织痛还是神经痛，通过活动区分是内脏痛还是肌肉痛，条件反射般地想到痛处的神经支配，有时全息对应效果不全时，就在神经支配的发出点加一支，如诊断正确，一定有效。如足跟疼痛患者，有在足底疼痛的，有在跟腱疼痛的，有在内、外踝尖与跟腱连线凹陷处疼痛的，在全息图对应点上有的有压痛点，有的没有痛点，这种情况下找出支配该区的神经根，在发出点加针往往能收到意想不到的效果。③在调针的过程中先主穴后配穴，调针的方向也要参照解剖的层次，如腰痛中轴性腰痛（腰椎痛）与双侧腰肌疼痛，腰椎痛少部分有压痛叩击痛，大部分患者是在某一动作时间过久则痛，喜捶打。腰肌疼痛患者表现的是双侧腰肌酸软，有压痛在浅筋膜，叩击痛在深肌层筋膜，在进针的方向和深度要与人体解剖的层次相对应，透刺、斜刺、直刺，治疗靶点不同方向深浅不同。④学习腹诊对颊针治疗很有帮助，例如：腹诊一上腹部（剑突与脐之间）呈硬结并压痛。分析：胃的神经支配为内脏神经，是交感神经和副交感神经，交感神经由脊神经发出，副交感神经核位于脑干内，发出纤维走行在第 3、7、9、10 对脑神经，而颊针的全息投影胃在中焦，三叉神经、面神经贯穿三焦，所以颊针在治疗胃病时我联想是通过刺激脑神经的外周支反射传入丘脑与中枢，调节自主神经的平衡，从而缓解疼痛，改善胃分泌与运动障碍。作为西医在学习针灸时总会自然而然地与神经支配结合起来，中枢神经、脊神经、内脏神经、周围神经、末梢神经如同网络密不可分，这也是针灸治疗过程中通过全息、三焦等不同层次和深度及微调能治疗不同疾病的奥秘吧。还有一些非疼痛患者，如上感、消化道疾病、妇科病、亚健康状态（含更年期综合征），特别是孕妇、哺乳期妇女都愿意接受颊针治疗。颊针的特点：便捷（不受体位和场地限制），高效（诊断明确、取穴标准），安全，无痛。颊针还有广泛的应用范围值得广大医务人员去尝试，开发，研究，造福病患，快乐行医！

七、学员谢小芬病例分享

我叫谢小芬，1984 年毕业于中国福建中医药大学，从事针灸临床三十余年，目前行医于美国新泽西州美国普林斯顿针灸中心，2016 年 12 月参加了颊针培训。颊针疗法其术简单，其理深奥，看似至简、至易，实乃形神合一之上乘针法。其特点：安全、无痛、有效，老幼咸宜。笔者近期单用颊针，选标准定位 16 个穴，观察病种从躯体病变向身心疾病延伸：如颈肩腰腿及肘腕疼痛数十例；慢性风疹、腹股沟及肛周湿疹各一例；失眠、焦虑、忧郁症三例；肝郁型不孕症一例，均取得可喜的疗效。以下所录虽是应用颊针疗法的个案，但也不难看出颊针对临床各科疑难杂症的实用性。

病例 1：化疗后遗症-末梢神经炎：白人女性，56 岁，左侧乳癌术后正接受化疗。以恶心、呕吐伴手足麻木刺痛一月余为主诉求诊。接受体针两次，恶心呕吐改善，但手足麻木刺痛未减。2016 年 12 月我参加颊针学习班返回，王永洲老师的全息-大三焦-身心合一的理论仍在耳边回响，决定用颊针疗法一试。腹诊：脐周压痛明显，左右两侧可触及条索状质硬结节。选穴：先取左右三焦，浅刺三分，再查腹部压痛稍缓，针退两分再向后斜刺，逐加手足针、单排刺，留针 20 分钟，患者酣然入睡。出针前再复查脐周，结节变软。询问手足感觉，患者笑曰：诸症若失。遵医嘱患者两周后复诊，疗效尚存；随访一月，诸症未再复发。

病例2：顽固性湿疹：华人男性，9岁，全身湿疹9年。病发于出生两周后，头面红疹，西医给激素疗法，症状虽得一时缓解，但延年复发，求医问药无数，疗效不显，缠绵迄今。唇下、躯干四肢皮肤瘙痒、灼热脱屑。腹诊：脐周及脐下压痛明显。患儿神疲消瘦、腹胀便溏、形寒肢冷、舌淡苔白、脉细无力。一派本虚标实、真寒假热之象。原拟针药并施，无奈患儿拒服中药，虽辨证取穴，针灸并用，但收效甚微。后拟改用颊针疗法，浅刺、无痛，并未受体位限制，患儿欣然接受。选穴：双侧三焦加强针法，留针30分钟，一周一次，连续四次。此后症状逐渐改善，患儿及家属欣喜万分。

八、学员王丽平病例分享

我叫王丽平，是针灸主任医师，与王永洲教授结识，我们同在一个师门下，拜腹针发明人薄老为师，老师的微痛针法大大地吸引了我们，开阔了我们的治病视野，提高了我们的临床能力，2016年8月听了师弟讲授颊针疗法，使我对微针疗法，有了更深一层的认识，我想通过临床几个典型病例来谈一下我个人的感悟。

病例1：刘某，女，62岁，主因发作性烘热汗出4余年，对周围环境热度、嘈杂极为敏感，环境一乱、温度一高，马上就出现烘热、汗出（能把内衣湿透），烦躁焦虑，心悸不安，严重地影响了她的日常生活，痛苦面容，睡眠不稳定，平素恶风，怕热，舌红少苔，脉弦细。在这4年中不断地进行中西医各种各样的治疗，未见疗效。腹诊：腹平软，脐之左下及右脐旁可触及硬结，并伴有疼痛，左侧较右侧疼痛明显，胃脘部按压时张力较高，无疼痛感，但有闷胀不舒的感觉。诊断：西医：自主神经功能紊乱（交感神经兴奋型），中医：汗证（心肾不交型）。取穴：颈前（以颈为中心上下左右寻找反应点，在颈前找到反应点而取之，交感神经节的反应点）、三焦（从左侧从下到上，右侧从上到下）。针一次后症候大减，针三次后，能与正常人一样生活，仅存恶风。

病例2：姜某，男，脑梗死后遗症2~3年，遗留左上下肢活动不利，肌张力增高，左足内翻，手功能活动欠灵活，上肢向前抬举到45°时就会出现剧烈的疼痛，必须用右手托举才能得到缓解，严重地影响了上肢的功能恢复。舌胖苔白脉弦滑。曾进行过多种的治疗方法，但是上肢痛的问题始终未得到解决。腹部触诊未有异常反应。诊断：西医：脑梗死后遗症，中医：中风-中经络。取穴：右颈上下加强，颈前头的部位找反应点，针1~2针，肩，肩前（疼痛反应点）。针一次后疼痛减轻，针三次后疼痛消失，可随意抬举。但是每遇天气变化时还出现疼痛，但能随着气候的改善而缓解。

病例3：胡某，女，76岁，既往有腰椎间盘病变史，近20天来左侧腰痛伴下肢酸痛，痛无定处，以臀中外侧为多，活动时为重；局部左侧腰背部有压痛，与仰卧位时坐骨结节处酸痛；无明显的畏风寒史。舌淡暗苔白脉弦滑。西医诊断：陈旧性腰椎间盘突出症，中医诊断：痹证。取穴：左侧背腰点（有压痛），臀点，膝点。针一次后疼痛明显减轻，三次后疼痛消失。

病例4：叶某，男，78岁，右侧腰痛3周，周身乏力，活动时间长则疼痛加重，右侧腰部触诊压痛，张力较左侧为高；同时患者因为患前列腺癌，正在进行腹部放疗。大便秘结，触诊左下腹部有包块表面光滑，质地中等硬度，按压时微微有一点痛，腹胀满，腹部触诊有张力。舌淡暗苔白腻脉弦滑尺弱。取穴：背腰上下加强两针，三焦，自左至右顺序进针，同时在腹部神阙穴施灸10分钟。针后腹胀明显减轻，腰痛消失。但是由于患者每天都去医院放疗，身体较虚弱，腰痛及腹胀会有反复，故一直坚持每周2次的维持治疗。

以上4个病例均是每周2次进行治疗，除了病例4由于做放疗的原因，均显现出疗效稳定，说明颊针疗效的持续性，学习颊针我有以下几点体会感悟：

1. "凡刺之法，必先本于神"出自于《灵枢·本神》篇中，所言之神，包括医生施术时要守神，精力集中，全神贯注进行针灸的操作，守神导气而达到治疗疾病的效果；同时要求病人配合医生，稳定情绪，积极主动的接受治疗，从而达到预期的治疗效果。而颊针与腹针一样，以微痛的针刺手法解除了病人对于针刺的恐惧感，从心底里接受其治疗；除此之外其速效的疗效，即刻症候的改善，大大树立起病人治疗疾病的信心，进一步体现出《内经》所言的"粗守形，上守神"经典之说。同时也更深地理解《内经》所言"气至病所"的含义，是"若风之吹云"的神秘感觉。

2. 颊针产生神奇的疗效，不禁让我反思其机制为何？头为诸阳之会，手足阳经交汇于头，三阳经中在其功能上亦有所不同，正如《内经》所言，少阳主枢，行于人体之侧；阳明主合，行于人体之前（腹）；太阳主开，行于人体之后（背），人体之阴阳，需要从阴到阳的转枢，从前到后的转枢，均需要少阳来疏解。而颊针症候位于人体两侧的部位，更加彰显了其转枢的功能的重要性。太阴、太阳主表，主开；少阴少阳主半表半里，主枢；厥阴阳明主里，主合。少阳主枢将病气转枢于表，将瘀滞之气，由里达表的疏散开来，从而达到治疗疾病的目的。有关枢开合的理论，我理解得还很肤浅，还需进一步学习，理清思路，但它一定与气机的运行有关，应该是少阳主枢功能的体现。

3. 颊针以中西医结合诊治疾病，其全息的理论来确定病变部位，找到其相应的反应点，而这个点一定与西医解剖息息相关，在病例 1 中充分体现，如果没有掌握好其解剖知识，则影响疗效。任何一个医生都不可能做到那样的精准，何况中医大夫呢？我在临床实操中发现，在相应部位寻找相应的反应点，也是取得疗效的关键。同时我建议，在授课时，以肌肉解剖结构进行教学，不如从肌肉生理功能障碍入手，当功能位出现问题时，在什么地方会出现反应点，这样教学，就会更加有临床指导意义，也更加专业一些。调理三焦是中医的内容，而且主要讲的是气化问题。我个人认为，不论是从右到左，还是左到右，都是在调理瘀滞的气机。针灸大师贺普仁的经典之句：病多气滞，法为三通。从中我们悟出调理气机是针灸治疗疾病的主要机制，不管你用什么方法，将不顺畅的气机梳理舒畅了，疾病就缓解了，痊愈了。但是在临床我们如何思考外气对机体的影响，病例 2 中的与天气相关性的因素，从肺从脾，仅仅是调理上焦或中焦吗？如何预防疾病发生与致病因素的预防，从哪个角度理解以及治疗更好呢？同时在临床操作过程中，还有疑惑，就是当以督脉为中心出现病变时，我是选择左侧还是右侧，从全息的角度如何判断正中的前后位置。

4. 重视腹诊，进一步确定病变部位。学习腹针是我对腹部在人体的重要性有了进一步的认识，此次去法国又亲眼看了师弟的临床诊治，越发对腹部感兴趣。我还没有很好的学习有关腹诊的论述，我期待他讲大三焦理论与实践时，腹诊应该是个重点。我目前做腹诊基本根据腹针全息理论来判断部位，也有一定的疗效，还望进一步学习。

5. 《素问·阴阳应象大论》篇："善治者治皮毛，其次治肌肤，其次治筋脉，其次治六府，其次治五藏。治五藏者，半死半生也。"其原文所言的是在诊治疾病中，根据病人病邪所在的部位进行不同层次的治疗，同时要抓住治疗时机，不可当病情严重到不可救药时再去治，否则不是个好大夫。其实从学习腹针到颏针，针刺的深度并不是很深。《内经》所言"有诸内必形于外"，机体在外之皮毛，是与自然界接触的门户，当机体出现阴阳不平衡时，均可在体表不同的部位出现反应点，因此我们通过调理体表的瘀滞的经气，使内在之邪，从皮毛而出，从而达到调理不同层次的疾病，以激发人体的正气，以期达到正气内复，邪不可干。